IFAP

pour entrer en école
d'auxiliaire de puériculture

Crédits Photos

Couverture : © Photographee.eu – shutterstock
p. 221 : © Fotolia-vectorfusionart

Droits réservés : malgré nos efforts, il nous a été impossible de joindre certains éditeurs ou ayants-droits pour solliciter leur autorisation de reproduction, mais nous avons naturellement réservé en notre comptabilité des droits usuels.

Direction artistique : Nicolas Wiel
Conception graphique : Pierre-André Gualino
Conception de maquette : SG Créations
Illustrations : Domino et Soft Office
Infographies : Mélissa Jallier-Lundgren
Mise en page : Soft Office

11 rue Paul Bert, 92240 Malakoff
www.dunod.com

ISBN 978-2-10-084112-7

Mon GRAND GUIDE 2023

IFAP

pour entrer en école d'auxiliaire de puériculture

CONSTITUTION DU **DOSSIER**
ENTRETIEN DE MOTIVATION

C. Pelletier
C. Rousseau

DUNOD
La référence orientation du paramédical

Table des matières

DE CANDIDATS À PROFESSIONNELS

Partie 1

DE L'INSCRIPTION AUX RÉSULTATS

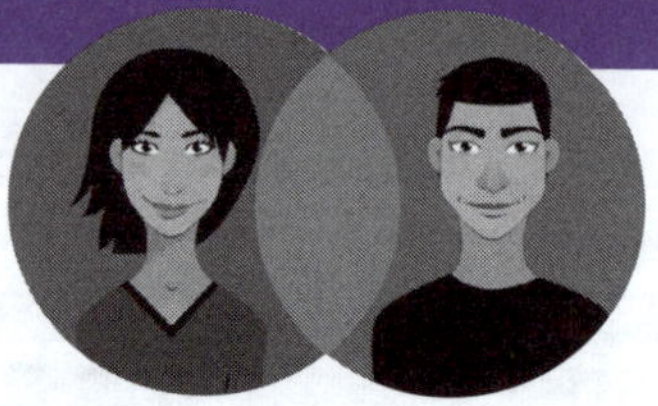

Je m'inscris à la sélection de l'école de mon choix

Je reçois un **e-mail** de confirmation de mon inscription

Examen du dossier : seuls les candidats dont le dossier est retenu sont admissibles et convoqués à l'oral. Ils doivent obtenir une note supérieure ou égale à la moyenne.

Je reçois ma convocation à l'**oral d'admission**

ORAL D'ADMISSION

Exposé

15-20 min

RÉSULTATS

J'obtiens au moins la moyenne à l'épreuve orale pour être admis et inscrit sur la liste principale ou complémentaire en fonction de mon classement

AR

Je dispose de **10** jours pour confirmer mon admission par courrier recommandé avec un avis de réception

Découvrir la sélection d'AP

1

1 Quelles sont les voies d'admission aux instituts de formation ?

Il existe quatre voies d'accès, selon le profil des candidats conformément aux dispositions de l'article 1er de l'arrêté du 7 avril 2020 relatif aux modalités d'admission aux formations conduisant aux diplômes d'état d'aide-soignant et d'auxiliaire de puériculture.

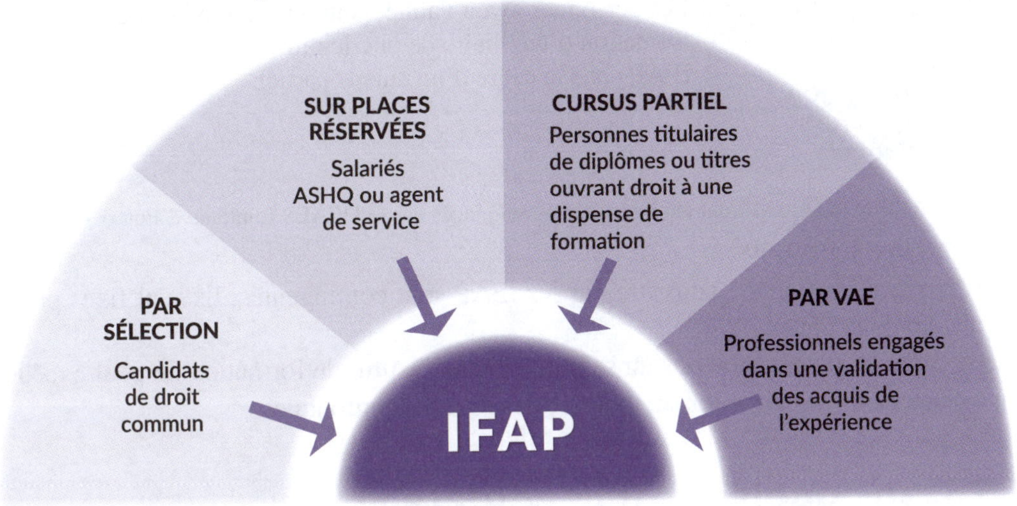

L'inscription à la sélection d'auxiliaire de puériculture est uniquement conditionnée à l'âge du candidat. Ce dernier doit être âgé de 17 ans au moins à la date d'entrée en formation. Aucune dispense d'âge n'est accordée et, généralement, il n'est pas prévu d'âge limite supérieur.
Aucun diplôme spécifique n'est imposé pour se présenter aux sélections.

▶ **Présentation des voies d'accès aux IFAP**

Profils des candidats	Peuvent se présenter à la sélection
Les candidats de droit commun	Les candidats dont le profil ne correspond pas aux trois autres voies d'accès. Aucun pré-requis de diplôme ou de formation exigé.
Les candidats sur places réservées	Peuvent être admis à suivre la formation, les agents de service hospitalier qualifiés (ASHQ) ou les agents de service justifiant une ancienneté de services cumulée d'au moins 1 an en équivalent temps plein du secteur public ou privé, effectués en structure ou à domicile, ou seulement 6 mois équivalent temps plein s'ils ont suivi une formation de 70 h relative à la participation aux soins d'hygiène, de confort et de bien-être de la personne âgée.

Les candidats bénéficiant d'une dispense partielle de formation	Les candidats titulaires d'un baccalauréat professionnel ASSP (accompagnement, soins, services à la personne) et SAPAT (services aux personnes et aux territoires) ; Les candidats titulaires du diplôme d'État d'aide-soignant (DEAS), du diplôme ou du certificat de capacité d'ambulancier, du diplôme d'État d'auxiliaire de vie sociale (DEAVS*), de la mention complémentaire d'aide à domicile, du certificat d'aptitude aux fonctions d'aide à domicile (CAFAD), du diplôme d'État d'aide médico-psychologique (DEAMP*) ou du titre professionnel d'assistant de vie aux familles.
Les professionnels engagés dans une démarche de VAE (Validation des acquis de l'expérience)	Les personnes ayant validé au moins un module de la formation d'auxiliaire de puériculture peuvent intégrer un IFAP dans le cadre d'un cursus partiel.

* Le DEAVS et le DEAMP ont été fusionnés et remplacés par le DEAES (diplôme d'État d'Accompagnement Éducatif et Social).

Les quotas d'étudiants à admettre par les IFAP sont contingentés. Ils sont fixés par le ministère de la Santé.
Le nombre de places ouvertes au sein de chaque institut de formation ne peut excéder une capacité d'accueil autorisé, toutes voies d'accès confondues.

2 Dans quels IFAP candidater ?

Il est recommandé de s'inscrire au minimum à 3 écoles, voire plus si cela est possible. Ainsi, vous vous offrirez plus d'opportunités de réussir.
Votre critère de choix ne peut pas être la seule proximité géographique de votre lieu de résidence. D'autres aspects sont tout aussi importants :

- **le projet pédagogique** de l'institut de formation ; il précise les objectifs de formation et indique les moyens mis en œuvre pour leur réalisation et leur évaluation ;
- **la taille de l'école** : les établissements de petite taille permettent une certaine convivialité et surtout un encadrement pédagogique plus individualisé, conditions idéales pour les candidats ayant besoin d'être accompagnés pendant la formation ou pendant les périodes de stage. À l'inverse, ceux de plus grande taille offrent une plus grande diversité de stages à proximité, plus de possibilités de logement…
- **le coût de la formation** : les frais de scolarité demandés aux étudiants peuvent s'élever de 5 000 € à 7 000 €, pour un cursus complet, selon les écoles. Ils sont généralement plus élevés lorsqu'ils sont financés dans le cadre d'un dispositif de formation (Congé Individuel de Formation) ou par un employeur, pour atteindre jusqu'à 9 000 €. Certaines écoles, de statut public, sont gratuites. Il faut ajouter au coût pédagogique, celui des livres, des tenues obligatoires lors des stages, de l'hébergement…

- **le taux de réussite** au diplôme d'État est en moyenne de 90 % sur le territoire national mais certains IFAP affichent jusqu'à 100 % de réussite ;
- **le nombre de candidats aux épreuves de sélection :** certaines écoles sont très prisées et croulent sous les candidatures alors que d'autres ont du mal à remplir leur promotion. En effet, le rapport entre le nombre de candidats et le nombre de places disponibles est plus faible dans les départements plus ruraux et les villes de moindre importance. Vous aurez donc mathématiquement plus de chances de réussir si vous optez pour les instituts de formation les moins disputés.

3 Comment s'inscrire à la sélection ?

L'**inscription à la sélection d'auxiliaire de puériculture** est une démarche administrative, qui s'appuie sur le retrait et l'instruction d'un formulaire et d'un dossier auprès de chaque institut de formation ou regroupement d'instituts de formation dans lesquels vous souhaitez candidater.
Autrement dit, une fois que vous avez choisi les écoles dans lesquelles vous souhaitez postuler, vous devez consulter le site Internet de chacune d'elles et vous conformer strictement à la procédure d'inscription décrite.
La préinscription en ligne est généralisée. La plupart des écoles n'acceptent plus les demandes de dossier par courrier et par téléphone. Une fois votre dossier d'inscription rempli, vous adressez ensuite tous les documents demandés (saisie en ligne avec téléchargement des pièces, envoi par e-mail ou par courrier). Une fois votre dossier enregistré, vous recevez un e-mail de confirmation.
Soyez rigoureux et rappelez-vous que tout dossier incomplet ne sera pas pris en compte. Pensez à vous constituer un dossier par inscription (avec copies du dossier d'inscription, des pièces fournies, e-mail…) afin de pouvoir vous y référer aisément en cas de questionnements ou de difficultés.

4 Quand s'inscrire à la sélection ?

Les étudiants de terminale des baccalauréats SAPAT et ASSP peuvent se présenter à la sélection d'entrée des IFAP. En cas d'admission en cursus partiel, ils devront fournir un justificatif de l'obtention du baccalauréat afin de valider définitivement leur inscription. Il est préférable d'être raisonnable en ne tentant qu'une, voire deux écoles. En effet, la priorité est avant tout de réussir son année de terminale ainsi que les épreuves du baccalauréat. Il ne faut donc pas négliger son travail scolaire en consacrant trop de temps à la préparation du dossier d'admissibilité et de l'épreuve orale. En revanche, il s'agit d'une expérience intéressante et formatrice qui permet de prendre ses marques pour de futures sélections.
Pour tous les candidats, il est impératif de respecter les échéances des dates d'inscription des sélections auxquelles vous souhaitez vous présenter. Consultez les sites Internet des écoles et reportez les informations collectées sur un planning.
Il est possible de s'inscrire dans plusieurs IFAP. Toutefois, il faut étudier très attentivement les dates de l'épreuve d'admission qui sont souvent identiques au sein d'une même région.

5 Comment connaître les dates des sélections ?

Le plus simple est de consulter les sites Internet spécialisés qui mettent à jour au moins deux fois par an les dates des sélections d'entrée dans les IFAP (www.infirmiers.com) et ceux des écoles dans lesquelles vous comptez vous inscrire.

6 Quel est le processus de sélection ?

Le processus comprend deux temps : une sélection sur dossier et un oral d'admission.

SÉLECTION SUR DOSSIER

➡ **Les candidats sont sélectionnés sur la base d'un dossier comprenant :**

- une fiche de pré-inscription complétée et signée ;
- une pièce d'identité ;
- une lettre de motivation manuscrite ;
- un curriculum vitæ ;
- un document manuscrit relatant, au choix du candidat, soit une situation personnelle ou professionnelle vécue, soit son projet professionnel en lien avec les attendus de la formation (2 pages maximum) ;
- selon la situation du candidat, la copie des originaux de ses diplômes ou titres traduits en français ;
- le cas échéant, la copie de ses relevés de résultats et appréciations ou bulletins scolaires ;
- selon la situation du candidat, les attestations de travail, accompagnées éventuellement des appréciations et/ou recommandations de l'employeur (ou des employeurs) ;
- pour les ressortissants hors Union européenne, une attestation du niveau de langue requis C1 et un titre de séjour valide pour toute la période de la formation.

Le candidat peut également joindre tout justificatif valorisant un engagement ou une expérience personnelle (associative, sportive...) en lien avec la profession d'auxiliaire de puériculture.

L'ensemble du dossier fait l'objet d'une cotation par un binôme d'évaluateurs.

Une note inférieure à la moyenne est éliminatoire.

ORAL D'ADMISSION

Les candidats sélectionnés participent à une **épreuve orale d'admission** qui consiste en un **entretien d'une durée de 15 à 20 minutes** maximum.
L'épreuve doit permettre d'apprécier les qualités humaines et relationnelles du candidat ainsi que son projet professionnel. Une note inférieure à la moyenne est éliminatoire.

Sont admis les candidats possédant les connaissances et les aptitudes suffisantes pour suivre la formation, conformément aux attendus nationaux.

7 Quelles sont les connaissances et aptitudes attendues pour suivre la formation ?

L'arrêté du 7 avril 2020 relatif aux modalités d'admission aux formations conduisant au diplôme d'État d'auxiliaire de puériculture définit une liste d'attendus nationaux chez les futurs étudiants et les critères de sélection associés.
Il s'agit de connaissances et d'aptitudes indispensables pour réussir la formation envisagée, quel que soit l'institut de formation organisateur de la sélection.

▶ Connaissances et aptitudes attendues

Attendus	Critères
Intérêt pour le domaine de l'accompagnement et l'aide à la personne notamment en situation de vulnérabilité.	Connaissances dans le domaine sanitaire, médico-social ou sociétal.
Qualités humaines et capacités relationnelles.	• Aptitude à faire preuve d'attention à l'autre, d'écoute et d'ouverture d'esprit ; • Aptitude à entrer en relation avec une personne et à communiquer ; • Aptitude à collaborer et à travailler en équipe.
Aptitudes en matière d'expression écrite et orale.	• Maîtrise du français et du langage écrit et oral ; • Pratique des outils numériques.
Capacité d'analyse et maîtrise des bases de l'arithmétique.	• Aptitude à élaborer un raisonnement logique à partir de connaissances et de recherches fiables ; • Maîtrise des bases de calcul et des unités de mesure.
Capacités organisationnelles.	• Aptitudes à observer, à s'organiser, à prioriser les activités, à faire preuve d'autonomie dans le travail.

La validation de ces critères lors du processus de sélection des candidats doit permettre de réduire les échecs ou les abandons en cours de formation.
Pour les postulants, l'enjeu est de démontrer dès la première étape, lors de la sélection sur dossier, qu'ils répondent au profil recherché. Ils pourront par la suite, lors de l'entretien, défendre leur candidature en mettant en avant leurs motivations, leur parcours et leur projet professionnel.
Les connaissances et aptitudes peuvent être validées dans un cadre scolaire, professionnel, associatif ou autre.

8 Quel est le taux de réussite aux épreuves de sélection ?

Le taux de réussite est de l'ordre de 3 à 10 % pour les IFAP.
Le taux de réussite est d'autant moins important que le nombre de candidats est élevé pour certaines écoles. Pour se donner plus de chances de réussir, il convient de choisir des instituts de formation moins prisés.

9 La sélection est-elle accessible en cours d'emploi ?

Outre la possibilité offerte à tout salarié de se présenter à la sélection d'auxiliaire de puériculture dans le cadre d'une évolution de carrière ou d'une reconversion professionnelle, l'alternance sur ces diplômes se développe fortement ces dernières années.
Les contrats d'apprentissage et de professionnalisation s'adressent majoritairement aux jeunes de moins de 26 ans. D'une durée de 12 à 24 mois, ils permettent une alternance de périodes de formation à l'institut et en stage, avec des périodes de travail chez un employeur. Ces dispositifs garantissent une rémunération et une expérience de vie professionnelle favorisant l'acquisition des savoirs.

10 Quelle est la composition du jury d'admission ?

La sélection sur dossier est réalisée par un binôme d'évaluateurs composé d'un auxiliaire de puériculture et d'un formateur infirmier ou cadre de santé d'un institut de formation paramédical.
La composition du jury d'admission est définie avec l'accord de l'Agence Régionale de Santé dont dépend le centre de formation, sachant qu'il doit être composé d'au moins 10 % des évaluateurs chargés de la sélection sur dossier. Les membres du jury sont désignés par le Directeur de l'institut de formation.
Ce dernier préside le jury.

11 Comment sont déterminées les listes principales et les listes complémentaires d'admission ?

À l'issue du processus de sélection et pour chaque catégorie de places (cursus complet, candidats sous contrat de travail, candidats en cursus partiel, chaque institut de formation établit un classement par rang, de la meilleure à la moins bonne note, des candidats admis.
Les candidats ayant obtenu les meilleures notes sont admis sur **la liste principale**. Leur nombre correspond au quota des places disponibles.
Tous ou partie des autres sont inscrits sur **une liste complémentaire**. Cette dernière peut comporter autant de noms que la liste principale.

Le classement est affiché dans les locaux du centre de formation et communiqué le plus souvent sur son site Internet. Chaque candidat reçoit une notification de ses résultats par e-mail ou par courrier.
Un candidat dont le nom n'apparaît dans aucune des deux listes, principale et complémentaire, est considéré comme ajourné. Autrement dit, il a échoué aux épreuves de sélection.
La liste principale est bloquée durant 7 jours ouvrés (décompte du lundi au vendredi), le temps pour chacun des admis de confirmer par écrit son inscription auprès de l'école. Le non-respect de ce délai vaut renoncement à l'admission.
En cas de désistement de candidats admis sur la liste principale, quel qu'en soit le motif, les candidats inscrits sur la liste complémentaire seront affectés sur les places disponibles, par rang de classement. En cas de nouveaux désistements, la démarche se poursuit jusqu'à l'épuisement de la liste complémentaire.
Le repêchage sur la liste complémentaire peut intervenir tardivement jusqu'à la rentrée des cours.
Lorsque, dans un institut ou un groupe d'instituts, la liste complémentaire établie à l'issue des épreuves de sélection n'a pas permis de pourvoir l'ensemble des places offertes, le directeur ou les directeurs des instituts concernés peuvent faire appel à des candidats inscrits sur la liste complémentaire d'autres centres de formation, restés sans affectation à l'issue de la procédure d'admission dans ceux-ci. Ces candidats sont admis dans la limite des places disponibles. Parmi les candidatures reçues, la priorité est accordée à celles émanant de candidats ayant satisfait aux épreuves de sélection dans le même département ou la même région, en fonction du choix opéré par l'organisateur de la sélection.
Les candidats classés en liste complémentaire et non admis à l'issue d'une sélection pour une rentrée de septembre peuvent être admis après épuisement de la liste complémentaire pour une sélection pour la rentrée de janvier de l'année suivante.

12 Comment fonctionne la sélection commune d'instituts de formation regroupés ?

Les instituts de formation ont la possibilité de se regrouper au niveau régional ou infrarégional, au niveau d'un département ou d'une région, pour organiser ensemble leur processus de sélection commun : les examens de dossiers et les oraux se font sur la base de conditions d'admission communes. Un des centres de formation est désigné comme pilote, chargé de l'organisation de la sélection.
Les candidats s'inscrivent et font connaître leur ordre de priorité d'affectation entre les écoles du regroupement.
Ceux qui sont admis sur la liste principale de l'école correspondant à leur premier choix sont affectés sur cet établissement.
Ceux qui sont admis sur la liste complémentaire de leur premier choix et figurent sur la liste principale d'un de leurs autres choix ont 7 jours ouvrés pour confirmer leur inscription. S'ils renoncent, ils demeurent sur la liste complémentaire de leur premier choix au risque de perdre le bénéfice de toute affectation.

Lorsqu'un centre de formation n'a pas réussi à pourvoir l'ensemble des places offertes après épuisement de sa liste complémentaire, le directeur peut faire appel à des candidats inscrits sur la liste complémentaire des instituts du même regroupement et restés sans affectation à l'issue du processus de sélection de ces derniers.

13 Quel est le coût de la sélection ?

Les frais d'inscription à la sélection varient entre 0 et 200 € en moyenne. Une fois le dossier enregistré, et quelle que soit la raison qui vous empêcherait de passer les épreuves, aucun remboursement ne sera effectué.

14 Que faire en cas d'inscription sur une liste complémentaire ?

Si vous êtes placé(e) sur une liste complémentaire à un rang inférieur à 15 % du nombre total de places ouvertes, vous avez toutes les chances d'être rappelé(e) compte tenu des désistements des candidats admis sur plusieurs listes principales qui vont choisir un autre centre de formation.

15 Que faire en cas de réussite à plusieurs sélections ?

Si vous êtes inscrit(e) sur la liste principale de plusieurs instituts de formation, vous devrez rapidement faire votre choix. En effet, le délai de confirmation est très court et en cas de non-réponse dans le temps imparti, vous serez réputé(e) avoir renoncé à votre place.

La plupart du temps, les candidats retiennent le centre de formation le plus proche de leur lieu de résidence. Le coût de la scolarité est également un critère discriminant ainsi que la possibilité de trouver facilement un logement à proximité du centre de formation. Enfin, il peut aussi être intéressant de comparer les possibilités de stages en fonction de votre éventuel projet professionnel.

16 Comment s'inscrire dans un institut de formation déficitaire ?

Un centre de formation déficitaire est une école qui a encore des places disponibles après repêchage sur la liste complémentaire.

Il est possible de connaître la liste des instituts déficitaires après les résultats des sélections en consultant les sites Internet dédiés. Leur identité et leur nombre varient d'une année à l'autre.

Un recensement des places disponibles peut être centralisé au niveau régional ou infrarégional en lien avec l'Agence Régionale de Santé.

Si vous êtes inscrit(e) sur une liste complémentaire, quel que soit le centre de formation, vous pouvez adresser un courrier de candidature aux IFAP déficitaires. Pour être dans les premiers à effectuer cette démarche, vous pouvez candidater dans les IFAP qui étaient déficitaires les années précédentes sans attendre les résultats de la sélection. Les instituts de formation n'ayant pas pourvu l'ensemble de leurs places offertes après épuisement de leur liste complémentaire peuvent intégrer des candidats sur des listes complémentaires d'autres centres de formation restés sans affectation. Ils donnent la priorité aux candidats ayant postulé sur les écoles de la même région et tiennent compte de l'ordre d'arrivée des demandes d'inscription.

17 Quelles sont les conditions pour valider votre inscription ?

L'admission définitive est subordonnée à la remise, au plus tard le jour de la rentrée, d'un dossier médical composé :

- **d'un certificat médical délivré par un praticien de médecine générale agréé de l'ARS de la région dans laquelle se trouve l'IFAP** attestant que le candidat ne présente pas de contre-indication physique et/ou psychologique à l'exercice de la profession d'auxiliaire de puériculture ;
- **d'un certificat médical de vaccination conforme à la réglementation en vigueur fixant les conditions d'immunisation des professionnels de santé en France** (dates des premières injections et des rappels ultérieurs et modes de vaccination) comportant les résultats d'un test tuberculinique (IDR) comme test de référence. De plus, la vaccination contre la Covid-19 est obligatoire au sein des instituts de formation.

18 Que faire en cas d'échec à la sélection ?

Vous devez envisager cette question avant même la phase d'inscription aux épreuves de sélection. En effet, en cas d'échec, et si vous souhaitez persévérer, vous devrez patienter jusqu'à la prochaine vague de sélection, soit au moins six mois, voire un an, d'attente.
Cette période peut vous permettre de renforcer votre préparation, de réaliser des stages ou de rencontrer des professionnels, de travailler idéalement dans le secteur de la petite enfance…
Rappelez-vous que les membres du jury de l'oral d'admission n'apprécient pas « les périodes blanches » passées sans formation, emploi ou expériences dans un curriculum vitæ, anticipez donc les questions du jury à ce sujet.
Par ailleurs, il est indispensable de tirer les enseignements de ses échecs, d'identifier ses points faibles qu'il conviendra de retravailler afin d'éviter de nouveaux écueils.
On peut se présenter à la sélection autant de fois qu'on le souhaite, sachant qu'il est raisonnable de travailler sur une nouvelle orientation professionnelle après la participation à trois sessions de sélection.

19 Peut-on reporter son entrée en IFAP ?

Les résultats des épreuves de sélection ne sont valables que pour la rentrée au titre de laquelle elles ont été organisées.

Une dérogation peut néanmoins être accordée par le directeur du centre de formation en cas de congé maternité, de maladie ou d'accident, de rejet du bénéfice d'une promotion ou d'une demande de congé de formation, ou tout autre événement grave empêchant l'entrée en formation. Dans tous les cas, le candidat sollicitant un report de scolarité devra en faire la demande par écrit et fournir des éléments justifiant de sa situation.

L'application de ces dispositions ne peut donner lieu à un report de scolarité d'une durée supérieure à deux ans.

20 Existe-t-il des aménagements des sélections pour les candidats en situation de handicap ?

Effectivement, les textes qui régissent la sélection d'auxiliaire de puériculture le prévoient, notamment l'octroi d'un tiers-temps supplémentaire pour les épreuves ou la présence d'une tierce personne. La mise en œuvre de ces dispositions est conditionnée par la présentation d'un certificat médical par un médecin désigné par la Commission des droits et de l'autonomie des personnes handicapées.

Ce qu'il faut savoir sur la formation d'AP

2

1 Qui fait quoi au sein de l'IFAP ?

Les instituts de formation fonctionnent avec :

- **un directeur**, cadre de santé, responsable de la conception du projet pédagogique, de l'organisation de l'enseignement théorique et clinique (stages), du contrôle des études, de l'encadrement des formateurs et de la gestion administrative et financière de l'école ;
- **des formateurs**, professionnels diplômés d'État, ayant au moins cinq années d'expérience ;
- **des intervenants extérieurs** assurant une partie de l'enseignement théorique ;
- **des maîtres de stage** qui sont responsables et garants de la qualité de l'encadrement des stagiaires ;
- **des tuteurs de stage**, responsables de l'aspect pédagogique du stage et qui évaluent l'étudiant dans l'acquisition de ses compétences ;
- **un documentaliste** constitue et met à jour le fonds documentaire et les outils de recherche, et effectue lui-même des recherches pour appuyer les formateurs, donne des conseils aux étudiants pour la préparation de leurs travaux ;
- **un secrétariat** ;
- **des agents chargés de l'entretien des locaux**.

Il peut s'agir de professionnels partagés avec un IFSI (Institut de Formation en Soins Infirmiers).

2 Quel est le programme des études d'auxiliaire de puériculture ?

Le programme des études a été modifié par arrêté du 10 juin 2021.
La formation d'auxiliaire de puériculture s'organise sous forme de 10 modules répartis sur 12 mois de formation (pour le cursus classique). Elle comporte 22 semaines (soit 770 heures) d'enseignement en institut ou à distance et 22 semaines (soit 770 heures) en stage clinique, soit une durée totale de 1 540 heures.
Elle alterne donc **de la théorie** sous forme de cours magistraux, de travaux pratiques permettant de s'entraîner aux techniques, gestes et postures inhérents à l'exercice de la profession, et **de la pratique** sous forme de stages dans différents lieux d'exercice.

Il y a 10 modules de formation :

- **Module 1 :** Accompagnement d'un enfant dans les activités de sa vie quotidienne et de sa vie sociale ;

- **Module 1 bis :** Activités d'éveil, de loisirs, d'éducation et d'accompagnement à la vie sociale ;
- **Module 2 :** Repérage et prévention des situations à risque ;
- **Module 3 :** Évaluation de l'état clinique d'une personne ;
- **Module 4 :** Mise en œuvre des soins adaptés, évaluation et réajustement ;
- **Module 5 :** Accompagnement de la mobilité de la personne aidée ;
- **Module 6 :** Relation et communication avec les personnes et leur entourage ;
- **Module 7 :** Accompagnement des personnes en formation et communication avec les pairs ;
- **Module 8 :** Entretien des locaux et des matériels et prévention des risques associés ;
- **Module 9 :** Traitement des informations ;
- **Module 10 :** Travail en équipe pluriprofessionnelle, qualité et gestion des risques.

Les modules de formation correspondent aux cinq blocs de compétences à acquérir pour l'obtention du DEAP (diplôme d'État d'auxiliaire de puériculture).

▶ Les 5 blocs de compétences à acquérir par les futurs professionnels

Blocs de compétences	Compétences
Bloc 1 – Accompagnement et soins de l'enfant dans les activités de sa vie quotidienne et de sa vie sociale en repérant les fragilités	1 – Accompagner l'enfant dans les actes essentiels de la vie quotidienne et de la vie sociale, personnaliser cet accompagnement à partir de l'évaluation de sa situation personnelle et contextuelle et apporter les réajustements nécessaires
	1 bis – Élaborer et mettre en œuvre des activités d'éveil, de loisirs, d'éducation et d'accompagnement à la vie sociale adaptées à l'enfant ou au groupe
	2 – Identifier les situations à risque lors de l'accompagnement de l'enfant et de son entourage, mettre en œuvre les actions de prévention adéquates et les évaluer
Bloc 2 – Évaluation de l'état clinique et mise en œuvre de soins adaptés en collaboration	3 – Évaluer l'état clinique d'une personne à tout âge de la vie pour adapter sa prise en soins
	4 – Mettre en œuvre des soins adaptés à l'état clinique de la personne
	5 – Accompagner la personne dans son installation et ses déplacements en mobilisant ses ressources et en utilisant les techniques préventives de mobilisation

Bloc 3 – Information et accompagnement des personnes et de leur entourage, des professionnels et des apprenants	6 – Établir une communication adaptée pour informer et accompagner la personne et son entourage
	7 – Informer et former les pairs, les personnes en formation et les autres professionnels
Bloc 4 – Entretien de l'environnement immédiat de la personne et des matériels liés aux activités en tenant compte du lieu et des situations d'intervention	8 – Utiliser des techniques d'entretien des locaux et du matériel adaptées en prenant en compte la prévention des risques associés
	9 – Repérer et traiter les anomalies et dysfonctionnements en lien avec l'entretien des locaux et des matériels liés aux activités de soins
Bloc 5 – Travail en équipe pluri-professionnelle et traitement des informations liées aux activités de soins, à la qualité et gestion des risques	10 – Rechercher, traiter et transmettre, quels que soient l'outil et les modalités de communication, les données pertinentes pour assurer la continuité et la traçabilité des soins et des activités
	11 – Organiser son activité, coopérer au sein d'une équipe pluriprofessionnelle et améliorer sa pratique dans le cadre d'une démarche qualité/gestion des risques

Chaque module de formation correspond à une unité du référentiel de compétences :

BLOC DE COMPÉTENCES 1
Accompagnement et soins de l'enfant dans les activités de la vie quotidienne et de la vie sociale

COMPÉTENCE 1 – Accompagner l'enfant dans les actes essentiels de la vie quotidienne et de la vie sociale, personnaliser cet accompagnement à partir de l'évaluation de sa situation personnelle et contextuelle et apporter les réajustements nécessaires

MODULE 1 – Savoir-faire associés

- Rechercher et analyser les informations sur les habitudes de la vie quotidienne et sociale, la culture, les choix de la personne et le cas échéant ceux de son entourage.
- Évaluer l'autonomie, les capacités psychomotrices et psychoaffectives de l'enfant en lien avec son développement et ses potentialités.
- Identifier et évaluer les besoins de l'enfant en tenant compte de sa situation singulière, de ses réactions et ajuster continuellement son intervention.
- Mettre en œuvre l'accompagnement personnalisé dans les actes essentiels de la vie quotidienne.

- Mobiliser les ressources de l'enfant dans les activités réalisées et, en collaboration avec l'infirmier, les autres professionnels, l'entourage, adapter son accompagnement pour développer et maintenir ses apprentissages et ses acquis.
- Adapter, en fonction de chaque situation, la communication avec l'enfant, l'entourage, les aidants et les autres professionnels pendant les activités.
- Repérer les interactions de l'enfant avec son entourage et les réponses apportées par les adultes de référence.

COMPÉTENCE 1 bis – Élaborer et mettre en œuvre des activités d'éveil, de loisirs, d'éducation et d'accompagnement à la vie sociale adaptées à l'enfant ou au groupe

➧ MODULE 1 bis – Savoir-faire associés

- Rechercher et analyser les informations sur les besoins, les potentiels et les centres d'intérêts de l'enfant ou du groupe.
- Identifier les activités d'éveil, de loisirs, d'éducation et d'accompagnement à la vie sociale adaptées à l'enfant ou au groupe et à leurs besoins pour favoriser leur développement, leur autonomie et leur socialisation.
- Planifier, prioriser et organiser les activités, identifier et préparer les moyens nécessaires.
- Identifier et réaliser les aménagements de l'espace nécessaires à la réalisation des activités dans le respect du confort et des règles d'hygiène et de sécurité.
- Mettre en œuvre les activités d'éveil, de loisirs, d'éducation et d'accompagnement à la vie sociale.
- Proposer et faciliter la participation de l'enfant ou du groupe à l'activité et prendre en compte les réactions, choix et expressions.
- Ajuster les activités et la communication en fonction des réactions et de l'expression de l'enfant ou du groupe et des apprentissages réalisés, en lien avec les autres professionnels.

COMPÉTENCE 2 – Identifier les situations à risque lors de l'accompagnement de l'enfant, mettre en œuvre les actions de prévention adéquates et les évaluer

➧ MODULE 2 – Savoir-faire associés

- Identifier les signes pouvant évoquer des fragilités potentielles ou des vulnérabilités dans les différents domaines de la vie quotidienne et transmettre les informations nécessaires.
- Repérer les situations à risque, en particulier de maltraitance pour l'enfant, ses fragilités ou vulnérabilités et alerter.
- Proposer des mesures de prévention dans son champ d'intervention et dans le cadre d'une coopération pluriprofessionnelle.
- Évaluer les mesures mises en œuvre et les réajuster le cas échéant.

BLOC DE COMPÉTENCES 2
Appréciation de l'état clinique de la personne et mise en œuvre de soins adaptés en collaboration avec l'infirmier en intégrant la qualité et la prévention des risques

COMPÉTENCE 3 – Évaluer l'état clinique d'une personne à tout âge de la vie pour adapter sa prise en soins

➡ MODULE 3 – Savoir-faire associés

- Rechercher et analyser les informations pertinentes et utiles permettant d'identifier l'état général de la personne, d'adapter sa prise en soins en fonction de son âge et de son évolution.
- Identifier les signes permettant d'apprécier les changements de l'état clinique de la personne en fonction des observations réalisées et des informations recueillies.
- Évaluer la douleur, mesurer les paramètres vitaux ainsi que les données de surveillance en utilisant les outils adaptés.
- Évaluer l'état clinique d'une personne à partir de l'analyse de l'ensemble de ces informations en mettant en œuvre un raisonnement clinique.
- Transmettre à l'oral et à l'écrit les informations utiles et nécessaires pour l'adaptation de la prise en soins de la personne par l'équipe pluriprofessionnelle.
- Discerner le caractère urgent d'une situation et alerter.

COMPÉTENCE 4 – Mettre en œuvre des soins adaptés à l'état clinique de l'enfant

➡ MODULE 4 – Savoir-faire associés

- Rechercher les informations sur les précautions particulières à respecter lors du soin
- Analyser les informations recueillies et prioriser les activités de soin dans son champ de compétences.
- Identifier et appliquer les règles de bonnes pratiques relatives à la mise en œuvre des soins.
- Organiser l'activité de soin et adapter les modalités de réalisation de celui-ci en fonction de l'état clinique et de la situation de l'enfant et en prévenant la douleur.
- Mettre en œuvre des soins personnalisés en collaboration avec l'infirmier(ère) et en lien avec l'équipe pluriprofessionnelle à partir de l'évaluation de la situation.
- Expliquer le soin réalisé et l'objectif du geste de manière adaptée à la situation.
- Évaluer la qualité du soin réalisé et réajuster son intervention.

COMPÉTENCE 5 – Accompagner la personne dans son installation et ses déplacements en mobilisant ses ressources et en utilisant les techniques préventives de mobilisation

➡ MODULE 5 – Savoir-faire associés

- Évaluer les capacités d'une personne à réaliser les éléments constitutifs d'un déplacement.
- Effectuer une guidance verbale et non verbale et/ou identifier les ressources humaines et matérielles adaptées.

- Aménager un espace sécurisé et sécurisant pour une personne ou un groupe.
- Utiliser les dispositifs d'aide à la mobilisation dans le respect des règles de sécurité et d'ergonomie.
- Identifier les situations à risque pour la personne et pour soi-même, alerter et prendre les mesures appropriées dans son champ de compétences.
- Installer la personne en tenant compte de la singularité de la situation.

BLOC DE COMPÉTENCES 3
Information et accompagnement des personnes et de leur entourage, des professionnels et des apprenants

COMPÉTENCE 6 – Établir une communication adaptée pour informer et accompagner la personne et son entourage

MODULE 6 – Savoir-faire associés

- Écouter la personne et son entourage en prenant en compte la communication verbale et non verbale.
- Mettre en œuvre des soins relationnels en adaptant sa communication à des publics diversifiés dans le respect des personnes et des règles de confidentialité.
- Identifier les informations pertinentes à transmettre à la personne et à son entourage en tenant compte de la situation, du projet personnalisé ou collectif et de la réglementation en vigueur, et en collaboration avec l'infirmier(ère) et l'équipe pluriprofessionnelle.
- Apporter des conseils à la personne et à l'entourage dans le domaine de l'éducation à la santé, de l'hygiène de la vie courante et de la sécurité domestique.
- Permettre à la personne d'exprimer ses besoins et attentes au regard du soin réalisé, les reformuler et proposer des modalités adaptées de réalisation du soin.
- Apporter des informations pratiques adaptées lors de l'accueil dans le service, la structure, l'institution et dans le cadre du respect du règlement intérieur.

COMPÉTENCE 7 – Informer et former les pairs, les personnes en formation et les autres professionnels

MODULE 7 – Savoir-faire associés

- Identifier les informations pertinentes à apporter aux personnes en formation et aux professionnels lors de leur accueil dans le service ou la structure.
- Rechercher les informations sur les besoins d'apprentissage en lien avec la personne et avec sa formation.
- Accompagner les activités et le développement des compétences des personnes en formation.
- Identifier les acquis et les écarts dans la réalisation des activités et adapter son encadrement.
- Évaluer les compétences mises en œuvre par les personnes en formation en utilisant les outils de suivi de l'apprentissage.
- Accompagner la personne en formation dans la réflexion sur ses apprentissages.

BLOC DE COMPÉTENCES 4 – Entretien de l'environnement immédiat de la personne et des matériels liés aux activités de soins, au lieu et aux situations d'intervention

COMPÉTENCE 8 – Utiliser des techniques d'entretien des locaux et du matériel adaptées en prenant en compte la prévention des risques associés

MODULE 8 – Savoir-faire associés

- Identifier et choisir le matériel et les produits appropriés, les utiliser en respectant les règles de bonnes pratiques.
- Utiliser les techniques de nettoyage et de désinfection appropriées, pour lutter contre les risques de contamination et les infections associées au soin, en appliquant les règles de bonnes pratiques.
- Appliquer les principes d'hygiène dans les lieux de vie collectifs et à domicile visant à prévenir les infections et leur transmission.
- Respecter les circuits d'entrée-sortie et stockage du linge, des matériels, des dispositifs médicaux et des déchets.
- Respecter les circuits et procédures liés à l'alimentation dans son champ d'activité.
- Adapter ses actions en fonction du lieu d'intervention.

COMPÉTENCE 9 – Repérer et traiter les anomalies et dysfonctionnements en lien avec l'entretien des locaux et des matériels liés aux activités de soins

MODULE 9 – Savoir-faire associés

- Évaluer l'efficacité des opérations réalisées, identifier les anomalies et réajuster dans le cadre de ses compétences.
- Repérer les anomalies relatives à l'entretien de l'environnement de la personne et des matériels et alerter.
- Vérifier le bon fonctionnement des matériels liés aux activités de soins.

BLOC DE COMPÉTENCES 5 – Transmission, quels que soient l'outil et les modalités de communication, des observations recueillies pour maintenir la continuité des soins et des activités

COMPÉTENCE 10 – Rechercher, traiter et transmettre, quels que soient l'outil et les modalités de communication, les données pertinentes pour assurer la continuité et la traçabilité des soins et des activités

MODULE 10 – Savoir-faire associés

- Rechercher, organiser et hiérarchiser les informations nécessaires à la prise en soins personnalisée.
- Transcrire les données recueillies, transmettre, par les modalités de communication les plus appropriées, les informations et les observations relatives à la personne et à son environnement, à la réalisation d'un soin ou d'une activité.
- Analyser les situations et relayer des informations pertinentes en lien avec le projet de soins ou de vie construit en équipe pluriprofessionnelle.

COMPÉTENCE 11 – Organiser son activité, coopérer au sein d'une équipe pluriprofessionnelle et améliorer sa pratique dans le cadre d'une démarche qualité/gestion des risques

➡ MODULE 11 – Savoir-faire associés

- Identifier son propre champ d'intervention au regard des fonctions et activités de chaque professionnel et des lieux et situations d'intervention.
- Organiser sa propre activité au sein de l'équipe pluriprofessionnelle en s'inscrivant dans la planification de l'ensemble des activités et des changements prévisibles.
- Organiser et prioriser son activité pour répondre aux besoins d'une personne ou d'un groupe de personnes dans un contexte susceptible de changer.
- Apporter une contribution au projet de soins, au projet de vie et à tout projet collectif et institutionnel.
- Repérer, signaler et déclarer les événements indésirables et les non-conformités et transmettre les informations appropriées.
- Apporter une contribution à l'évaluation des pratiques en équipe pluriprofessionnelle et à la démarche qualité et à la gestion des risques.
- Évaluer sa pratique, identifier les axes d'amélioration et ses besoins en formation.
- Proposer des actions d'amélioration contribuant à la qualité et à la gestion des risques et à la prévention des risques professionnels dans son champ de compétences.

L'évaluation des compétences acquises par les élèves est effectuée tout au long de leur formation selon les modalités d'évaluation et de validation présentées dans ce chapitre. Sont déclarés reçus au diplôme d'État d'auxiliaire de puériculture, les candidats qui ont validé l'ensemble des compétences liées à l'exercice du métier.
Les étudiants auxiliaires de puériculture sont amenés à devenir des professionnels autonomes, responsables et réflexifs, capables de répondre qualitativement aux besoins des enfants et des jeunes pris en charge, en travaillant dans une équipe pluridisciplinaire.

3 Quelle est l'organisation des études ?

La formation est répartie entre des cours théoriques et des stages. Les cours théoriques sont réalisés soit par l'équipe enseignante, soit par des intervenants extérieurs.
Les semaines de cours et de stage sont des semaines de 35 heures.
L'ensemble de la formation se déroule sur 12 mois sauf pour les étudiants inscrits dans le cadre d'une formation par alternance (contrats d'apprentissage et de professionnalisation) pour laquelle le cursus s'étale sur 18 mois.

Enseignements	Nombre de semaines	Nombre d'heures
Enseignements théoriques	22	770
Stages cliniques	22	770
Total général	44	1 540

La répartition des enseignements par unité de formation est la suivante :

Accompagnement Pédagogique Individualisé (API)	35 h (dans les trois premiers mois de la formation)
Suivi pédagogique individualisé des apprenants	7 h (réparties tout au long de la formation)
Travaux personnels guidés (TPG)	35 h (réparties au sein des différents modules)
Module 1. Accompagnement d'une personne dans les activités de sa vie quotidienne et de sa vie sociale	147 h
Module 1. bis. Activités d'éveil, de loisirs, d'éducation et d'accompagnement à la vie sociale	28 h
Module 2. Repérage et prévention des situations à risque	21 h
Module 3. Évaluation de l'état clinique d'une personne	77 h
Module 4. Mise en œuvre des soins adaptés, évaluation et réajustement	182 h
Module 5. Accompagnement de la mobilité de la personne aidée	35 h
Module 6. Relation et communication avec les personnes et leur entourage	70 h
Module 7. Accompagnement des personnes en formation et communication avec les pairs	21 h
Module 8. Entretien des locaux et des matériels et prévention des risques associés	35 h
Module 9. Traitement des informations	35 h
Module 10. Travail en équipe pluriprofessionnelle, qualité et gestion des risques	70 h

L'enseignement en institut de formation s'appuie sur des méthodes pédagogiques diverses : cours magistraux, travaux dirigés ou pratiques, apprentissage par simulation, travaux personnels guidés (TPG)...

Les cours magistraux sont des cours dont le contenu est plutôt « théorique », donnés au sein de l'institut de formation par un enseignant ou un intervenant extérieur.

Les Travaux Personnels Guidés sont des séances de travail organisées par les formateurs dans le but d'approfondir certaines notions abordées en cours, préparer des exposés ou mobiliser des connaissances par exemple. Il s'agit de temps programmé sur le planning, à hauteur de 35 heures conformément au référentiel.

Ces séances permettent un travail en autonomie, en présentiel ou en distanciel, à partir de consignes présentées aux apprenants en amont ou au début de la séance. Les formateurs, s'il s'agit d'une séance en présentiel, peuvent apporter leur aide dans l'élaboration du travail.

4 Quelles sont les dispenses partielles de formation possibles ?

Les personnes titulaires d'un des diplômes énumérés ci-après sont dispensées de certains modules d'enseignement :

- CAP AEP (CAP Accompagnant éducatif petite enfance) ;
- DEAS (diplôme d'État d'aide-soignant) ;
- DEAES (diplôme d'État d'Accompagnement Éducatif et Social) ;
- TPAVF (titre professionnel assistant de vie aux familles) ;
- Baccalauréat professionnel ASSP (accompagnement, soins, service à la personne) ;
- Baccalauréat professionnel SAPAT (services aux personnes et aux territoires) ;
- Diplôme d'assistant de régulation médicale :
  - ADVF : Titre professionnel d'assistant de vie aux familles (arrêté du 11 janvier 2021),
  - ASMS : Titre professionnel d'agent de service médico-social (arrêté du 10 juillet 2020).

Ces candidats suivent alors une formation partielle déterminée en fonction de leur diplôme antérieur.

Titulaire de :	MODULES DE FORMATION										
	1 147H	1 bis 28H	2 21H	3 77H	4 154H	5 35H	6 70H	7 21H	8 35H	9 35H	10 70H
CAP Accompagnant éducatif petite enfance	A (-70H)	A (-14H)	A (-7H)				D			A (-7H)	A (-21H)
DEAS référentiel 2005	A (-35H)			A (-49H)	A (-84H)	E	E		E	E	A (-35H)
DEAS référentiel 2021	A (-35 h)		A (-7H)	A (-63H)	A (-98H)	E	E	E	E	E	E
BAC PRO ASSP	A (-35H)		A (-7H)				E	E	E	E	E
BAC PRO SAPAT	A (-35H)						E	E			
Titre professionnel ADVF	A (-49H)	A (-7H)	A (-7H)			D	D			A (-7H)	A (-21H)
Titre professionnel ASMS	A (-35H)						A (-35H)		E	A (-21H)	A (-21H)
DEAES référentiel 2021	A (-35H)			A (-14H)	A (-21H)	E	E		A (-14H)	E	E
DEAES référentiel 2016	A (-49H)				A (-21H)		E			E	A (-35H)
ARM			D	A (-56H)	A (-21H)		A (-49H)			E	A (-35H)
Ambulancier				A (-42H)	A (-14H)	E	A (-49H)		A (-7H)	A (-21H)	A (-21H)

A: Allègement de formation
E: Équivalence totale
D: Dispense de formation mais évaluation

Les étudiants en cursus partiel suivent les enseignements et réalisent les stages pour les modules qu'il leur reste à valider.
Les personnes engagées dans une démarche VAE (validation des acquis de l'expérience) peuvent n'avoir obtenu qu'une validation partielle du diplôme. Elles suivront les enseignements et réaliseront les stages correspondant aux modules de formation manquants.

5 Comment se déroule la formation clinique ?

Les stages doivent permettre d'apprécier la progression de l'élève tout au long de son parcours de formation et l'acquisition des compétences requises. Aussi, à l'occasion de chaque stage, est évalué l'ensemble des compétences correspondant aux modules de formation effectués par les élèves. La formation en milieu professionnel comprend quatre périodes de stages à réaliser en milieu professionnel. Ces périodes peuvent être effectuées dans différentes structures employeurs, publiques ou privées, du champ sanitaire, social ou médico-social, en établissement ou en hospitalisation à domicile. Le parcours de stage comporte au moins une période auprès d'enfants en situation de handicap physique ou psychique.
Trois stages de cinq semaines visent à explorer les trois missions suivantes de l'auxiliaire de puériculture :

- Accompagner l'enfant dans les activités de sa vie quotidienne et sociale ;
- Collaborer aux projets de soins personnalisés dans son champ de compétences ;
- Contribuer à la prévention des risques et au raisonnement clinique interprofessionnel.

Un stage de sept semaines, réalisé en fin de formation, permet l'exploration ou la consolidation du projet professionnel et le renforcement des compétences de l'apprenant afin de valider l'ensemble des blocs de compétences. Il doit être réalisé en continu et ne peut être fractionné.
Au cours de ces stages, l'élève réalise au moins une expérience de travail de nuit et une expérience de travail le week-end.
Ils sont réalisés dans des structures sanitaires, sociales ou médico-sociales.
Les étudiants titulaires de certains diplômes bénéficient d'un allègement de la formation clinique :

- CAP Accompagnement Éducatif Petite Enfance, Titres professionnels ADVF et ASMS, DEAES, ARM et Ambulancier : 595 heures de stage ;
- DEAS : 420 heures de stage ;
- Bac ASSP : 525 heures de stage.

Prudence, les stages peuvent se dérouler dans des structures éloignées de l'institut de formation. Les étudiants doivent s'y rendre par leurs propres moyens en respectant les horaires imposés.
Les jours et horaires de stage varient en fonction du terrain de stage. Il peut notamment être demandé de travailler le samedi, de nuit, ou en horaires coupés dans le respect de 35 h par semaine et dans la limite de 10 h maximum/jour. Les heures d'absence peuvent être rattrapées sans excéder 40 h de stage par semaine.

6 Comment serez-vous évalué au cours et à la fin de la formation ?

Le cursus est rythmé par plusieurs types d'épreuves :

- Étude de situation en lien avec les compétences évaluées ;
- Évaluation des compétences en milieu professionnel comportant éventuellement une pratique simulée.

L'élève auxiliaire de puériculture doit obtenir une attestation de formation aux gestes et soins d'urgence de niveau 2.

L'élève doit obtenir une note au moins égale à la moyenne à chaque module de formation constituant le bloc de compétence. Il ne peut pas y avoir de compensation entre modules. Concernant les stages cliniques, les responsables de l'accueil et de l'encadrement de l'élève évaluent son niveau d'acquisition pour chacune des unités de compétences, sur la base du support d'évaluation.

Le diplôme est validé après obtention et validation des cinq blocs de compétences acquis en formation théorique et pratique et en milieu professionnel.

7 Que se passe-t-il si vous ne validez pas un module de formation ?

En cas de non-validation d'un bloc de compétences, l'élève bénéficie d'une session de rattrapage par année, dans la limite de quatre sessions de jury.

Lorsque les conditions de validation ne sont pas remplies à l'issue des épreuves de rattrapage, l'élève peut se réinscrire et suivre les enseignements des blocs de compétences non validés. Des frais de scolarité correspondant aux volumes horaires nécessitant une nouvelle validation peuvent être demandés.

L'élève est autorisé à redoubler une fois.

8 Que se passe-t-il si vous interrompez vos études ?

En cas d'interruption pour une raison justifiée, et notamment en cas de maternité, l'étudiant concerné conservera les notes obtenues aux évaluations des modules ainsi que celles obtenues lors des stages cliniques.

La formation est reprise l'année suivante au point où elle avait été interrompue.

En cas d'interruption de la formation excédant une année, les modalités de reprise sont fixées par le directeur du centre de formation après avis du conseil technique de l'IFAP.

9 Comment financer ses études ?

Les étudiants ont à leur charge les frais de scolarité, les cotisations d'Assurance Maladie, le matériel et les fournitures scolaires, éventuellement les tenues de travail (blouses, chaussures…), les frais de logement, de restauration, de transport…

Beaucoup sont aidés par leur entourage mais, à défaut, ils peuvent bénéficier, selon leur situation, d'aides financières :

- bourse d'études obtenue auprès des conseils régionaux ;
- indemnités versées par Pôle Emploi pour les demandeurs d'emploi ;
- financement par leur employeur pour les salariés et notamment les jeunes sous contrats d'apprentissage ou de professionnalisation ;
- pour les salariés en reconversion professionnelle, le maintien de leur rémunération dans le cadre d'un congé individuel de formation (CIF) ou de l'utilisation de leur compte personnel de formation (CPF) ou bien encore la mobilisation du dispositif Transition Pro.

D'autres voudront trouver un emploi à temps partiel même si cette solution paraît difficilement envisageable. En effet, le temps de formation et celui consacré au travail personnel laissent peu de disponibilités. Seules des activités rémunérées ponctuelles sont conciliables avec des études.

Enfin, en dernier recours, il sera possible de contracter un prêt étudiant auprès d'un organisme bancaire.

3 Tout savoir sur la profession d'AP

1 Quel est le rôle de ce professionnel ?

Définition du métier d'auxiliaire de puériculture

Selon le référentiel de formation du DEAP

L'auxiliaire de puériculture exerce sous la responsabilité de l'infirmier diplômé d'État ou de l'infirmière puéricultrice diplômée d'État, dans le cadre de l'article R. 4311-4 du code de la santé publique.

Ses activités se situent dans le cadre du rôle qui relève de l'initiative de l'infirmier diplômé d'État, défini par les articles R. 4311-3 et R. 4311-5 du code de la santé publique, relatifs aux actes professionnels et à l'exercice de la profession d'infirmier.

Dans les établissements et services d'accueil des enfants de moins de six ans, l'activité est encadrée par les articles R. 2324-16 à R. 2324-47 du code de la santé publique.

L'auxiliaire de puériculture réalise des activités d'éveil et des soins adaptés à l'évolution de l'état clinique visant au bien-être, à l'autonomie et au développement de l'enfant. Son rôle s'inscrit dans une approche globale de l'enfant et prend en compte la dimension relationnelle des soins ainsi que la communication avec la famille dans le cadre du soutien à la parentalité, les autres professionnels, les apprenants et les aidants.

L'auxiliaire de puériculture participe à l'accueil et à l'intégration sociale d'enfants porteurs de handicap, atteints de pathologies chroniques ou en situation de risque d'exclusion ou de maltraitance. L'auxiliaire de puériculture travaille au sein d'une équipe pluridisciplinaire intervenant dans les services de soins ou réseaux de soins des structures sanitaires, médico-sociales ou sociales notamment dans le cadre d'hospitalisation ou d'hébergement continus ou discontinus en structure ou à domicile, ou dans le cadre de structure de prévention et dépistage.

2 Quelle est la nature des activités réalisées ?

En tant que professionnel(le) de santé, l'auxiliaire de puériculture est autorisé(e) à dispenser des activités d'éveil et d'éducation et réaliser des soins d'hygiène et de confort pour préserver et restaurer la continuité de la vie, le bien-être et l'autonomie de l'enfant, dans le cadre du rôle propre de l'infirmier et des actes spécifiques définis prioritairement pour l'infirmière puéricultrice, en collaboration et dans le cadre d'une responsabilité partagée.

Trois missions reflétant la spécificité du métier sont ainsi définies :

- Accompagner l'enfant dans les activités de sa vie quotidienne et sociale ;

- Collaborer au projet de soins personnalisé dans son champ de compétences ;
- Contribuer à la prévention des risques et au raisonnement clinique interprofessionnel.

Les soins prodigués ont pour but de répondre aux besoins fondamentaux de l'être humain. Dans le cadre de son référentiel d'activité, l'auxiliaire de puériculture concourt à deux types de soins, courants ou aigus :

2.1 Les soins courants dits « de la vie quotidienne »

L'auxiliaire de puériculture réalise les soins sous le contrôle de l'infirmier ou de l'infirmière puéricultrice.
Pour qu'un soin soit qualifié de soin de la vie quotidienne, deux critères cumulatifs sont à respecter :

- les soins sont initialement réalisables par la personne elle-même ou un aidant ;
- les soins sont liés à un état de santé stabilisé ou à une pathologie chronique stabilisée.

2.2 Les soins aigus

L'auxiliaire de puériculture collabore avec l'infirmier ou de l'infirmière puéricultrice, à leur réalisation. Pour qu'un soin soit qualifié de soin aigu, trois critères cumulatifs sont à respecter :

- les soins sont réalisables exclusivement par un professionnel de santé ;
- les soins sont dispensés dans une unité à caractère sanitaire et dans le cadre d'une prise en soin par une équipe pluridisciplinaire ;
- les soins sont dispensés durant la phase aiguë d'un état de santé.

3 Quelles sont les principales qualités de ce professionnel ?

L'auxiliaire de puériculture doit posséder des qualités à la fois techniques, relationnelles et psychologiques.

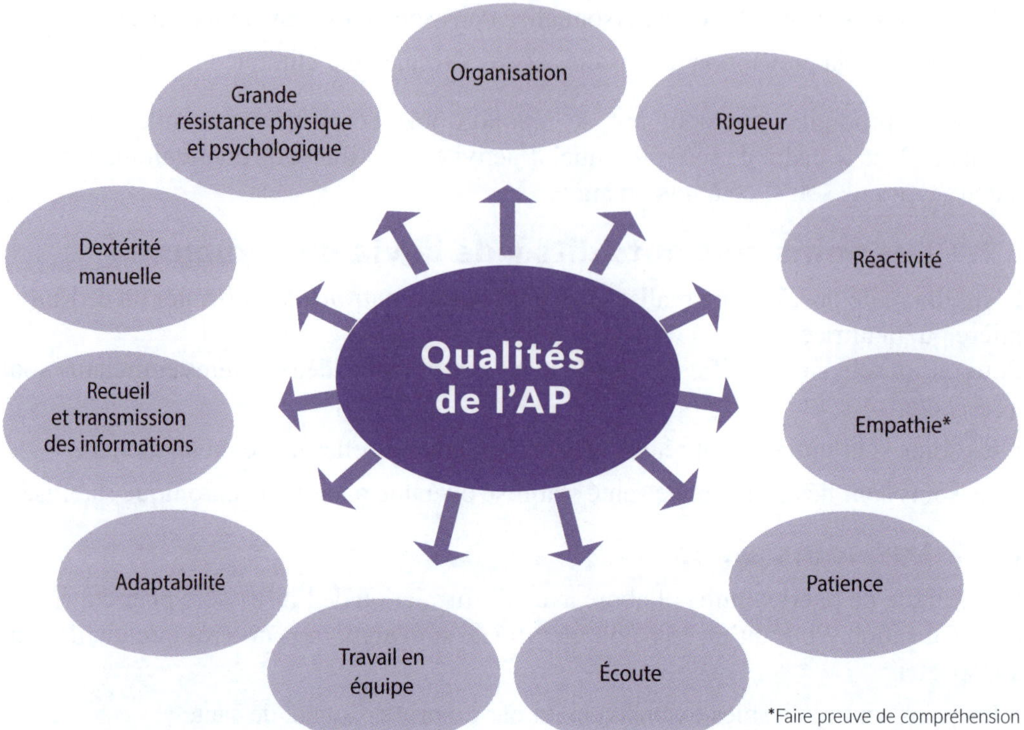
Qualités de l'AP
Organisation
Rigueur
Réactivité
Empathie*
Patience
Écoute
Travail en équipe
Adaptabilité
Recueil et transmission des informations
Dextérité manuelle
Grande résistance physique et psychologique

*Faire preuve de compréhension et de compassion

4 Quels sont leurs secteurs d'exercice ?

Ils sont présents dans des structures sanitaires, médico-sociales et sociales.

▶ **Secteurs d'exercice des auxiliaires de puériculture**

Secteur hospitalier • Maternité • Pédiatrie, néonatalogie, chirurgie infantile et tous services recevant les enfants jusqu'à 16 ou 18 ans • Pédopsychiatrie
Secteur extra-hospitalier • Structures d'accueil d'enfants de moins de 6 ans • Structures accueillant des enfants en situation de handicap (IME, IMP…) • Structures d'aide sociale à l'enfance (ASE) • Services de protection maternelle infantile (PMI)

Le secteur public est le principal employeur des auxiliaires de puériculture. L'intégration au sein de la fonction publique hospitalière ou territoriale, catégorie C, passe par la réussite à un concours sur titres.

5 Quelles sont les évolutions de carrière possibles ?

Le métier d'auxiliaire de puériculture offre également des opportunités d'évolution de carrière intéressantes.
Diplôme d'État en poche, ces professionnels peuvent par la suite profiter des passerelles existantes pour valider un autre diplôme du secteur.

5.1 Les passerelles

Les formations d'aide-soignante et d'auxiliaire de puériculture possèdent des enseignements communs. Tout professionnel a la possibilité, en suivant 224 heures de formation théorique et 7 semaines de stage, de passer d'une profession à l'autre.
Ces passerelles concernent aussi l'accès à d'autres formations, notamment le diplôme d'État d'Accompagnement Éducatif et Social (DEAES).

5.2 Devenir infirmier

Pour accéder au concours, il faut justifier de trois ans équivalent temps plein (ETP) d'exercice professionnel AP. Les modalités de sélection ont changé en 2020. L'analyse écrite de trois situations professionnelles est remplacée par 2 épreuves :

- un entretien de 20 minutes portant sur l'expérience professionnelle du candidat ;
- une épreuve écrite d'une heure comprenant une sous-épreuve de rédaction et/ou de réponses à des questions dans le domaine sanitaire et social (30 minutes) et une sous-épreuve de calculs simples (30 minutes).

La formation d'infirmière se déroule sur trois années selon le processus Licence-Master-Doctorat. Elle permet de développer de nombreuses compétences indispensables à la qualité de la prise en charge infirmière du patient/usager. Elle donne ensuite accès, avec ou sans expérience professionnelle, à diverses évolutions professionnelles de l'infirmier diplômé d'État : infirmier puériculteur diplômé d'État, infirmier anesthésiste diplômé d'État, infirmier de bloc opératoire diplômé d'État, cadre de santé, etc.

5.3 Les diplômes universitaire et inter-universitaire (DU et DIU)

Pour approfondir ses connaissances, l'auxiliaire de puériculture dispose d'une offre de formation continue importante. Des DU et DIU accessibles à ces professionnels existent, permettant de développer des compétences cliniques et thérapeutiques dans des domaines diversifiés :

- l'allaitement maternel ;
- la petite enfance ;
- l'hygiène hospitalière ;
- la santé publique, etc.

6 Quelles sont les conditions de travail ?

6.1 Les contraintes horaires

La profession d'auxiliaire de puériculture suppose souvent un rythme de travail irrégulier :

- à l'hôpital, les roulements impliquent souvent un temps de présence de 7 ou 8 h par jour ;
- en clinique, le temps de travail journalier peut atteindre 10 à 12 heures.

Il y a aussi alternance entre le roulement du matin, celui de l'après-midi, parfois même celui de nuit. Quant aux week-ends et jours fériés, ils sont travaillés à tour de rôle.

À ces contraintes horaires s'ajoutent parfois des modifications de planning, des changements d'affectation de poste qui peuvent survenir du jour au lendemain, des remplacements ponctuels dans d'autres services, voire dans d'autres établissements en raison d'un manque de personnel.

Ces rythmes peuvent être préjudiciables pour la santé (et entraîner notamment, fatigue, insomnie, etc.) mais aussi pour la vie familiale.

En ce qui concerne les auxiliaires de puériculture en crèche, en PMI… les horaires sont plus réguliers, souvent définis sur une plage horaire fixe parfois même sans week-end travaillé.

6.2 Les contraintes physiques

La profession d'auxiliaire de puériculture nécessite une bonne résistance physique. Il faut pouvoir par exemple supporter la station debout prolongée, les allers-retours dans les services, soulever, déplacer et porter les jeunes, les enfants.

La charge de travail peut être alourdie par le manque de personnel, ponctuel en raison de l'absence temporaire de collègues de travail, ou plus durable, en cas de réduction des effectifs pour raison économique.

6.3 Les contraintes émotionnelles

Dans leur quotidien, les professionnels sont confrontés régulièrement à la maladie, à la souffrance, à la douleur et à la mort. Il faut aussi supporter de devoir faire mal à un enfant pendant certains soins.

La charge mentale est importante et il est parfois difficile de prendre du recul, de garder une distance professionnelle.

6.4 Les contraintes administratives

Le travail administratif prend une place de plus en plus importante dans l'exercice professionnel (dossier de soins à remplir, informatisation des données…) avec une nécessaire adaptation à des applicatifs informatiques spécifiques. Cette situation crée souvent de la frustration chez des professionnels qui souhaitent privilégier les contacts humains dans leur exercice professionnel quotidien.

Cette dimension, bien que nécessaire, participe à la surcharge de travail et parfois au détriment de la relation avec l'enfant/l'adolescent.

6.5 Les risques professionnels

Les auxiliaires de puériculture sont exposés à de multiples risques. Voici quelques exemples :

- les troubles musculo-squelettiques notamment en raison des manutentions régulières de personnes ;
- le risque lié aux accidents d'exposition au sang et aux liquides biologiques (piqûre d'aiguille, projections de sécrétions oropharyngées…) ;
- le risque allergique et de problèmes cutanés dus, par exemple, à l'utilisation répétée de savons ou de solutions hydro-alcooliques (SHA) ;
- le risque chimique lié à l'utilisation de produits d'entretien (détergents, etc.) ;
- les retentissements de l'organisation du travail : travail de nuit, forte amplitude horaire ;
- les risques psychosociaux : la relation aux parents, la violence, les tensions, le stress…

Ces professions présentent aussi plusieurs avantages : la sécurité de l'emploi, la diversité des tâches, les relations humaines, les possibilités de spécialisation et d'évolution.

7 Quels sont les liens fonctionnels et hiérarchiques avec les autres professionnels ?

L'auxiliaire de puériculture, quel que soit son lieu d'exercice, entretient des liens hiérarchiques et fonctionnels avec les différents acteurs de la prise en charge des personnes auprès desquelles ils interviennent.

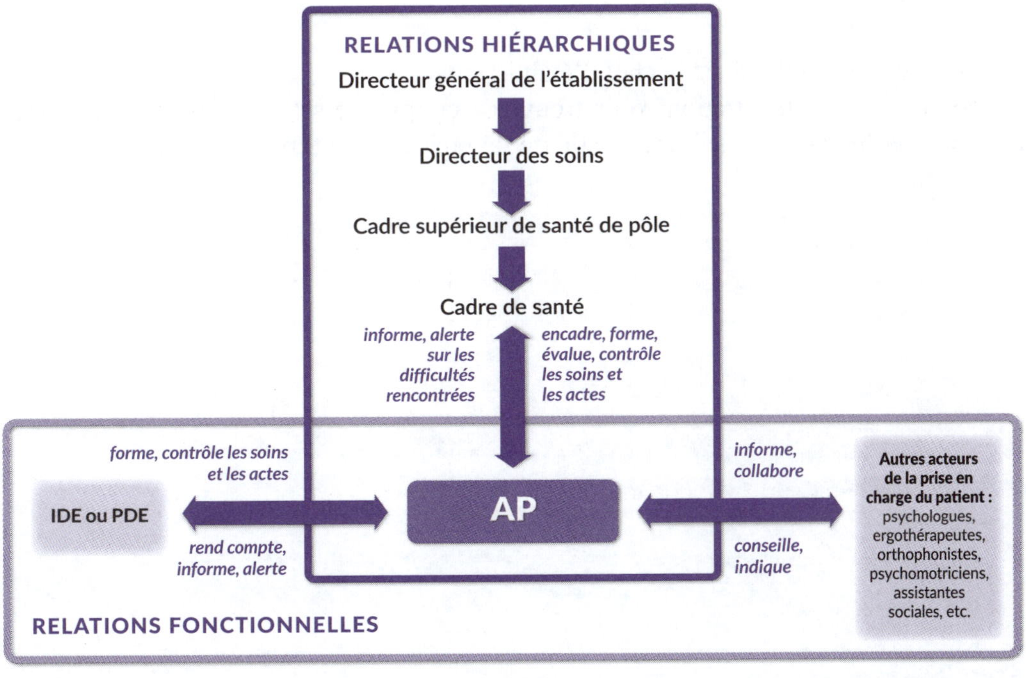

Les relations fonctionnelles sont celles en lien avec les activités exercées et qui permettent la transmission d'informations et le travail en équipe entre personnels de différents statuts. Les auxiliaires de puériculture collaborent avec les puéricultrices. Il n'y a pas de lien hiérarchique entre ces professionnels. Ils exercent **sous la responsabilité de l'infirmière** dans le cadre du rôle propre qui lui est dévolu, conformément aux articles R. 4311-3 à R. 4311-5 du Code de la santé publique. Cette responsabilité implique que l'infirmier doit contrôler les soins et les actes réalisés par les auxiliaires de puériculture.

Les auxiliaires de puériculture collaborent également avec les autres acteurs de la prise en charge : les sages-femmes, les éducateurs de jeunes enfants, les médecins, les infirmières puéricultrices, les travailleurs sociaux...

Les relations hiérarchiques sous-entendent une relation de subordination, de complémentarité et de professionnel référent. À l'hôpital, les auxiliaires de puériculture entretiennent des liens hiérarchiques directs avec le cadre de santé du service.

C'est à ce dernier qu'ils se réfèrent aussi bien pour la gestion de leur planning, que pour des difficultés liées au fonctionnement, à l'organisation des soins journaliers, au matériel, à un signalement de maltraitance... Le cadre de santé, quant à lui, contrôle notamment, que les protocoles du service en matière de soins et de prise en charge de l'enfant/l'adolescent sont bien appliqués par les professionnels.

Au sein de l'hôpital, la lignée hiérarchique des auxiliaires de puériculture se définit (en s'élevant dans la hiérarchie) comme suit :

- le cadre de santé en service ;
- le cadre supérieur de santé de pôle (un pôle est un regroupement de plusieurs services et unités fonctionnelles. Par exemple, peut exister un pôle maternité – maternité – gynéco-obstétrique) ;
- le directeur des soins ;
- le directeur général qui est le chef d'établissement.

À titre de seconde illustration, vous trouverez ci-après le schéma des relations fonctionnelles et hiérarchiques d'une auxiliaire de puériculture travaillant dans une crèche communale.

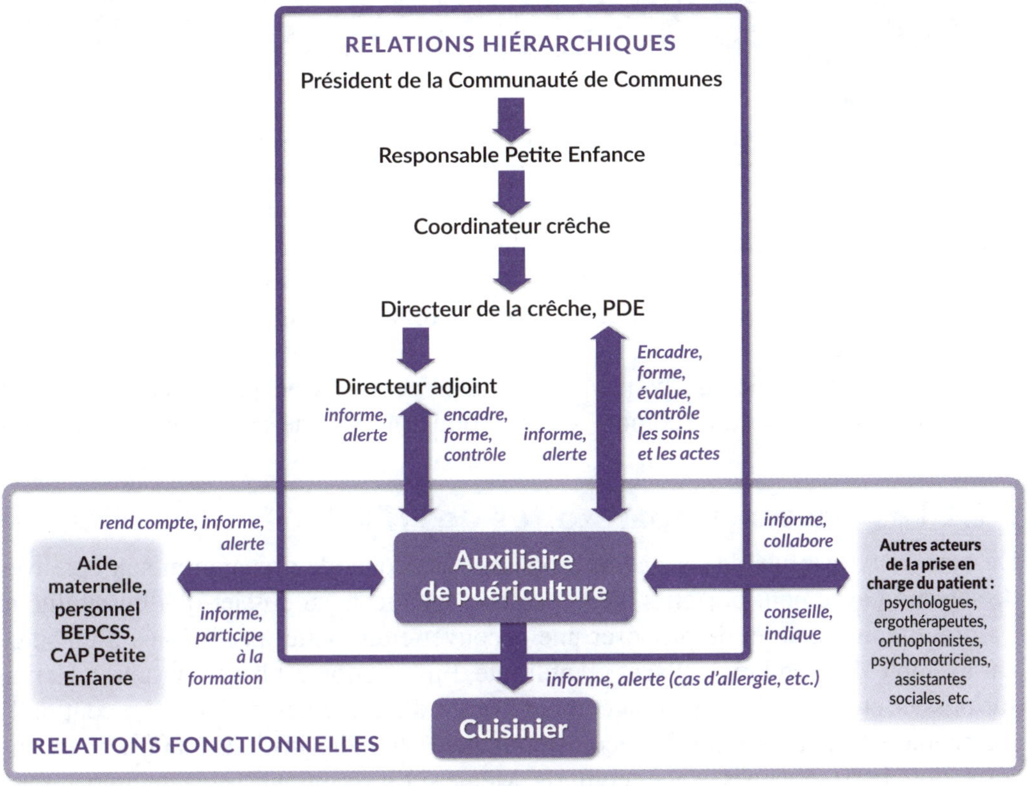

8 Quel est le salaire des auxiliaires de puériculture ?

La rémunération mensuelle d'un(e) auxiliaire de puériculture en début de carrière est proche du salaire minimum. Elle avoisine les 1 600 € brut mensuel. Elle est plus importante dans le secteur de la santé depuis l'application de la revalorisation SEGUR.

Il s'agit d'un salaire de base auquel s'ajoutent diverses primes liées au travail de nuit ou de week-end/jour férié, le supplément familial dans la fonction publique… Il varie légèrement en fonction du secteur d'activité dans lequel ils exercent.

Le salaire de base évolue avec l'expérience pour atteindre près de 2 000 € brut mensuel en fin de carrière, hors primes.

4 Se préparer à la sélection à l'entrée en IFAP

1 Quelles sont les voies de préparation ?

La sélection d'auxiliaire de puériculture demande un important travail de préparation. Un peu moins d'un candidat sur quatre décroche le sésame.
On estime le temps de préparation à 6 mois de travail assidu, voire plus pour les candidats éloignés du champ sanitaire et social qui auront davantage de culture sanitaire et sociale à acquérir.
Il existe plusieurs voies de préparation. L'idéal serait de ne pas se contenter d'en explorer une seule mais d'en combiner deux, voire trois, afin de se donner les meilleures chances de réussir.

1.1 Les classes préparatoires des IFAP

De nombreux instituts de formation proposent des cours de préparation aux épreuves de sélection avec pour objectifs de préparer les candidats au dossier d'admissibilité et à l'oral d'admission, et de proposer une découverte du métier par le biais d'un stage par exemple. Le nombre de places étant limité, l'inscription est basée sur une sélection sur dossier et prend également en compte l'ordre d'arrivée des dossiers. Le coût de la formation est variable selon les écoles mais peut atteindre jusqu'à 2 000 € pour une formation de 20 semaines, stages compris. Même si l'inscription à la classe préparatoire ne garantit pas la réussite à la sélection dans l'IFAP, elle permet d'optimiser ses chances et de se faire remarquer positivement par les enseignants de l'école.

1.2 Les écoles de préparation aux concours paramédicaux

D'une durée de 2 à 6 mois en moyenne, elles préparent également aux épreuves de sélection mais certaines vont plus loin en proposant des cours pour faciliter les études ultérieures (biologie, physiologie, anatomie…). Elles sont adaptées à ceux qui ne sont pas capables de travailler en autonomie, qui ont besoin d'un suivi personnalisé et d'exercices adaptés, aux titulaires d'un diplôme généraliste ou d'un secteur différent et à ceux qui ont échoué une première fois à la sélection sans être en mesure d'identifier et de combler leurs faiblesses. Elles organisent des examens blancs afin de vous familiariser avec les conditions réelles de l'oral d'admission. Ces écoles se sont développées partout en France. Vous n'aurez aucun mal à les trouver via un moteur de recherche sur Internet. La proximité géographique ne doit pas être le critère de choix déterminant. Intéressez-vous d'abord au taux de réussite affiché à l'entrée en IFAP, au programme et, bien entendu, au tarif de la formation.

1.3 Les cours de préparation à distance ou en ligne

On trouve tout et n'importe quoi dans ce domaine, d'où l'importance de se renseigner avant toute inscription. Par exemple, les cours du CNED (Centre national d'enseignement à distance) ont bonne réputation. Ils sont donc une alternative sérieuse pour les candidats qui ne peuvent pas intégrer des classes ou écoles préparatoires et sont autonomes dans leur travail. Leurs cours en visioconférence sont à privilégier dans la mesure où ils permettent une interactivité entre l'élève et les professeurs, indispensable pour aborder notamment la préparation méthodologique à la sélection. La formation dure entre 6 à 12 mois avec des contrôles de connaissances réguliers. Cette option est moins onéreuse que les formations présentielles et elle est adaptée aux personnes qui choisissent, compte tenu de leur situation, de travailler à leur rythme.

1.4 Les ouvrages de préparation

Vous aurez l'embarras du choix sur les rayonnages des librairies. Prenez votre temps, comparez-les afin de trouver ceux qui vous correspondent le mieux : contenu, ergonomie de l'ouvrage, présentation… Vous devez disposer de fiches sur les principaux thèmes de l'actualité sanitaire et sociale, de conseils méthodologiques pour l'épreuve orale et d'apports de connaissances sur le métier. Il est possible de préparer les épreuves de sélection en s'appuyant uniquement sur des ouvrages de préparation mais cela implique d'organiser ses révisions et de travailler de façon assidue.

1.5 Les sites Internet

Ils proposent, en libre accès, exercices et fiches de révisions pour préparer l'épreuve orale de la sélection, à l'instar du site www.infirmiers.com par exemple. Soyez attentif aux corrigés, ils peuvent comporter quelques erreurs. Prenez également le temps de lire l'actualité sanitaire et sociale sur les sites dédiés aux professionnels de santé et sur les sites institutionnels (www.ars.sante.fr).

2 Comment organiser ses révisions ?

Dès que vous aurez identifié le processus de sélection qui vous concerne et ce que l'on attend de vous pour chacune des épreuves, vous devrez établir un planning de révisions. En effet, l'anticipation, l'organisation et la régularité dans le travail sont les clés de la réussite.

Commencez par lister tous les éléments des programmes concernés par les épreuves de sélection. Vous pouvez vous aider du contenu du présent ouvrage. Ne négligez pas les aspects méthodologiques : rien ne sert d'avoir des connaissances si on ne sait pas comment les mettre en lien avec le travail demandé.

▶ Éléments du programme de révisions

	Épreuves de la sélection		
	Culture sanitaire et sociale	Pré-requis à l'entrée de la formation	Oral d'admission
Méthodologie	✓ Identifier les thématiques à étudier ✓ Se constituer une base documentaire ✓ Savoir réaliser une fiche de révisions ✓ Formuler des réponses adaptées ✓ Savoir organiser ses révisions ✓ Gérer son temps ✓ …	✓ S'approprier les attendus nationaux et les critères de sélection ✓ Identifier les atouts de sa candidature et repérer comment les valoriser dans le dossier d'inscription ✓ Savoir communiquer à l'écrit et à l'oral ✓ Maîtriser les outils de communication numériques ✓ Développer un raisonnement logique et réaliser un calcul simple ✓ …	✓ Savoir se présenter ✓ Exposer son parcours, son projet professionnel et ses motivations ✓ Répondre aux questions du jury ✓ Se connaître et savoir parler de soi
Connaissances/Contenu	Thématiques sanitaires : • politique et système de santé • altérations de la santé • .... (à compléter) Thématiques sociales : • travail • environnement • .... (à compléter)	• Actualité sanitaire et sociale • Parcours personnel et professionnel • Motivations et projet professionnel • La profession et l'environnement de travail • La formation	• Langage écrit et oral, communication, outils numériques, les attendus professionnels • Les quatre opérations numériques : addition, soustraction, multiplication et division • Conversion de surface, de durée, de volume, de poids, métrique…

Repérez les domaines de ces programmes que vous maîtrisez moins et qui peuvent nécessiter plus d'investissement que d'autres.
Établissez d'abord un planning global de révisions avec un séquençage hebdomadaire en prenant en compte vos disponibilités et le temps qui vous reste avant les épreuves.
Les aspects méthodologiques sont très présents durant les premières semaines et disparaissent progressivement au profit d'exercices d'entraînement.
Divisez ensuite votre planning de révisions par jour et par heure. Mettez les matières les plus difficiles en début de matinée ou en deuxième partie de journée. Ne veillez pas trop tard.

Durant vos séances de révision, prenez systématiquement des **petites pauses** (au minimum toutes les deux heures pour ne pas saturer votre cerveau) et variez les matières très régulièrement.

Cette technique de préparation présente de nombreux avantages. Elle vous permet de vous forcer à réviser. En effet, si rien ne vous oblige un minimum à travailler, vous aurez, pour certains, du mal à vous y mettre. Un planning vous imposera donc un rythme, que vous choisirez vous-même, mais un rythme tout de même, que vous suivrez plus facilement que si vous n'aviez rien prévu. Cela permet une régularité qui est indispensable à une bonne progression et une bonne assimilation de toutes les méthodes et connaissances que vous devez acquérir.

3 Comment concevoir une fiche de révision ?

Les fiches de révisions **thématiques** sont efficaces pour mémoriser les idées essentielles à retenir. Le simple fait d'écrire aide déjà à assimiler et à mémoriser des informations.

Elles sont synthétiques et peuvent être complétées à tout moment au fil des informations récoltées au cours de vos lectures, de l'actualité, de documentaires télévisés, de conférences, de films à thème, d'autobiographies, de témoignages…

Elles trouvent leur place dans des dossiers thématiques, à côté d'articles de presse, de documentations et de sujets d'épreuves écrites ou orales en rapport avec le thème du dossier.

Elles doivent être relues très régulièrement afin de permettre la mémorisation de leur contenu.

Leur format devra être adapté afin de permettre de les transporter et de les lire à tout moment (dans le bus, dans une salle d'attente…).

Utilisez également des stylos et des surligneurs de couleurs différentes et affectez une couleur à chaque type d'informations : par exemple, le vert pour les dates et les noms associés ; le rouge pour les titres ou les idées essentielles…

Les fiches de révisions doivent être claires, sans détail inutile. Ordonnez bien les informations pour y accéder facilement. En un seul coup d'œil, vous devez trouver l'information que vous cherchez.

4 Pourquoi est-il important de suivre régulièrement l'actualité ?

Pour se préparer à la sélection d'auxiliaire de puériculture, il est primordial de s'intéresser à l'actualité.

En effet, la sélection exige une connaissance précise des grands thèmes sanitaires et sociaux mais cela n'est pas suffisant. Il est impératif d'apprendre à actualiser ses connaissances et à s'informer des dernières évolutions (événements, réforme…).

Certaines questions de l'oral d'admission tirent leur inspiration de l'actualité. Voici quelques illustrations des thèmes des dernières années : l'e-cigarette, le burn-out, la colocation, la liberté de la presse, l'économie circulaire…

Posséder une bonne culture générale nécessite de connaître les faits avec une relative précision mais aussi de comprendre les enjeux qui les sous-tendent : cerner quels problèmes sanitaires, sociaux, moraux ou éthiques ils soulèvent.
La télévision (journal télévisé, documentaires, débats...) et Internet sont souvent les premières sources d'information des étudiants. Si ces sources se révèlent utiles, elles restent souvent insuffisantes. Certaines informations sont parcellaires et approximatives. D'autres sont détaillées inutilement.
Veillez à privilégier les sites officiels, par exemple : www.solidarites-sante.gouv.fr et ceux des grands quotidiens ou magazines de presse.
Lisez régulièrement la presse (les grands quotidiens et hebdos, des magazines spécialisés comme *Lien Social* ou *Sciences Humaines*) ainsi que les revues spécialisées (*Journal des professionnels de la petite enfance*).
Variez les sources d'information et constituez-vous des dossiers documentaires sérieux et fournis.
Suivre l'actualité nécessite de s'intéresser aux événements nationaux et mondiaux afin de ne pas rester sans voix face à la question des jurys : « Pouvez-vous nous dire ce qui a retenu votre attention dans l'actualité de ces derniers jours ? »

5 Est-il utile de s'inscrire sur un groupe Facebook ou un forum destiné aux candidats ?

Cette démarche est recommandée pour ceux qui souhaitent partager leurs questionnements et leurs difficultés.
Ces communautés fonctionnent sur un principe d'entraide. Par exemple, un candidat sollicite l'avis des autres postulants sur une question d'oral.
Le partage est bénéfique, y compris d'un point de vue psychologique. On n'est pas seul à vivre une période de préparation délicate et éprouvante.
Un seul bémol, les contributions publiées ne doivent pas être prises pour ce qu'elles ne sont pas : des informations fiables. Ayez l'esprit critique et vérifiez les sources.

Le dossier de sélection

Partie 2

5 Ce qu'il faut savoir sur la sélection sur dossier

1 Quelle place occupe le dossier de candidature dans le processus de sélection ?

La sélection à l'entrée d'un IFAP est destinée à garantir l'intégration dans la future promotion d'étudiants, de candidats présentant les prérequis définis nationalement par le Ministère des Solidarités et de la Santé en termes de connaissances et d'aptitudes.
L'inscription aux épreuves de sélection ne doit pas être considérée comme une démarche purement administrative. C'est bien plus que cela.
Le postulant :

- complète un formulaire de renseignements indispensables au traitement de sa candidature ;
- adresse un certain nombre de pièces listées dans l'arrêté du 7 avril 2020 relatif aux modalités d'admission aux formations conduisant au diplôme d'État d'auxiliaire de puériculture : **ces documents constituent le dossier de sélection soumis à l'évaluation de deux professionnels.**

Le dossier de candidature est généralement noté sur 20 points. Toute note inférieure à la moyenne est éliminatoire.
Le dossier qui obtient une note égale ou supérieure à la moyenne est qualifié de « recevable » et le candidat concerné est convoqué pour se présenter à l'oral d'admission.

> **Attention** Tout dossier incomplet n'est pas pris en considération par l'institut de formation. Soyez vigilant(e) !

L'examen du dossier de sélection est donc à considérer comme une épreuve à part entière, une étape « barrière » difficile à franchir. Il participe à l'évaluation du potentiel de chaque postulant.
Soit votre dossier est retenu et vous poursuivez le processus d'admission, soit votre profil n'a pas convaincu et vous n'aurez pas la possibilité de défendre votre candidature lors de l'entretien.
La recevabilité d'une candidature dépend donc de la qualité des pièces fournies par le candidat, tant sur le fond que sur la forme.

> **À noter** Il est impératif de disposer du logiciel Adobe Acrobat Reader pour réussir à télécharger et à renseigner le dossier d'inscription.

2 Quels sont les éléments constitutifs du dossier de sélection ?

Le dossier de candidature comprend :

- Des pièces administratives : le formulaire d'inscription, le chèque éventuellement destiné au paiement des frais d'inscription à la sélection et la copie recto verso d'une pièce d'identité (carte d'identité, passeport, carte de séjour) ;
- Pour tous les candidats, un curriculum vitæ (CV), une lettre de motivation et un document relatant, au choix du candidat, soit une situation personnelle ou professionnelle, soit son projet professionnel en lien avec les attendus de la formation ;
- Pour les candidats titulaires de diplômes/titres professionnels, une copie de ces pièces ainsi que celle des relevés de résultats et des appréciations ou bien des bulletins scolaires ;
- Pour ceux ayant de l'expérience professionnelle, une copie des attestations de travail accompagnées éventuellement des appréciations et/ou des recommandations de (ou des) employeur(s) ;
- Pour les ressortissants de l'Union européenne, une attestation de niveau de langue française C1 qui correspond à un niveau d'utilisateur expérimenté. Ce document est délivré, à la suite de la réalisation d'un test de connaissances du français, par un centre agréé pour la certification du niveau de langue française ;
- Pour tous les candidats, toute autre pièce valorisant un engagement ou une expérience personnelle (associative, sportive…) en lien avec la profession d'auxiliaire de puériculture.
- Éventuellement, d'autres pièces administratives telles qu'une fiche d'information sur le règlement général sur la protection des données (RGPD) à retourner signée, la notification de la pré-inscription sur Internet...

> **Attention** Pensez, pendant votre période de préparation aux épreuves de sélection, à solliciter des appréciations ou des recommandations de tuteurs de stage, d'employeurs, d'encadrants y compris dans le cadre d'activités sportives ou associatives.

3 Quelles sont les attentes du jury ?

Les évaluateurs chargés de la sélection sur dossier s'assurent, dans un premier temps, de la complétude des dossiers : présence de tous les renseignements et de toutes les pièces demandées.

Les candidatures incomplètes sont écartées.

Dans un second temps, le jury procède à une évaluation de chaque dossier à partir d'une grille de notation. L'objectif est de repérer, à partir des documents fournis, si le profil des postulants répond aux attendus nationaux pour la profession envisagée.

▶ **Repérage des attendus nationaux**

Attendus nationaux	Critères	Exemples d'éléments du dossier consultés pour valider/invalider l'adéquation du profil du candidat
Intérêt dans le domaine de l'accompagnement et de l'aide à la personne notamment en situation de vulnérabilité	Connaître le domaine sanitaire, médico-social et sociétal	• **Lettre de motivation** : intérêt pour le secteur d'activité, projet professionnel pertinent au regard de la définition du métier ; • **CV** : formation initiale, formations complémentaires, centres d'intérêt, engagement(s) dans le domaine social ; • **Situation professionnelle/personnelle** : pertinence de la situation choisie, connaissances associées ; • **Projet professionnel** : intérêt pour le métier et son environnement, cohérence du parcours, dynamisme ; • **Diplômes/titres** du secteur ainsi que les résultats/notes dans les matières en lien avec le sanitaire, le médico-social ; • **Appréciations de stages/recommandations d'employeurs.**

Attendus nationaux	Critères	Exemples d'éléments du dossier consultés pour valider/invalider l'adéquation du profil du candidat
Qualités humaines et capacités relationnelles	Aptitude à faire preuve d'attention à l'autre, d'écoute et d'ouverture d'esprit	• **CV** : expériences professionnelles, qualités, centres d'intérêt, engagement dans le domaine social ; • **Situation professionnelle/personnelle** : regard et analyse portés sur la situation, bienveillance, empathie ; • **Appréciations des enseignants/des employeurs** sur les qualités personnelles du candidat ; • **Tout justificatif** d'actions ou d'activités démontrant les capacités d'attention, d'écoute et d'ouverture d'esprit.
	Aptitude à entrer en relation avec une personne et à communiquer	• **CV** : activités impliquant une dimension relationnelle, qualités ; • **Situation professionnelle/personnelle** : dimension relationnelle mise en avant ; • **Appréciations de tuteurs de stage/d'employeurs**.
	Aptitude à collaborer et à travailler en équipe	• **CV** : activités collectives, travail d'équipe, projet collectif ; • **Projet professionnel :** mise en avant du travail d'équipe ; • **Situation professionnelle/personnelle :** mise en avant du travail d'équipe ; • **Appréciations de tuteurs de stage/d'employeurs**.

Attendus nationaux	Critères	Exemples d'éléments du dossier consultés pour valider/invalider l'adéquation du profil du candidat
Aptitudes en matière d'expression écrite et orale	Maîtrise du français et du langage écrit et oral	• **Attestation de niveau C1 en langue française** pour les candidats non francophones ; • **Lettre de motivation, projet professionnel, situation professionnelle/personnelle** : qualités rédactionnelles, qualité de l'écriture manuscrite de la lettre de motivation ; • **Résultats/notes et appréciations des enseignants** en français écrit et oral ; • **Situation professionnelle/personnelle** : évocation de réunions d'équipe, de transmissions.
	Pratique des outils numériques	• **CV :** forme du document, mentions sur la maîtrise d'applicatifs de traitement de texte, de tableurs et d'outils de conception de diaporama, utilisation de logiciels métiers, réseaux sociaux.
Capacités d'analyse et maîtrise des bases de l'arithmétique	Aptitudes à développer un raisonnement logique à partir de connaissances et de recherches fiables	• **Lettre de motivation, projet professionnel et situation professionnelle** : structuration de la pensée, qualité de l'argumentation ; • **Résultats/notes/appréciations** des enseignants dans les matières scientifiques ; • **Situation professionnelle/personnelle** : esprit d'analyse et de synthèse ; • **CV** : travaux de recherche.
	Maîtrise des bases de calcul et des unités de mesure	• **Résultats/notes/appréciations** des enseignants en mathématiques ; • **CV :** évocation de tâches autour de la prise des constantes, de la pratique de la dilution.

Attendus nationaux	Critères	Exemples d'éléments du dossier consultés pour valider/invalider l'adéquation du profil du candidat
Capacités organisationnelles	Aptitudes d'observation, d'organisation, de priorisation des activités, autonomie dans le travail	• **Lettre de motivation, projet professionnel et situation professionnelle/personnelle** : organisation de la pensée, présentation aérée ; • **CV** : présentation générale, hiérarchisation des informations, qualités professionnelles, activités démontrant des capacités d'observation et d'organisation ; • **Appréciations de stages/ recommandations d'employeurs** : mise en avant d'aptitudes organisationnelles.

Le jury attribue généralement une note sur 20 points au dossier. Toute note inférieure à la moyenne est éliminatoire.

Pour réussir la première étape du parcours de sélection, appliquez-vous à transmettre un dossier conforme et qualitatif.

Pour y parvenir, vous devez consacrer beaucoup de temps et de réflexion à la préparation et à la rédaction des pièces maîtresses du dossier que sont le CV, la lettre de motivation, la présentation de la situation professionnelle/personnelle ou du projet professionnel. Ces quatre documents font l'objet d'une présentation détaillée dans les chapitres suivants.

4 Qui compose le jury ?

Le dossier fait l'objet d'une cotation par, *a minima*, un binôme d'évaluateurs composé d'un auxiliaire de puériculture en activité professionnelle ou ayant cessé celle-ci depuis moins d'un an et d'un formateur infirmier ou cadre de santé d'un institut de formation paramédical.

5 Quels autres justificatifs est-il utile de fournir ?

Il est possible d'intégrer dans votre dossier de candidature d'autres documents que ceux à joindre officiellement à votre formulaire d'inscription.

Ces pièces supplémentaires doivent vous permettre de mettre en avant des atouts de votre candidature qui n'apparaissent pas ailleurs dans le dossier.

Elles peuvent évoquer un engagement, une expérience personnelle/professionnelle (associative, sportive) ou une contribution qui illustrent des savoirs, des savoir-faire ou des savoir-être transposables dans l'exercice de la profession d'auxiliaire de puériculture.

Exemples

- Une attestation de participation à des actions à caractère social ou caritatif, ponctuelles ou régulières : soutien scolaire auprès d'enfants/jeunes en difficultés, Téléthon ;
- Un classement lors d'une compétition sportive ;
- Un rapport de stage dans le secteur sanitaire ou médico-social ou de la petite enfance ;
- Une fiche de poste sur un ou plusieurs emploi(s) occupé(s) ;
- Une attestation de formation continue ;
- Une attestation de soutien lors de la crise sanitaire de 2020-2022 : bénévolat auprès de personnes vulnérables, bonne action pour les soignants.

De plus, rien ne vous empêche si, par exemple, vous avez joint le document relatant votre projet professionnel, de fournir également parmi les pièces supplémentaires, une description d'une situation professionnelle/personnelle de votre choix si elle permet de mettre en valeur votre candidature.

Attention Le dossier doit être adressé au Centre de Formation organisateur de la sélection en lettre suivie ou en lettre recommandée avec avis de réception, au plus tard à la date limite d'envoi de la candidature, le cachet de La Poste faisant foi.

Le curriculum vitæ

6

Le curriculum vitæ (CV) permet d'avoir une vue d'ensemble du profil de chaque postulant, une sorte de « carte de visite professionnelle et détaillée » : qui il est, ce qu'il a appris, ce qu'il sait faire.
Pièce maîtresse de votre dossier de candidature, il mérite que vous y consacriez un peu de temps.
Un « bon » CV doit être concis, précis, personnalisé et bien présenté. Il tient sur un recto de page A4.

1 Les rubriques du CV

Le CV s'articule autour de **rubriques clés** :

- État civil et coordonnées ;
- Un titre et/ou une phrase de motivation ;
- Formations ;
- Parcours professionnel ;
- Activités personnelles.

Certains candidats font le choix d'ajouter une rubrique « Compétences » qui met en avant, sous la forme d'une énumération, les aptitudes détenues et indispensables pour exercer la profession d'auxiliaire de puériculture. C'est un plus si ces informations supplémentaires n'ont pas pour effet d'alourdir un CV déjà très chargé.

1.1 L'état civil et les coordonnées

On trouve dans cette rubrique :

- Prénom et nom ;
- Âge (plutôt que la date de naissance) ;
- Adresse, coordonnées téléphoniques et éventuelle adresse e-mail ;
- Une photographie de type « photo d'identité ».

1.2 Le titre

Il n'est pas utile de noter « CURRICULUM VITÆ » en haut de votre CV.
Préférez un titre qui soit une accroche, une phrase qui attire l'attention et qui vous différencie d'autres candidats.
Le titre doit être concis, précis et pertinent.
Il en existe 2 types :

- **Descriptif** : il indique en quelques mots votre situation actuelle, qui vous êtes… ;
  Exemple : « Assistante maternelle en cours de reconversion professionnelle ».
- **Projectif** : il traduit l'objectif ou le poste visé ;
  Exemple : « Devenir auxiliaire de puériculture en milieu hospitalier ».

1.3 Les formations

Cette rubrique permet de répertorier les éléments suivants :

- Diplômes/titres obtenus, année d'obtention et mentions éventuelles ;
- Stages de formation professionnelle, ceux qui sont significatifs par rapport à la profession envisagée.

Énumérez les diplômes du plus récent au plus ancien.

1.4 Le parcours professionnel

De manière précise et concise, de façon chronologique, cette rubrique présente :

- Emplois occupés, leur durée, les principales tâches réalisées, les compétences acquises ;
- Réalisations dans le cadre de stages, de travaux d'étude ou d'activités bénévoles.

En cas d'expériences multiples ou variées, faites des choix pour mettre en exergue celles qui paraissent les plus adaptées à démontrer des qualités et compétences transposables à l'exercice de la profession d'auxiliaire de puériculture.

1.5 Les activités personnelles

Cette rubrique contient des informations qui permettront au jury de mieux vous connaître. L'objectif est d'y faire figurer des éléments qui attireront positivement leur attention :

- Centres d'intérêt, loisirs ;
- Participation à des activités associatives, à des projets ;
- Permis de conduire ;
- Autres informations utiles.

Attention de n'inscrire ici que des activités toujours d'actualité. Soyez précis(e).

2 La préparation du CV

La première chose à faire avant de bâtir ou de mettre à jour son CV est de recenser les éléments de contenu, notamment ceux liés au parcours de formation et aux expériences professionnelles/personnelles.

Pour vous aider, inspirez-vous des deux tableaux suivants.

2.1 Le parcours de formation

Répertoriez l'ensemble des diplômes/titres détenus ainsi que toutes les formations suivies et réalisez le travail suivant de la façon la plus exhaustive possible.

Année	Intitulé diplôme/ formation	Connaissances acquises (ce que je sais)	Compétences développées (ce que j'ai appris à faire)	Raisons de votre choix de formation
2018	BEP Carrières sanitaires et sociales	Connaissances dans les domaines de l'hygiène, de la relation et de l'accompagnement de la personne	• Assurer l'entretien du cadre de vie • Réaliser des soins d'hygiène corporelle • Préparer des repas équilibrés et adaptés …	Nombreux stages qui permettent d'appréhender différents milieux professionnels
2018	PSC1	• Les dispositifs de protection et d'alerte • Les signes de danger pour l'homme	• Analyser une situation avec une ou plusieurs victimes • Effectuer des gestes de secours d'urgence • Prévenir les secours	Pouvoir porter secours à toute personne en danger
2020	Formation Assistante maternelle (80 heures du cursus)	• Besoins fondamentaux de l'enfant • Développement de l'enfant • Santé et anatomie de l'enfant • Droits et devoirs de la profession	• Assurer les soins d'hygiène et de confort • Prévenir les accidents domestiques • Communiquer avec les parents	Formation obligatoire qui permet d'asseoir savoirs et savoir-faire avant d'accueillir le premier enfant à son domicile

Finalement, vous disposerez d'un inventaire de vos connaissances et compétences acquises par la formation.

Pour aller plus loin, vous pouvez aussi, à partir de la fiche de poste d'un auxiliaire de puériculture, repérer les connaissances et compétences attendues. Réfléchissez et déterminez pour chacune d'entre elles, si vous la possédez et identifiez des situations dans lesquelles vous les avez mises en œuvre.

2.2 Le parcours professionnel

Réalisez un travail similaire sur votre parcours professionnel. Ajoutez des expériences personnelles si elles permettent de mettre en avant d'autres atouts de votre candidature.

Période	Fonction/poste	Tâches réalisées
Depuis septembre 2020	Assistante maternelle agréée à domicile	• Accueil de deux enfants d'âge préscolaire • Répondre aux besoins fondamentaux du jeune enfant • Assurer des soins d'hygiène et de confort • Proposer des activités d'éveil • Assurer un accueil sur des horaires atypiques
Juillet 2016 – Février 2020	Aide à domicile – Association ADMR	• Entretenir l'intérieur d'un habitat • Préparer des repas en prenant en compte des consignes alimentaires • Assurer un soutien psychologique et intellectuel aux personnes aidées
Depuis 2017	Secouriste bénévole au sein de la Croix Rouge Française	• Assurer le secours aux victimes lors de manifestations sportives, culturelles • Travailler avec d'autres bénévoles dans des postes de secours • Participer à des actions de prévention

À l'appui de tous les éléments recensés, vous êtes prêt(e) à réaliser votre CV.

Ce document, une fois finalisé, pourra servir de base à votre présentation personnelle lors de l'oral d'admission. Il s'agit de l'oraliser de façon dynamique, en vous efforçant de mettre l'accent sur la cohérence de votre parcours, votre motivation et les atouts de votre candidature.

Entrainez-vous autant que nécessaire afin de maîtriser son contenu sans avoir besoin finalement du support papier.

Enfin, rappelez-vous que l'allure générale de votre CV compte aussi dans l'évaluation de votre candidature. Efforcez-vous de hiérarchiser les informations, de faire preuve de concision, de montrer votre capacité à utiliser les principales fonctionnalités du traitement de texte et de produire un document sans erreur de frappe ou faute de français.

2.3 Un exemple de curriculum vitæ

MON OBJECTIF

Devenir auxiliaire de puériculture en milieu hospitalier

MES FORMATIONS

Année	Diplôme, Formation	Connaissances, Compétences acquises
2020	Formation Assistante Maternelle	• Développement et besoins fondamentaux de l'enfant • Santé et autonomie de l'enfant • Assurer les soins d'hygiène et de confort • Communiquer avec les parents
2018	BEP Carrières sanitaires et sociales	• Connaissances des publics : enfants, personnes en situation de handicap, personnes âgées • Communiquer avec la personne aidée • Assurer l'entretien du cadre de vie • Réaliser des soins d'hygiène corporelle • Préparer des repas équilibrés et adaptés
2018	Prévention et Secours Civiques de Niveau 1 – Croix Rouge Française	• Connaissances des dispositifs de protection et d'alerte • Analyser une situation avec une ou plusieurs victimes • Effectuer des gestes de secours d'urgence • Prévenir les secours

MON PARCOURS PROFESSIONNEL

Période	Expérience, stage, activité	Compétences développées
Depuis 2020	Assistante maternelle agréée à domicile	• Accueil de deux enfants d'âge préscolaire • Répondre aux besoins fondamentaux du jeune enfant • Assurer des soins d'hygiène et de confort • Proposer des activités d'éveil • Assurer un accueil sur des horaires atypiques
Sept. 2016-Févr. 2020	Aide à domicile – ADMR Montmorillon	• Entretenir l'intérieur d'un habitat • Préparer des repas en prenant en compte des consignes alimentaires • Assurer un soutien psychologique et intellectuel
Depuis 2016	Bénévole Secouriste – Croix Rouge Française	• Assurer le secours aux victimes lors de manifestations sportives, culturelles… • Travailler avec d'autres bénévoles au sein de postes de secours • Participer à des actions de prévention auprès du grand public

Photo

Céline MARTIN

État civil

23 ans

Coordonnées

6 Rue de la liberté
86800 JARDRES
06.07.08.09.10
c.martin86@gmail.com

Titulaire du Permis B

Activités personnelles

- Pratique du tir à l'arc depuis l'âge de 15 ans
- Course à pied
- Construction de maquettes
- Lecture de romans policiers
- Cuisine asiatique

7 La lettre de motivation

1 Quels sont les objectifs de la lettre de motivation ?

Votre lettre de motivation formalise votre souhait d'intégrer l'institut de formation convoité pour avoir l'opportunité d'exercer, par la suite, la profession d'auxiliaire de puériculture.

Cet écrit répond à plusieurs objectifs :

- **Pour le candidat** : convaincre de l'adéquation de son profil (ses connaissances, ses compétences, ses qualités, ses valeurs) avec ce qui est attendu par le jury de sélection, démontrer sa motivation à devenir auxiliaire de puériculture.
- **Pour le centre de formation** : identifier les sources de motivation du candidat, évaluer la qualité de son expression écrite et sonder la cohérence de son parcours ainsi que son implication dans son projet professionnel.

La lettre de motivation est donc plus qu'une simple formalité. C'est une des pièces maîtresses du dossier de sélection, à élaborer et rédiger avec beaucoup de soin.

Elle est rédigée à la main et jointe dans le dossier d'inscription.

Elle tient sur une page A4.

La lettre de motivation vient en complément du curriculum vitæ. Évitez les redites entre ces deux documents. Exprimez les seules informations susceptibles d'intéresser les évaluateurs. Argumentez votre propos en apportant preuves et exemples.

À noter Ceux qui choisiront de fournir un document précisant leur projet professionnel dans leur dossier d'inscription devront, dans ce second document, aller beaucoup plus loin dans la description du parcours qui les a conduits à faire leur choix d'orientation professionnelle.

2 Quelle est la structure générale de la lettre de motivation ?

La lettre de motivation est structurée en trois parties :

- L'en-tête ;
- Le corps de la lettre ;
- Le pied de page.

Attention Évitez de recopier une lettre type présente sur le web qui desservira votre candidature. Faites preuve d'authenticité.

L'en-tête

L'en-tête de la lettre comprend successivement du haut vers le bas :

- **Vos coordonnées personnelles** dans la partie supérieure gauche de la feuille (prénom suivi du nom de famille, éventuellement suivi du nom d'épouse, adresse postale). Il n'est pas nécessaire de préciser votre numéro de téléphone ou votre e-mail dans la mesure où ces informations figurent déjà dans votre dossier d'inscription ;
- **Les coordonnées de l'institut de formation destinataire du courrier** dans la partie supérieure droite de la feuille ;
- **Le lieu et la date** de la rédaction de la lettre de motivation ;
- **L'objet du courrier** dans la partie gauche de la feuille.

Exemple

Céline MARTIN
6 Rue de la liberté
86800 JARDRES

Madame la Directrice
Institut de Formation d'Auxiliaires de Puériculture
80, avenue Georges Pompidou
CS 61205
24019 Périgueux CEDEX

Poitiers, le 4 avril 2021

Objet : demande d'admission en IFAP

Le corps de la lettre

Le corps de la lettre comprend :

- La formule d'appel ;
- L'accroche ;
- Le développement ;
- La formule de politesse.

La structure du corps de la lettre, partie la plus importante du courrier, est détaillée ci-après.

Le pied de page

Le bas de page est la dernière partie de la lettre de motivation. Il contient la signature suivie du nom complet du candidat.

Zoom sur le corps de la lettre de motivation

La formule d'appel

La formule d'appel est la reprise de la fonction exercée par le destinataire du courrier, le directeur ou la directrice de l'institut de formation.

Le dossier de sélection

Exemple

Monsieur le Directeur…

L'accroche

L'accroche correspond à quelques mots d'introduction ou de présentation, généralement une phrase. Le style est clair et efficace.

La première phrase de votre lettre doit être personnelle et « captivante ». Elle doit montrer votre intérêt pour la profession envisagée.

L'objectif est de retenir immédiatement l'attention du recruteur.

Exemple

Âgée de 23 ans, assistante maternelle agréée et citoyenne engagée au service des autres, j'ai le souhait d'intégrer votre école afin de pouvoir exercer, à l'issue de la formation, le métier d'auxiliaire de puériculture dont les missions et les valeurs suscitent en moi un réel intérêt.

Le développement

Le développement comprend plusieurs sous-parties répondant chacune à un objectif différent et complémentaire. Le tout constitue un ensemble structuré.

Retenir

Schéma d'organisation du développement

- 1re sous-partie : ce que je connais du métier, de son environnement ;
- 2e sous-partie : ce que je suis, mes compétences, mes expériences, mes connaissances, mes valeurs (ce qui est utile pour l'exercice du métier envisagé) ;
- 3e sous-partie : mon intérêt, mes motivations.

Exemple

Je me suis beaucoup documentée sur la profession ainsi que sur le contenu de la formation. De plus, ma sœur a récemment accouché d'un grand prématuré après 29 semaines de grossesse. Je me suis régulièrement rendue, pendant près de 2 mois, dans le service de néonatalité pour assurer un relais de présence auprès de ma nièce et permettre aux parents de prendre un peu de repos. J'ai découvert et apprécié la réalité du métier d'auxiliaire de puériculture et sa double dimension, humaine et technique. Je ne m'engage pas dans cette voie par hasard.

Mes expériences professionnelles, mon engagement au sein de la Croix Rouge Française en qualité de secouriste bénévole lors de manifestations sportives et culturelles, ma forte capacité de travail, mes valeurs d'entraide et de solidarité, mes qualités personnelles, la cohérence de mon parcours, ma bonne hygiène de vie… sont autant d'atouts qui servent mon projet. J'ai beaucoup appris ces dernières années au contact de personnes vulnérables et des enfants.

Actuellement, je m'épanouis pleinement dans mon quotidien professionnel mais j'ai tout de même le souhait d'évoluer vers une pratique soignante – notamment en accompagnant, dans leurs actes de la vie quotidienne, les enfants frappés par la maladie ou le handicap – d'une part, ainsi que d'acquérir de nouvelles connaissances et compétences d'autre part. J'ai mûrement réfléchi et travaillé mon projet professionnel. Je suis prête maintenant à m'engager dans une formation d'auxiliaire de puériculture.

À noter Pour rédiger le développement, aidez-vous des contenus et des exercices des chapitres consacrés au CV et au projet professionnel.

La formule de politesse

La formule de politesse formalise le respect que vous avez pour le centre de formation organisateur de la sélection.

Exemple

J'espère vous avoir convaincu de ma détermination à intégrer votre institut de formation. Je vous remercie de l'attention portée à ma candidature et je vous prie d'agréer, Monsieur le Directeur, l'expression de mes salutations respectueuses.

3 Nos conseils

Le candidat doit être attentif à la forme et au fond de sa lettre de motivation.

3.1 Le fond

La lettre de motivation ne s'improvise pas.

Son élaboration nécessite 3 étapes :

- **Déterminer les éléments de contenu** que l'on souhaite faire figurer dans le courrier ;
- **Établir le plan** de la lettre ;

- **Rédiger** et recommencer autant de fois que nécessaire afin de parvenir à une version définitive satisfaisante.

La phase de préparation est donc primordiale.
En premier lieu, documentez-vous précisément sur le métier ainsi que sur les missions et l'environnement professionnel de l'auxiliaire de puériculture.
En second lieu, identifiez vos atouts en termes de connaissances, savoir-faire et savoir-être à mettre en lien avec les critères de sélection nationaux.
En troisième lieu, approfondissez l'origine de votre projet professionnel et vos sources de motivation.
Enfin, cherchez à démontrer la cohérence de votre parcours et le sérieux de votre candidature.

À noter

Faites relire votre lettre de motivation par un tiers, idéalement une personne familiarisée avec le recrutement de soignants, un professionnel/un encadrant du secteur sanitaire ou médico-social qui évaluera la forme et le fond de votre projet de courrier.

3.2 La forme

La lettre de motivation tient en une seule page blanche, voire deux pages au maximum en tenant compte de votre écriture.
Sa rédaction est soignée, aérée et sans rature.
L'expression est correcte, sans faute de français.
Le style est sobre et professionnel.
La forme est personnelle : la lettre de motivation ne peut pas être la simple recopie d'un modèle disponible sur Internet ou dans un ouvrage de préparation à la sélection.
L'ensemble est structuré, les différentes parties s'enchaînent avec logique.

La présentation du projet professionnel

8

1 Comment définir la notion de « projet professionnel » ?

Le projet professionnel est une projection de soi dans le domaine du travail.
Il est le résultat d'un cheminement complexe qu'il est parfois difficile d'expliquer.
Durant la période de préparation à la sélection, accordez-vous un temps de réflexion pour prendre du recul sur ce que vous savez, ce que vous avez fait, qui vous êtes et sur ce que voulez faire dans l'avenir.
Ce travail d'introspection est incontournable pour tous les candidats afin de valider leur choix d'orientation professionnelle. Il sous-tend les travaux d'élaboration du CV et de la lettre de motivation.
Ceux qui choisiront de joindre à leur dossier d'inscription à la sélection d'AP, un document présentant leur projet professionnel devront mettre noir sur blanc, de façon détaillée, le fruit d'un questionnement approfondi sur leur parcours et leurs attentes professionnelles.

2 Quel est l'intérêt du « projet professionnel » pour le jury de sélection ?

Le document contient des informations qui intéressent les membres du jury. Ces derniers apprendront qui vous êtes (savoirs, savoir-faire, qualités, personnalité, valeurs), appréhenderont la cohérence de votre parcours (point-clé de l'évaluation) et s'assureront de vos motivations pour la profession envisagée.

3 Que contient le « projet professionnel » ?

La rédaction d'un projet professionnel demande du temps. Il exige une longue réflexion. Il est recommandé de le débuter au plus tôt, plusieurs semaines avant l'inscription. Il doit être mature, abouti afin de répondre aux attentes des évaluateurs.
Le projet professionnel propose :

- Un bilan des acquis par la formation et l'expérience professionnelle/personnelle ;
- Une analyse du cheminement qui conduit le candidat à choisir de devenir auxiliaire de puériculture ;
- Une approche de la personnalité du candidat (qualités, valeurs…).

Les éléments de la première partie ont été travaillés dans le chapitre consacré au curriculum vitæ : vous disposez déjà d'un inventaire précis de vos connaissances et de vos aptitudes acquises par la formation et par vos expériences professionnelles ainsi que personnelles.

Restent à travailler les deux autres parties du projet professionnel, ce que propose le présent chapitre.
Le contenu est encadré par quelques mots d'introduction et de conclusion.
Nous vous proposons de poursuivre ci-après votre travail de préparation à la rédaction de votre projet professionnel en identifiant les éléments liés à votre choix d'orientation professionnelle et à votre personnalité qui devront figurer dans le document final.

Attention Le projet professionnel est un document manuscrit dont la longueur n'excède pas deux pages.

4 Comment expliquer son choix d'orientation professionnelle ?

4.1 L'origine du choix professionnel

Se déterminer sur une profession est le résultat d'un long processus de réflexion vis-à-vis duquel vous pouvez avoir des difficultés à prendre du recul.
Le jury va chercher à identifier le cheminement qui vous a amené à opter pour le métier d'auxiliaire de puériculture.
Pour répondre à cette attente, répondez à une première question.

Exemple

« Comment avez-vous connu le métier d'auxiliaire de puériculture ? »

____
____
____
____
____

Vous devez indiquer la source de votre orientation professionnelle, le moment ou le support qui vous a permis de découvrir, pour la première fois, la profession d'auxiliaire de puériculture. Fouillez dans votre mémoire. Cela peut être à l'occasion d'une conversation avec une tierce personne, d'un stage réalisé dans le cadre de vos études, d'une émission télévisée, d'une lecture.
Répondez à cette première question par écrit et vous aurez identifié l'origine de votre choix professionnel.
Poursuivez votre questionnement pour approfondir votre réflexion.

Exemple

« Pour quelles raisons cette profession a-t-elle attiré votre attention ? »

____
____
____
____
____

Avec cette seconde question, vous devez déterminer quels aspects du métier ont pu faire écho chez vous en ayant à ce moment-là une connaissance sans doute partielle de la profession envisagée. On pense tout naturellement au contact avec les jeunes enfants, au travail en équipe, aux possibilités d'évolution, à la diversité des lieux d'exercice… Écrivez votre propre réponse qui viendra compléter celle de la question précédente.

4.2 Les moyens mobilisés pour confirmer le choix professionnel

On entend par moyens, les actions menées et les opportunités créées ou saisies de se confronter à son orientation professionnelle.

Chacun, depuis son plus jeune âge, a l'occasion de formuler des préférences pour une profession. Au fil du temps et au cours de formations, de rencontres et d'expériences, on se crée des occasions de se rendre compte de la réalité du métier et de la comparer avec la représentation qu'on s'en était faite.

Être capable de parler du cheminement qui a permis d'aboutir à un projet professionnel finalisé, est aussi important que d'exprimer les raisons premières de son choix.

Rappelez-vous que le jury apportera beaucoup d'importance à la cohérence de votre parcours.

> **Exemple**
>
> « Quelles actions avez-vous menées pour confirmer votre orientation professionnelle ? »
>
> ______________________________
>
> ______________________________
>
> ______________________________
>
> ______________________________
>
> ______________________________

Voici plusieurs domaines que vous pouvez explorer afin de répondre à la question posée :

- **Durant votre scolarité** : les stages réalisés dans le secteur sanitaire ou médico-social, les projets à but caritatif ou citoyen (participer à une action de prévention, les recherches documentaires) ;
- **Dans votre vie personnelle** : des expériences d'encadrement ou d'accompagnant d'un enfant ou d'un groupe d'enfants, des engagements associatifs (soutien scolaire, accompagnement de séjours d'enfants/adolescents) ;
- **Dans votre vie professionnelle** : les stages (Quels types de stages ? Dans quel domaine ? En quelle année ? Quels enseignements en avez-vous tirés ? Quels vécus par rapport au monde du travail ? Quels apports vis-à-vis de votre projet professionnel ?) ; les emplois occupés (Quel emploi ? En qualité de ? Quel type de travail ? Quelles actions réalisées ? Quelles responsabilités ? Quelles initiatives ? Quel vécu de ces expériences ? Quels apports vis-à-vis de votre projet professionnel ?) ;
- **Vos centres d'intérêt** et en particulier ceux qui peuvent établir un lien avec le soin ou la petite enfance : votre rôle de parent ou de frère/sœur, la lecture de revues à caractère médical ou éducatif, les activités manuelles (dextérité).

Toute expérience, même si vous pensez qu'elle a peu de rapport avec le métier d'auxiliaire de puériculture, peut pour autant être utile et servir votre projet professionnel. Elle a pu vous permettre de développer des aptitudes/compétences qui sont également mises en œuvre par l'auxiliaire de puériculture.

Exemples

Une expérience de vendeuse dans un commerce permet de développer le sens de l'accueil et du service aux clients, la communication… Toutes ces compétences sont transposables au métier d'auxiliaire de puériculture même si elles vont s'exprimer différemment.

Celle de saisonnier dans le domaine de la restauration montre des capacités d'endurance physique, de travail en équipe, de sens de l'organisation, de réactivité… autant d'atouts pour exercer le métier d'auxiliaire de puériculture.

4.3 Les motivations qui sous-tendent votre orientation professionnelle

En partant de ce que vous connaissez du métier d'auxiliaire de puériculture, vous pouvez préciser votre intérêt pour ce métier.

Exemple

« Quels sont les aspects du métier qui vous attirent/plaisent ? »

____

____

____

____

____

Efforcez-vous de développer votre argumentation.

Attention Mettre l'accent sur l'opportunité de trouver un emploi dans un service de néonatalogie une fois le diplôme en poche, alors que les opportunités sont très limitées, desservirait votre candidature.

Vous pouvez, par exemple, parler de la polyvalence des tâches à réaliser au cours de la journée, de la forte dimension relationnelle du métier, de l'aide à la parentalité, du travail d'équipe quel que soit le secteur d'activité.

Complétez votre réflexion en identifiant les aspects du métier qui sont moins favorables, à vos yeux.

Exemple

« Quels sont les aspects du métier qui vous posent question/dérangent ? »

____

____

____

____

____

Pouvoir répondre à cette question nécessite de bien connaître le quotidien professionnel de l'auxiliaire de puériculture. Vous pouvez notamment appréhender le fait de travailler sur des plages horaires variables, de rencontrer des difficultés à concilier vie professionnelle/vie privée.

! Attention

Soyez prudent. N'évoquez que des réserves/craintes « acceptables » pour les évaluateurs. Si, par exemple, vous exprimez des doutes sur votre capacité à supporter le bruit environnant, votre candidature a peu de chances d'être retenue. En effet, il est connu que les jeunes enfants, surtout quand ils sont en groupe, produisent beaucoup de décibels.

Nous vous invitons à poursuivre votre questionnement :

- « Quelles sont vos priorités/préférences en matière d'emploi ? Sont-elles compatibles avec l'exercice du métier d'auxiliaire de puériculture ? » ;
- « Quelles sont les spécificités de l'emploi dans un service hospitalier ? Sont-elles en adéquation avec vos valeurs et vos envies ? ».

En ayant répondu à l'ensemble de ces questions, vous disposez de suffisamment de matière pour rédiger, de façon très argumentée, vos motivations. Lancez-vous.

Exemple

« Pourquoi vous présentez-vous à la sélection d'auxiliaire de puériculture ? »

____

____

____

____

____

S'expliquer sur ses motivations n'est en aucun cas justifier ses choix. C'est exposer son cheminement et livrer sa réflexion au jury. Présentez les éléments identifiés lors de cette phase de questionnement de façon structurée dans votre projet professionnel. Votre choix d'orientation professionnelle paraîtra mûrement réfléchi.

5 Comment parler de soi ?

Rédiger un projet professionnel, c'est aussi parler de soi. Pour cela, il faut prendre le temps de se connaître.

À ce stade, vous avez identifié les connaissances et les compétences acquises et vous êtes en mesure d'expliciter votre choix d'orientation professionnelle.

Les évaluateurs vont chercher, dans votre dossier de candidature, à mettre en lien vos aspirations professionnelles avec votre personnalité.

Nous vous proposons de travailler trois dimensions qui vous permettront d'en savoir plus sur vous-même : vos qualités, vos centres d'intérêt et vos valeurs.

5.1 Les qualités

En partant de la liste des qualités recherchées chez les auxiliaires de puériculture telle qu'elle figure au début de cet ouvrage, réfléchissez et déterminez, pour chacune d'entre elles, si vous la possédez et donnez quelques exemples de situations dans lesquelles vous les avez mises en œuvre.
Si vous n'êtes pas sûr(e) de leur sens précis, faites une recherche au préalable dans un dictionnaire.
Pour vous aider, renseignez le tableau ci-dessous :

Qualités	Possédez-vous cette qualité ? OUI ou NON	Exemples de situations dans lesquelles vous l'avez mise en œuvre dans le passé
Adaptabilité	OUI	Je n'ai rencontré aucune difficulté à m'adapter lors de mes différents stages et CDD, ainsi qu'à m'intégrer dans les équipes.
Bienveillance		
Dextérité Manuelle	OUI	J'apprécie les activités créatives, notamment la peinture sur porcelaine et la couture.
Écoute		
Empathie		
Endurance physique		
Maîtrise de soi/ sang froid		
Organisation		
Réactivité		
Patience		
Respect		
Rigueur		
Capacité à travailler en équipe		

Vous pouvez bien entendu mettre en avant d'autres qualités que celles mentionnées dans le tableau ci-avant. Mais, rappelez-vous que les qualités humaines sont à mettre en avant.

5.2 Les centres d'intérêt

Vos loisirs sont révélateurs de votre personnalité.
S'investir dans une ou plusieurs activités choisies permet de montrer certaines de vos compétences et de vos qualités.

Bien entendu, il n'y a pas de bonnes ou de mauvaises réponses. Pour autant, certains loisirs valoriseront votre candidature alors que d'autres peuvent poser question aux membres du jury.

Exemples

La cuisine est une activité qui demande un sens de l'organisation, le respect de consignes écrites (recette) et une certaine générosité quand on prépare des plats pour faire plaisir à des tiers.
La pêche est un loisir solitaire et donne une image d'une personne centrée sur elle-même. C'est aussi une activité qui nécessite beaucoup de calme et de patience.

Le tableau suivant montre comment analyser ses centres d'intérêt/loisirs :

Centres d'intérêt/loisirs	Ce qui me plaît Ce que j'aime faire Ce que cela m'apporte
Tennis	Me dépenser physiquement. Le jeu et la maîtrise de la technique. Participe à une bonne hygiène de vie. Endurance.
Cuisine	Le goût et les saveurs. Préparer des repas pour ma famille et mes amis.
Etc.	

Réalisez votre propre tableau, notez au moins trois de vos centres d'intérêt et loisirs, puis expliquez votre choix.
Rappelez-vous que les réponses banales (lecture, cinéma…) sont à éviter. Les centres d'intérêt les plus appréciés sont ceux qui présentent un lien direct avec le métier envisagé. Par exemple, pratiquer un sport collectif met en avant votre esprit d'équipe.

5.3 Les valeurs

Aborder vos valeurs permet d'identifier de façon indirecte des sources de motivation. En effet, vos attentes par rapport au travail sont liées à vos valeurs.
Il est préférable que ces dernières soient compatibles avec les spécificités du métier d'auxiliaire de puériculture : le travail en équipe, le sentiment d'utilité sociale, la dignité des personnes, le respect de la place des parents et de la famille…
Pour identifier vos valeurs, essayez de déterminer les raisons qui sous-tendent votre satisfaction au travail ou dans des situations personnelles qui pourraient s'apparenter au travail (pour les candidats qui n'ont pas ou peu d'expériences professionnelles).
Vous pouvez bien entendu mettre en avant des valeurs plus personnelles qui vous tiennent à cœur (l'équité, la tolérance, le respect…) même si elles sont plus généralistes.

6 Un exemple de projet professionnel

Exemple

Céline MARTIN
6 Rue de la liberté
86800 JARDRES

Candidate à la sélection d'auxiliaire de puériculture organisée par votre institut de formation, je vous présente ci-après mon projet professionnel structuré autour de trois axes, mon parcours, ce que je sais et ce que je suis.

Mon parcours :

J'ai découvert les métiers de la petite enfance lors de mon stage d'observation de 3e que j'ai réalisé au sein d'une école maternelle. Ce secteur d'activité m'attirait sans pouvoir me positionner sur un métier en particulier. J'appréciais la double dimension de ces professions, à la fois technique et fondamentalement humaine.

J'ai décidé de poursuivre mes études en optant pour un BEP Carrières sanitaires et sociales que j'ai obtenu en 2018. Mon intérêt pour les métiers de la petite enfance n'a fait que croître. J'ai recherché un emploi et j'ai été recrutée en qualité d'aide à domicile. J'ai exercé pendant près de quatre ans au sein d'une association d'Aide à Domicile en Milieu Rural (ADMR). J'intervenais quasi exclusivement auprès de personnes âgées. Les prestations à caractère familial étaient peu fréquentes. J'ai beaucoup apprécié de m'inscrire dans une relation d'aide, participant au confort et au bien-être d'individus fragilisés par l'âge ou la maladie.

Forte de cette expérience et après réflexion, j'ai décidé de devenir assistante maternelle. Je voulais m'investir dans un rôle éducatif au service de l'éveil et du développement de jeunes enfants. J'ai obtenu l'agrément à la fin de l'année 2020 et actuellement j'accueille à mon domicile des enfants de 12 et 18 mois.

Parallèlement et depuis 2016, j'ai intégré la Croix Rouge Française. Formée aux gestes qui sauvent, j'ai réalisé, depuis 2016, de nombreuses missions en qualité de secouriste et j'ai effectué ponctuellement des actions de soutien auprès des personnes en situation d'isolement social, notamment au cours de la crise sanitaire de 2020 liée à l'épidémie de Covid-19.

Aujourd'hui, je m'épanouis pleinement dans mon quotidien professionnel mais j'ai tout de même le souhait d'évoluer en accompagnant des enfants fragilisés par des difficultés de santé ou en situation de handicap, dans leurs actes de la vie quotidienne. J'ai aussi envie d'apprendre, de progresser dans mes pratiques.

Mon parcours me conduit naturellement à envisager d'exercer la profession d'auxiliaire de puériculture.

Le bilan de mes acquis :

Étant donné mes formations et mes expériences d'aide à domicile, d'assistante maternelle et de secouriste, je suis capable d'identifier les besoins d'un enfant, d'assurer ses soins d'hygiène, de participer à son développement moteur, cognitif et psychique ainsi que d'évaluer l'état clinique d'un patient ou d'une victime et de rendre compte de mes observations à un tiers.

Je connais les étapes de développement, les maladies infantiles, les règles d'hygiène de base ainsi que les gestes de premiers secours.
J'ai l'habitude de travailler en équipe dans le respect des prérogatives de chaque professionnel, de recevoir et de transmettre des informations de façon efficace et de communiquer de façon adaptée avec les parents.
J'ai eu l'occasion à plusieurs reprises d'être en présence d'auxiliaires de puériculture lors de la prise en charge de ma nièce, enfant prématuré, hospitalisée huit semaines au sein du service de néonatalogie du CHU de Poitiers. Je considère que leur rôle est primordial dans les soins de nursing et de confort du nouveau-né ainsi que dans l'accompagnement des parents.
Ma personnalité :
Je suis une personne pragmatique, organisée et patiente. Ces qualités ont été relevées par des encadrants lors des différents emplois que j'ai occupés. Elles s'expriment aussi dans mes loisirs ; la cuisine, le tir à l'arc et la lecture. J'ai une bonne maîtrise de moi, ce qui est indispensable pour remplir mon rôle de secouriste. Je suis volontaire et endurante notamment dans le domaine du sport. Je suis animée par un profond désir d'être utile aux autres et attachée au respect de toute personne, quelles que soient son origine et sa situation sociale.

Mon parcours, mes acquis et ma personnalité sont en cohérence avec mon projet de devenir auxiliaire de puériculture.

Attention

Le projet professionnel est un ensemble structuré, clair et cohérent. Le fond est personnel et authentique.
Ne négligez pas la forme de votre document : optimisez la présentation générale, proposez un plan si nécessaire, soignez l'expression française et évitez toute rature.

9 L'analyse de la situation professionnelle/personnelle

1 En quoi consiste une analyse d'une situation professionnelle/personnelle ?

Le candidat à la sélection peut joindre à son dossier d'inscription un document relatant, de façon détaillée, une situation professionnelle ou personnelle en lien avec les attendus de la formation.

La situation décrite doit contenir des éléments d'information qui permettront au jury d'apprécier si son rédacteur possède les prérequis liés à l'exercice de la profession d'auxiliaire de puériculture et indispensables avant même l'entrée en formation.

Dans l'idéal, il s'agit d'une situation qui montre de l'intérêt pour le secteur sanitaire ou médico-social, et qui met en exergue les attendus nationaux s'agissant de la profession d'auxiliaire de puériculture.

Exemples de situation personnelle

- Un accompagnement d'un enfant malade, hospitalisé ou en situation de handicap ;
- Une action bénévole dans une structure à caractère sanitaire, social ou médico-social ;
- Un temps d'observation ou d'échanges avec un professionnel de santé.

Exemples de situation professionnelle

- Un projet ou une action réalisé(e) au bénéfice d'un ou plusieurs enfant(s) ;
- Une situation de difficulté, de détresse ou de violence d'un proche (enfant, parents) ;
- Le soin prodigué à un enfant ou à un adolescent.

2 Quel est le contenu du document ?

La situation professionnelle comporte :

2.1 Une introduction

L'introduction présente de façon succincte le contexte de la situation : le lieu, la période, les acteurs, la place du candidat.

! Attention Pensez à préserver l'anonymat des personnes concernées par la situation décrite. Vous pouvez mettre des prénoms mais pas de noms de famille.

Elle se termine par l'annonce du plan de la description qui va suivre.

2.2 Une description de situation

La description débute par un exposé détaillé de la situation retenue, par étapes si nécessaire. Elle se poursuit par l'identification d'une difficulté ou au contraire d'un point fort, dont les causes et les conséquences seront repérées.

Il est important que le candidat parle de son ressenti par rapport à la situation vécue.

La description évolue pour devenir une analyse de situation, Le candidat doit identifier les concepts et/ou les valeurs professionnelles en jeu dans la situation décrite : le prendre soin, le rôle éducatif, l'écoute, la bienveillance… Le candidat se questionne, prend du recul, interroge les pratiques et interprète son ressenti.

2.3 Une analyse de la situation

Il s'agit d'identifier les points forts (ce qui a été mis en place, ce qui a fonctionné) ainsi que les points faibles (ce qui aurait pu être fait, les éléments omis ou négligés) et de mettre en perspective ce que l'on sait de la situation avec ses connaissances théoriques.

2.4 Une conclusion

La conclusion fait le lien entre l'ensemble des réflexions suscitées par la situation.

Le candidat précise en quoi cette situation a été un apport pour lui et a influencé son choix d'orientation professionnelle.

La situation professionnelle est un document manuscrit d'une longueur de 2 pages maximum. Il doit comporter, en haut de page, les coordonnées du candidat.

L'ensemble est un texte structuré, bien écrit et sans faute de français. Il est indispensable d'utiliser la terminologie professionnelle. L'argumentation doit être solide.

Ne formulez aucune critique à l'encontre d'un professionnel. Le jury peut vous sanctionner, considérant que vous n'avez sans doute pas tous les éléments pour « juger » une situation de façon « tranchée ».

> **Attention**
>
> L'analyse d'une situation personnelle ou professionnelle ne s'improvise pas et ceci est d'autant plus vrai pour les candidats éloignés de la pratique dans le domaine de la petite enfance.
>
> Le choix de la situation est primordial. Cette dernière doit permettre de « booster » votre candidature.
>
> Le travail de préparation et de rédaction prend du temps. Anticipez-le le plus possible.

3 Quelle méthodologie convient-il d'appliquer ?

3.1 Le choix de la situation décrite

Le candidat à la sélection doit décrire une situation :

- qui montre son intérêt pour l'enfance et/ou la pratique soignante ;
- dans laquelle il est personnellement impliqué, en tant qu'acteur ou spectateur ;
- à forte dimension relationnelle.

Dans un premier temps, identifiez plusieurs expériences possibles. Dans un second temps, retenez celle qui répond aux critères ci-dessus et avec laquelle vous êtes le plus à l'aise.

3.2 Le contenu de la situation

L'analyse de situation repose sur un travail de questionnements et de réflexions.
Présentation de la situation : Quand ? Où ? Qui ? Quoi ? Comment ? Pourquoi ? Quels acteurs ? Quelles circonstances ?
1er niveau d'analyse de la situation : Quelle(s) difficulté(s)/élément(s) facilitateur(s) ? Quelle(s) ressource(s) mobilisée(s) ? Quelle(s) conséquence(s) réelle(s) ou potentielle(s) ? Quel(s) constat(s)/étonnement(s) ? Quel(s) ressenti(s) par rapport à la situation ?
2e niveau d'analyse de la situation en lien avec les réflexions précédentes : Quel(s) est(sont) le ou les enjeu(x) pour l'enfant/le jeune au centre de la situation et l'ensemble des acteurs en présence ? Quels sont les notions/concepts/savoirs en jeu ? Qu'est-ce qui explique le ressenti ? Quels sont les points forts/faibles ? La situation aurait-elle pu se passer autrement ? L'objectif est de parvenir à comprendre la situation.
Conclusion : Quelle synthèse ? Quel(s) enseignement(s) ? Quel impact sur la vision du métier ou sur le choix d'orientation professionnelle ? Quels liens avec le contenu de formation ?

4 Un exemple d'analyse d'une situation personnelle

Exemple

Cassandre LEMONIER
18 Rue des coquelicots
45000 ORLÉANS

Introduction

J'ai choisi de vous relater une expérience personnelle. En 2020, ma sœur a accouché d'une petite fille dénommée Marisa, née prématurée après 28 semaines de grossesse. Après un court séjour en soins intensifs, ma nièce a été transférée au sein d'un service de néonatalogie du C.H.U. de Poitiers. Elle présentait des pauses respiratoires répétées liées à l'immaturité de son cerveau.
Dans les lignes suivantes, je vous propose de vous décrire comment, préoccupée par la fatigue de ma sœur et de son conjoint, j'ai décidé de contribuer par ma présence à la prise en charge de leur enfant.

Description – Analyse

Les parents de Marisa étaient dans une situation complexe, partagés entre la peur et la culpabilité. Ma sœur, fatiguée par les allées et venues à l'hôpital, ne parvenait pas à tirer son lait en quantité suffisante pour les besoins de sa fille. Son mari et elle avaient aussi des contraintes domestiques et familiales à gérer. Ma sœur, épuisée, ne parvenait pas pour autant à quitter la chambre de sa fille.

J'ai donc proposé de prendre le relais, trois ou quatre fois par semaine, en soirée afin de permettre aux parents de regagner leur domicile un peu plus tôt et de pouvoir se reposer un peu plus.
Les premiers temps, j'ai été prise d'un grand désarroi, ne sachant pas ce que je devais faire en dehors d'être là, à l'affût des alarmes sonores qui annonçaient les pauses respiratoires de Marisa, suivies de l'entrée dans la chambre du personnel soignant pour intervenir si nécessaire.
Je me suis rapidement interrogée sur ma capacité à ne plus être qu'une simple spectatrice et je me suis rapprochée de l'équipe des professionnels afin de savoir comment je pouvais aider à la prise en charge de ma nièce. On m'a invitée à contribuer aux soins de développement, notion familière pour un nouveau-né mais que je n'avais pas transposé dans le quotidien un enfant prématuré.
J'ai donc pris l'initiative d'apporter un livre d'histoires enfantines et, chaque soir, j'ai lu à Marina les mêmes petits récits alors qu'elle était éveillée dans sa couveuse. Par la suite, une auxiliaire de puériculture m'a montré comment réaliser des massages simples par pressions légères. J'ai rapidement constaté que nous prenions, Marisa et moi, nos petites habitudes. Elle réagissait à ma voix et à mes contacts, que je souhaitais tranquillisants. De mon côté, j'éprouvais une grande satisfaction à être là, près d'elle, pour l'accompagner dans le début de sa vie.
J'ai pris soin d'échanger régulièrement avec les parents de Marisa sur mes interactions par soucis de ne pas faire sans eux et de prendre en compte leurs propres attentes s'agissant de leur fille.
Avec le recul, j'ai pris conscience que ces histoires et ces massages ont participé au développement de Marisa. Une stimulation sensorielle est importante ainsi que la conscience corporelle par le toucher. Cette expérience nous a permis également de tisser un lien particulier, une proximité qui continue à exister deux ans plus tard.
J'ai conscience d'avoir appris au contact des professionnels du service de néonatalogie et en particulier des auxiliaires de puériculture. J'ai aussi eu l'occasion d'échanger avec elles sur leur métier. Elles l'exerçaient par choix, considérant l'enfant comme une personne à part entière et respectant la place des parents et de la famille.
Je regrette mes premières hésitations, mon incapacité à concevoir, dans un premier temps, ma nièce comme un nouveau-né comme les autres, compte tenu de sa grande prématurité. Il aurait pourtant été facile pour moi de questionner plus tôt les professionnels de la néonatologie sur les besoins de Marisa.

Conclusion :
Mon récit personnel éclaire un métier avec une dimension relationnelle forte. J'exerçais comme assistante maternelle à l'époque. Cette expérience m'a conduit à envisager de devenir moi-même auxiliaire de puériculture pour être à l'écoute des besoins des plus jeunes et de leurs parents, et conseiller ces derniers sur le rôle primordial dans les premiers jours de la vie de leur enfant. J'ai hâte de me former afin d'être en mesure d'apporter à mon tour mon soutien, avec bienveillance et professionnalisme, à des enfants et à leurs familles.

Le dossier de sélection

L'ENTRETIEN D'ADMISSION

Partie **3**

10 Tout savoir sur l'entretien d'admission

1 Comment se déroule l'entretien d'admission ?

Les candidats admissibles à l'issue de la sélection sur dossier participent à un entretien dont l'objectif est d'apprécier leurs qualités humaines et relationnelles ainsi que leur projet professionnel.
Les membres du jury se présentent. La discussion avec le jury pourrait s'organiser en deux parties :

- dans un premier temps, le candidat présente son parcours en s'appuyant sur les pièces constitutives de son dossier d'inscription (lettre de motivation, curriculum vitæ, appréciations de stages…) ;
- dans un second temps, le jury lui pose des questions sur le métier, la formation, son projet professionnel, ses compétences…

Dans tous les cas, l'oral est l'opportunité pour vous de convaincre les examinateurs de l'adéquation de votre profil avec celui recherché par l'institut de formation.
Vous êtes assis en face du jury. Vous répondez aux questions posées. Pour cela, vous n'avez aucun support. Il est donc important de bien vous préparer pour cette épreuve pour être fin prêt le jour J.

> **! Attention** Certaines écoles demandent aux candidats de se présenter avec leurs diplômes afin de procéder à un contrôle sur pièces originales. Lisez bien votre convocation afin de ne rien oublier.

2 Quelles sont les attentes du jury ?

Un des objectifs de l'entretien est de sélectionner des candidats qui démontrent **un réel potentiel pour travailler en qualité d'auxiliaire de puériculture** : esprit d'équipe, discrétion professionnelle, empathie, bon sens… Les jurys vont pénaliser sévèrement les réponses témoignant d'attitudes inadéquates au regard du comportement requis auprès d'enfants ou de jeunes patients : usage d'un langage trop familier, réactions inopportunes en situation professionnelle, préjugés, irrespect…

Le second objectif de l'oral est de sélectionner des candidats qui témoignent **de bonnes connaissances professionnelles**. Ces dernières sont fréquemment jugées trop limitées par les jurys. Les candidats doivent être à même de présenter la profession, son environnement, les pathologies, les différents professionnels de santé, ses cadres hiérarchique et fonctionnel...

Il est également important que le candidat « dépasse » la simple réponse de connaissances et préfère les mettre en lien avec la pratique professionnelle.

Exemple

- **Question** : « Qu'est-ce qu'on appelle l'obligation de réserve ou de discrétion ? »
- **Réponse** : « L'obligation de réserve ou de discrétion s'impose aux soignants pendant et en dehors de leur temps de travail. Ils doivent garder confidentielles des informations dont ils ont eu connaissance et qui n'ont pas à être transmises à des tiers. Par exemple, à l'hôpital, on ne parle pas à un patient de l'état de santé de l'occupant de la chambre voisine. De plus, les soignants doivent également être discrets sur ce qui concerne leurs collègues et leur hiérarchie. Par exemple, on ne critique pas sa hiérarchie devant son entourage. L'obligation de réserve impose une forme de respect des autres. »

3 Quelle est la composition du jury de sélection pour les candidats dispensés d'épreuve(s) écrite(s) ?

La composition du jury d'admission est définie avec l'accord de l'Agence Régionale de Santé dont dépend le centre de formation, sachant qu'il doit être composé d'au moins 10 % des évaluateurs chargés de la sélection sur dossier. Les membres du jury sont désignés par le Directeur de l'institut de formation.

4 Comment présenter son parcours ?

L'oral d'admission consiste en un entretien débutant par une présentation par le candidat de ses formations et expériences (stages, emplois…) ainsi que des compétences qu'il a acquises à ces occasions, sur la base des pièces figurant dans son dossier d'inscription. Pour cela, il va s'appuyer, pour structurer son discours, sur son curriculum vitæ, notamment pour montrer de la cohérence entre son dossier et sa présentation orale.

Le plus souvent, aucun document n'est autorisé pendant l'oral d'admission. Le candidat est donc contraint d'exposer de mémoire.

Pour réussir l'exercice, **la présentation du parcours devra avoir été travaillée et mémorisée avec beaucoup d'attention**. La qualité du discours conditionne le bon déroulement de la phase suivante consacrée à la conversation avec le jury.

▶ Exemple de canevas type pour votre présentation

	CONTENUS	EXEMPLES
INTRODUCTION	Si vous n'avez pas eu l'opportunité de le faire au moment de votre entrée dans la salle d'examen, saluez le jury.	« Bonjour mesdames, messieurs, mesdames et monsieur,...... » en fonction de sa composition.
INTRODUCTION	Présentez-vous.	« Je m'appelle .... (prénom, nom). J'ai ..... ans (âge). J'habite .... (ville). Je suis ..... (situation de famille, nombre d'enfants) ».
INTRODUCTION	Présentez votre fonction ou votre situation actuelle.	« Je travaille actuellement en qualité de .... (précisez le poste occupé) au sein d' .... (précisez la structure/établissement dans lequel vous intervenez) ».
INTRODUCTION	Présentez la raison qui justifie votre candidature à la formation partielle si besoin.	« Je suis titulaire .... (indiquez le diplôme) ou j'ai validé le(s) module(s) .... dans le cadre d'une démarche de Validation des Acquis de l'Expérience ».
INTRODUCTION	Développez brièvement vos expériences antérieures mais uniquement celles de la petite enfance. Évoquez des contextes spécifiques ou des réalisations particulières s'ils permettent de distinguer positivement votre candidature.	« J'ai eu l'occasion de travailler avec de jeunes enfants lors .... (précisez les expériences professionnelles/ personnelles, les stages éventuels dans le secteur de la Petite Enfance) ».
INTRODUCTION	Annoncez la suite de votre présentation consacrée à vos compétences et qualités pour le métier convoité.	« Je vous propose de vous parler maintenant de mes aptitudes à exercer la profession d'auxiliaire de puériculture ».
COMPÉTENCES/QUALITÉS	Citez les compétences/qualités mises en œuvre lors de votre parcours professionnel et illustrez-les d'exemples d'activités réalisées. L'objectif est de montrer que vous détenez les aptitudes professionnelles pour exercer le métier d'auxiliaire de puériculture.	« J'ai eu, à plusieurs reprises lors de mon parcours professionnel, à travailler auprès des jeunes. En effet, en qualité de veilleur de nuit en internat au sein d'un IME, j'interviens pour tout type de demande auprès des jeunes après 21 heures et je suis aussi là pour les tranquilliser en cas d'angoisses nocturnes ».
COMPÉTENCES/QUALITÉS	Vous n'aurez pas le temps de tout dire. Choisissez les compétences/qualités qui sont les valeurs sûres pour la sélection : sens de l'organisation, sens des responsabilités, discrétion professionnelle, dextérité, travail d'équipe, communication...	« J'ai été sensibilisé lors de la formation d'assistante maternelle sur les besoins du jeune enfant ». « Je connais les soins d'urgence que j'ai l'occasion de mettre en œuvre dans le cadre de mon bénévolat pour la Croix Rouge Française ». « J'ai aussi beaucoup expérimenté le travail d'équipe au sein de l'IME dans lequel je travaille et également dans mes activités bénévoles lors d'interventions pour porter secours ou assistance à une personne ».

Le candidat termine sa présentation en indiquant au jury qu'il en a terminé avec son exposé et se met à leur disposition pour répondre à leurs questions.

Idéalement, les différentes parties de la présentation se répartiront comme suit :

▶ Déroulé de la présentation

Introduction	Compétences et qualités	Conclusion
30 secondes	4 minutes	30 secondes

5 minutes

Vous l'aurez compris, l'exercice ne s'improvise pas.
Dans un premier temps, après la finalisation de votre dossier d'inscription, vous rédigerez votre présentation et vous mettrez vraisemblablement plusieurs jours à l'écrire. Il conviendra par la suite de l'étoffer si vous ne tenez pas 5 minutes à l'oral ou, au contraire, de l'alléger si vous dépassez le temps imparti.
Une fois le contenu défini, améliorez-le encore en soignant la forme : choisir de privilégier le vocabulaire professionnel, éviter les répétitions et les tournures de phrase maladroites, ôter les mots parasites (tics verbaux), remplacer les expressions trop familières par un langage plus soutenu (exemple : ambiance « sympa » par ambiance « conviviale »)...

Attention Prenez le temps de poser une montre devant vous au début de l'épreuve pour vous permettre de suivre le minutage de votre prestation et donc de respecter le temps imparti pour votre présentation.

Le contenu de la présentation sera appris et restitué sans paraître récité. Il doit retenir l'attention du jury. Pour cela, le candidat jouera sur le rythme et l'intonation pour dynamiser son discours.
Enregistrez-vous ou réalisez votre exposé devant des membres de votre entourage. Chronométrez-vous. Pensez à parler ni trop vite ni trop lentement, sans doute avec une voix un peu plus haute/forte que d'ordinaire. Respectez la prononciation des mots ainsi que la ponctuation. Vous devez être entendu(e) et compris(e).
Recommencez l'exercice autant de fois que nécessaire. Rappelez-vous que vous n'aurez aucun support écrit devant vous le jour de l'oral. De plus, vous sentir prêt(e) pour cet exercice vous aidera à maîtriser votre stress le jour J.
Après que le candidat a terminé sa présentation, le jury peut le questionner afin d'obtenir d'éventuelles précisions sur son parcours professionnel. C'est surtout vrai pour les candidats au parcours atypique (reconversion, difficultés scolaires ou d'insertion professionnelle, période d'inactivité, formation éloignée du métier...).
Chacun sait identifier ce qui peut poser question dans son parcours.
Les réponses à ces questions seront préparées en amont. Elles devront être suffisamment argumentées pour ne pas laisser de place au doute ou à l'incompréhension dans la tête des membres du jury.

5 Comment montrer sa motivation pour le métier d'auxiliaire de puériculture ?

Pour convaincre, il ne suffit pas de dire que l'on souhaite devenir auxiliaire de puériculture. Les examinateurs attendent une explication argumentée, précisant l'origine de votre projet professionnel, les étapes de votre réflexion et les moyens mis en œuvre pour conforter votre choix.

Il existe plusieurs leviers pour montrer son intérêt et sa détermination :

- la curiosité pour le métier et son environnement par des recherches, des lectures, des rencontres avec des professionnels…
- la connaissance du métier, à travers des réponses pertinentes aux questions posées, l'utilisation d'un vocabulaire professionnel…
- la connaissance de l'école convoitée et du cursus de formation ;
- une préparation sérieuse aux épreuves de sélection qui transparaît aisément lors des échanges avec le jury ;
- une posture dynamique, afin de mettre la parole et l'attitude en cohérence ;
- la capacité à se projeter en tant que futur professionnel ;
- l'aisance à parler de soi, à faire le lien entre qui l'on est et ce que l'on veut faire.

6 Faut-il craindre le jury ?

Les membres du jury représentent la profession et/ou l'institut de formation dont ils dépendent.

Le plus souvent, les échanges se déroulent dans un climat convivial. Les examinateurs se montrent bienveillants afin de mettre le candidat dans les meilleures conditions possibles d'examen.

Quelques candidats relatent des expériences où l'attitude du jury, froid et distant ou déstabilisant, les a mis en difficulté.

Il ne faut pas généraliser et vous rendre à votre oral avec des a priori.

Vous devez comprendre que les jurys enchaînent les entretiens. Ils peuvent montrer de la lassitude ou de l'agacement.

Certaines questions peuvent être volontairement déstabilisantes (exemples : « Avez-vous un(e) petit(e) ami(e) ? Pensez-vous avoir une sexualité normale ? Pourquoi vous plutôt qu'un autre ?) pour étudier votre capacité à gérer des situations difficiles comme en rencontre régulièrement un auxiliaire de puériculture dans l'exercice de ses missions.

Dans tous les cas, montrez une attitude calme et réfléchie. Jouez le jeu et répondez sauf si vous considérez que le sujet abordé est trop personnel. Dans ce cas-là, dites-le avec simplicité.

Et si un examinateur insiste sur une question et vous pousse dans vos derniers retranchements, il cherche à vous faire préciser, améliorer, nuancer ou corriger ses propos. La partie n'est pas perdue pour autant, au contraire. Cette insistance peut montrer un réel intérêt pour votre candidature.

7 Qu'est-ce qui peut vous faire gagner/perdre des points ?

Le jury sera attentif aux éléments suivants :

FAIT GAGNER DES POINTS

- Un dossier d'inscription soigné
- Une vision réaliste du métier
- Une bonne connaissance de la formation
- L'ouverture d'esprit
- Un projet professionnel réfléchi
- Une bonne culture générale
- Des argumentations personnelles
- Une attitude agréable et posée
- Une présentation soignée
- Le respect du jury
- Le recours à un vocabulaire professionnel
- Une bonne gestion du stress

FAIT PERDRE DES POINTS

- Une perception superficielle/floue du métier
- Une connaissance partielle de la formation
- Un projet professionnel peu construit
- Un manque d'idées
- Un manque de tolérance/souplesse
- Un raisonnement décousu
- Des idées stéréotypées
- Trop d'émotivité
- Le fait de couper la parole
- Un vocabulaire familier
- Une présentation négligée
- Des signes d'agressivité/stress
- Des critiques
- Le fait d'arriver en retard

8 Quelle tenue porter pour l'oral ?

Votre apparence (tenue vestimentaire, bijoux, maquillage, coiffure…) doit être soignée, sans pour autant vous donner l'impression d'être déguisé(e).
Évitez :

- les vêtements sales, froissés et sombres ;
- les vêtements trop larges, qui notamment cacheraient en partie vos mains ;
- les tenues « débraillées » : chemise hors du pantalon, jean déchiré ;
- les tenues trop suggestives : jupe très courte, grand décolleté, vêtements transparents…
- la référence à des marques trop visible ;
- des cheveux sales, mal peignés ou qui cachent en partie le visage ;
- des ongles sales ;
- un sac mal organisé dont le contenu déborde ;
- un porte-documents maculé de taches, de dessins, d'écritures…
- une profusion de bijoux, des bracelets ou des bagues qui vont faire du bruit pendant votre prestation ;

- des chaussures sales ;
- les tatouages ou piercings ;
- un maquillage excessif.

Attention Les odeurs prononcées (tabac, parfum, transpiration...) peuvent gêner le jury.

9 Quelle attitude adopter ?

Il est recommandé de sourire pour donner une image positive de soi et pour indiquer à son interlocuteur que l'on prend plaisir à le rencontrer et à échanger avec lui. Conservez ce sourire tout au long de l'épreuve, sauf bien entendu si vous devez aborder des thématiques graves telles que, par exemple, le décès chez l'enfant.
Être « visuellement » dynamique permet d'attirer l'attention du jury sur vous. Au contraire, se mettre en retrait sur sa chaise, être statique ou manquer de répondant face aux questions posées, peut être interprété comme des signes de faible motivation. Le jury pourrait aussi mettre en doute votre capacité à faire face à un rythme de travail « effréné », celui de l'auxiliaire de puériculture en service de soins.
Entrez dans la salle d'examen avec un pas vif, saluez le jury avec enthousiasme, donnez une poignée de main ferme si vous êtes amené(e) à serrer la main des membres du jury, installez-vous confortablement et de manière à pouvoir accentuer vos propos avec des gestes de tête, de mains.
Développer une relation d'écoute et de respect avec le jury vous permettra d'être ouvert et réceptif aux échanges avec les examinateurs. Soyez attentif aux consignes données, aux tons et expressions de visage de vos interlocuteurs afin d'adapter votre discours en conséquence. Si, par exemple, vous percevez une incompréhension d'un des examinateurs, vous pourrez reformuler spontanément votre propos.
Faites reformuler une question si nécessaire avant de répondre si vous n'êtes pas certain(e) d'en avoir compris le sens.

Exemple
Je vous prie de m'excuser. Je ne suis pas sûr d'avoir compris le sens de votre question. Pouvez-vous la reformuler ?

Soyez poli. Dites « bonjour », « au revoir » et pensez à remercier le jury à la fin de votre prestation.

Exemple
Je vous remercie de l'attention portée à ma candidature et je vous souhaite une bonne fin de journée.

Pour ce qui est de votre posture, prenez le temps de retirer votre veste, votre écharpe... afin de ne pas être « coincé » dans vos vêtements ou de ne pas avoir trop chaud pendant l'entretien.

Assis face au jury, tenez-vous droit, légèrement penché en avant et les avant-bras posés sur la table. Attention, penché ne veut pas dire « avachi ». Avancez votre chaise de façon à ne pas être assis au bord. Ne baissez pas les épaules.

Évitez de croiser vos bras sous peine de donner l'impression d'être dans une position de défense, replié sur vous-même. Les mains doivent être visibles, posées sur la table, libres de s'exprimer pour donner du dynamisme à vos propos.

Regardez chacun de vos interlocuteurs à tour de rôle tout au long de l'oral, y compris quand vous répondez à une question d'un d'entre eux. Vous pourrez ainsi capter leurs réactions et adapter si nécessaire votre discours. Vous maintiendrez leur attention centrée sur votre prestation.

10 Que dit votre gestuelle ?

Certains gestes sont positifs, d'autres négatifs. Ils améliorent ou restreignent votre capacité de communication.

Les gestes devraient servir à accompagner les idées, à donner de la conviction au discours, à refléter une attitude d'ouverture, d'écoute… Ce sont des mouvements spontanés de mains, de doigts, de la tête, de sourcils ou de posture.

Pour vous aider, placez-vous devant un miroir pour simuler l'entretien. Vous pouvez vous présenter en vous adressant à votre reflet. Surveillez votre position et la forme de votre discours. Introduisez des gestes pour ponctuer vos propos mais sans paraître trop théâtral.

Malheureusement, d'autres gestes trahissent votre stress ou vos émotions :

- évitez tout geste de contact (se gratter l'oreille, le cou…), froncer les sourcils, tout « jeu » avec un crayon ou tout autre objet. Ne « gesticulez » pas sur votre chaise. Ne balancez pas nerveusement vos jambes. Ces gestes parasites sont des signes de nervosité qui traduisent votre difficulté à maîtriser votre trac ;
- se frotter les mains, lisser une mèche de cheveux… montre un besoin de se rassurer ;
- se gratter la main ou le bras peut signifier de l'impatience ou d'exaspération ;
- croiser les jambes et surtout les bras, la mèche de cheveux devant les yeux sont à proscrire. Ils traduisent un refus du dialogue ou une envie de repli sur soi ;
- enfin, un regard fuyant reflète un manque de confiance en soi.

11 Faire face aux 20 principales questions du jury

Lors de l'épreuve orale, le jury aborde votre motivation, vos connaissances professionnelles, votre projet professionnel ainsi que vos aptitudes à exercer la profession d'auxiliaire de puériculture. Des questions plus personnelles peuvent également être posées. Sachez rester calme et concentré(e).
Nous vous proposons ci-après de présenter les principales questions posées par le jury et d'aborder pour chacune d'entre elles l'objectif visé, des pistes de réponse et les pièges à éviter.

1 Pourquoi vous présentez-vous à la sélection d'auxiliaire de puériculture ?

Objectif : la question aborde votre motivation à vouloir devenir auxiliaire de puériculture.
Pistes de réponse : vous devez expliquer, de façon assez précise, les atouts que vous trouvez à la profession choisie : une pratique associant soins et relationnel, le grand choix de lieux d'exercice, les possibilités d'évolution, le travail en équipe, les relations humaines, la polyvalence…
Pièges à éviter : le risque est de donner une réponse évasive ou trop généraliste qui pourrait convenir pour d'autres professions. Les réponses du type « J'ai toujours rêvé d'être auxiliaire de puériculture » ou « Réussir la sélection et le diplôme d'auxiliaire de puériculture vont me permettre d'aider les parents » sont inappropriées. Évitez également de laisser entendre que vous choisissez cette voie pour la sécurité de l'emploi.
Questions similaires : pourquoi voulez-vous devenir auxiliaire de puériculture ? Pourquoi auxiliaire de puériculture et pas puéricultrice ? Quelles sont vos motivations ? Que recherchez-vous dans le métier d'auxiliaire de puériculture ? Quels critères déterminent votre choix professionnel ? Quel métier n'aimeriez-vous pas faire et pourquoi ?

2 Comment imaginez-vous le métier d'auxiliaire de puériculture ?

Objectif : la question permet d'apprécier si vous avez une vision réaliste du métier envisagé et de sonder si votre orientation professionnelle est mûrement réfléchie.
Pistes de réponse : vous pouvez vous référer au référentiel métier (voir chapitre 3 de la partie 1 du présent ouvrage) ou décrire avec vos propres mots la profession d'auxiliaire de puériculture en vous appuyant sur ses missions, les lieux d'exercice, les publics concernés, les relations avec les autres professionnels… Pensez à illustrer votre présentation afin de la rendre plus vivante.
Pièges à éviter : là encore, vous ne pouvez pas vous permettre de rester évasif ou de donner une réponse trop générale.

Questions similaires : pour vous, que signifie être auxiliaire de puériculture ? Quels sont les soins réalisés par l'auxiliaire de puériculture ? Comment vous êtes-vous informé(e) sur le métier ? Quel est le rôle propre de l'auxiliaire de puériculture ? Décrivez la journée type d'une auxiliaire de puériculture au sein d'une maternité ? Quelles sont les évolutions de carrière possibles ? Quelles sont les conditions de travail ? Les risques professionnels ?

3 Que savez-vous des études d'auxiliaire de puériculture ?

Objectif : le jury cherche à savoir si vous vous êtes informé(e) sur les études avant de vous présenter à la sélection, d'une part, pour juger du sérieux de votre démarche et, d'autre part, pour mesurer si vous connaissez les spécificités et les difficultés du cursus d'auxiliaire de puériculture.

Pistes de réponse : en vous basant sur le contenu de la partie « De candidats à professionnels » du présent ouvrage, vous présenterez l'organisation des études, l'alternance entre les enseignements théoriques et les stages cliniques, le programme de formation, les compétences à valider…

Pièges à éviter : ne pas répondre à cette question serait rédhibitoire. Vos chances d'être retenu(e) seraient minces. On ne peut imaginer s'engager dans un cursus de près d'un an sans connaître le contenu des études.

Questions similaires : que savez-vous du programme des études d'auxiliaire de puériculture ? Citez les principaux enseignements dispensés ? Qu'est-ce qu'un stage clinique ? Pouvez-vous estimer la charge de travail personnelle ?

4 Quels éléments sont venus conforter votre choix professionnel ?

Objectif : le jury vous interroge sur le cheminement qui vous a conduit à choisir de devenir auxiliaire de puériculture et apprécie votre niveau de réflexion et d'engagement vis-à-vis de votre projet professionnel.

Pistes de réponse : vous devez débuter votre propos en parlant de ce qui est à l'origine de votre orientation professionnelle. Puis, vous décrirez les étapes de votre cheminement et les moyens mis en œuvre pour conforter votre choix (rencontres avec des professionnels, stage ou expérience professionnelle, recherche documentaire…). Présentez les éléments de façon chronologique.

Pièges à éviter : vous devez convaincre le jury du sérieux de votre démarche. L'erreur serait de limiter votre réponse à quelques propos superficiels (exemple : « J'ai envie de m'occuper d'enfants depuis toute petite »).

Questions similaires : quel a été l'élément déclenchant qui vous a conduit à choisir la profession d'auxiliaire de puériculture ? Qu'est-ce-qui a influencé votre orientation professionnelle ?

5 Comment allez-vous financer vos études ?

Objectif : la question vous oblige à vous projeter en tant que futur étudiant. Le jury cherche à savoir s'il existe des freins au suivi de la formation.

Pistes de réponse : en vous appuyant sur les informations figurant dans la première partie de cet ouvrage et en travaillant votre budget pour toutes les écoles dans lesquelles vous allez vous présenter, vous pourrez décrire vos principaux postes de dépenses et vos ressources (bourses, allocations, aide financière des parents, revenus, indemnisation chômage…). Utilisez les simulateurs de budget disponibles sur des sites Internet (www.letudiant.fr). Le jury appréciera si vous contribuez personnellement au financement de vos études.

Pièges à éviter : ne pas avoir préparé les aspects pratiques de votre projet de formation ou proposer un budget irréaliste (dépenses sous-estimées ou ressources insuffisantes). Dire que vous allez travailler pour financer vos études peut être risqué : la charge de travail de l'étudiant auxiliaire de puériculture laisse peu de temps disponible pour avoir parallèlement une activité salariée. Il ne peut s'agir que de petits boulots (baby-sitting) ou d'emplois ponctuels (emplois d'été).

Questions similaires : allez-vous déménager pendant la durée de la formation ? Comment comptez-vous vous rendre sur vos lieux de stage ? Comment allez-vous gérer la distance avec votre famille ou votre conjoint ? Comment allez-vous concilier votre rôle de mère et vos études ?

6 Que ferez-vous en cas d'échec à la sélection ?

Objectif : la question aborde la motivation du candidat sous un angle particulier, en lui faisant envisager l'échec aux épreuves de sélection.

Pistes de réponse : il faut montrer votre détermination à exercer la profession. Vous devez convaincre le jury que vous chercheriez à analyser les raisons de votre échec et à en tirer les enseignements nécessaires : approfondir votre projet professionnel, enrichir votre connaissance du métier, apprendre à mieux gérer votre stress… Vous pouvez également envisager de trouver un emploi, suivre une préparation à la sélection… en attendant de vous présenter de nouveau aux épreuves.

Pièges à éviter : baisser les bras et dire que vous allez envisager une autre orientation professionnelle. Attention, les examinateurs n'apprécient pas les candidats avec des périodes d'inactivité dans leur parcours.

Questions similaires : en cas d'échec, pensez-vous retenter la sélection l'an prochain ? Avez-vous envisagé une nouvelle orientation professionnelle ou une solution de substitution en cas d'échec à la sélection ?

7 Quel est votre projet professionnel ?

Objectif : la question vous oblige à vous projeter en tant que futur diplômé.
Pistes de réponse : vous pouvez parler de vos préférences pour un secteur d'activité particulier (la maternité, la pédiatrie…) tout en nuançant vos propos. Expliquez que la formation et les stages cliniques pourraient vous faire découvrir de nouvelles perspectives d'exercice professionnel à l'issue de vos études. Vous pouvez évoquer également votre souhait de pouvoir faire une spécialisation ou formation complémentaire dans l'avenir. Inspirez-vous du contenu du chapitre consacré au projet professionnel dans la partie 2 du présent ouvrage.
Pièges à éviter : le projet professionnel doit être cohérent avec vos motivations et votre personnalité. Il doit aussi être réaliste. Annoncer que vous envisagez, une fois le diplôme en poche, d'obtenir un poste au sein d'un service de néonatalité vous mettra sans nul doute en difficulté. En effet, ces postes sont rares et sont généralement occupés par des soignants très expérimentés. Dans tous les cas, vos réponses devront être argumentées.
Questions similaires : comment vous voyez-vous dans 5 ans ? Où aimeriez-vous exercer ?

8 Pourquoi avoir choisi notre école ?

Objectif : cette question sonde votre motivation en évaluant si vous connaissez l'IFAP dans lequel vous candidatez.
Pistes de réponse : vous devez proposer une réponse montrant que vous vous êtes renseigné(e) sur l'école. Parlez du projet pédagogique, des possibilités de stage dans des services ou établissements spécifiques, des bons résultats de l'école… Vous pouvez aussi parler de votre intérêt pour la ville dans laquelle se situe l'institut de formation.
Pièges à éviter : ne pas avoir une réponse ou une réponse trop générale. Par ailleurs, mettre en avant uniquement la proximité de votre lieu de résidence, le coût de la scolarité… pour justifier votre choix d'école desservira votre candidature.
Questions similaires : pourquoi notre institut de formation ? Si vous êtes retenu(e) dans deux écoles, sur quels critères ferez-vous votre choix ?

9 Que représente pour vous le travail d'équipe ?

Objectifs : les examinateurs cherchent à savoir si vous possédez une qualité professionnelle indispensable pour exercer le métier d'auxiliaire de puériculture, celle qui permet de travailler au sein d'une équipe.
Pistes de réponse : l'auxiliaire de puériculture travaille au sein d'une équipe de différents professionnels dont les actions sont complémentaires et coordonnées, permettant la prise en charge globale du patient/enfant. Une équipe communique, s'entraide et ses membres sont solidaires entre eux. Le travail d'équipe est efficace si chacun respecte les compétences et limites professionnelles des autres. Étayez votre réponse à l'aide d'exemples précis et parlants, puisés dans vos expériences antérieures (projet collectif

lors de vos études ou au sein d'une association, travail d'équipe dans le cadre professionnel…) qui montreront vos aptitudes à intégrer un groupe et à fonctionner au sein d'une équipe.
Pièges à éviter : laisser entendre que vous êtes d'un tempérament solitaire. Parlez d'expériences collectives qui ont abouti à des échecs. Critiquer un encadrant qui, selon vous, n'aurait pas été un bon manager.
Questions similaires : aimez-vous travailler seul ou avec d'autres personnes ? Qu'aimez-vous dans le travail d'équipe ? Qu'est-ce qu'une équipe pour vous ?

10 Quels sont vos loisirs ?

Objectif : c'est une question « classique » dans les concours et sélections. Elle permet de découvrir votre personnalité ainsi que certaines de vos qualités.
Pistes de réponse : présentez vos centres d'intérêt de façon à vous différencier positivement des autres candidats. Choisissez de parler d'activités qui montrent des qualités nécessaires pour exercer le métier d'auxiliaire de puériculture. Par exemple, réaliser des travaux manuels (bricolage, poterie…) reflète une dextérité manuelle, pratiquer une activité sportive montre des qualités d'endurance et une bonne condition physique, être bénévole dans une association caritative dévoile votre bienveillance à l'égard des personnes en difficulté…
Pièges à éviter : n'avoir rien à dire. Parlez d'activités que vous ne pratiquez plus depuis plusieurs années. Donnez des réponses trop banales (la lecture, le cinéma, les sorties entre amis…).
Questions similaires : quels sont vos centres d'intérêt ? Que lisez-vous en ce moment ? Pratiquez-vous une activité sportive ?

11 Donnez trois de vos qualités

Objectif : autre question « classique » des concours et sélections qui sonde la personnalité des candidats.
Pistes de réponse : pour vous aider, utilisez le tableau suivant. Pour les 22 qualités citées, notez si **OUI** ou **NON** vous pensez la posséder. Si oui, donnez au moins un exemple qui illustre cette caractéristique personnelle.

Qualité	Oui/Non	Illustration
Adaptabilité		
Amabilité		
Autonomie		
Capacité d'anticipation		
Concentration		
Confiance en soi		
Conscience professionnelle		
Curiosité intellectuelle		
Diplomatie		
Discrétion/Réserve		
Disponibilité		
Dynamisme		
Gentillesse		
Écoute		
Efficacité		
Empathie		
Enthousiasme		
Esprit d'initiative		
Habileté manuelle		
Maîtrise de soi		
Méticulosité		
Optimisme		
Ouverture d'esprit		
Patience		
Prudence		
Résistance au stress		
Rigueur		
Sens de la hiérarchie		
Sens de l'observation		
Sens de l'organisation		
Sens des responsabilités		
Sens du contact		
Tolérance		

Une fois ce travail réalisé, donnez la même grille à plusieurs personnes de votre entourage (famille, amis…) qui évalueront à leur tour vos qualités personnelles. Ainsi, vous comparerez leurs avis à votre propre appréciation.
La liste des qualités du tableau ci-dessus n'est pas exhaustive. Réfléchissez aux autres qualités que vous possédez, à mettre en rapport avec les qualités professionnelles de l'auxiliaire de puériculture.
Pièges à éviter : ne pas répondre ou donner des réponses banales laisseront entendre que vous ne vous connaissez pas ou mettront en doute votre capacité à prendre du recul sur vous-même et votre manière d'être. Cette question doit impérativement être travaillée lors de votre préparation à la sélection.
Questions similaires : décrivez votre personnalité. Pensez-vous avoir une personnalité adaptée pour devenir auxiliaire de puériculture ? Que dirait de vous votre dernier supérieur hiérarchique ? Pensez-vous être fait pour ce métier ? Êtes-vous une personne autonome ?

12 Donnez trois de vos défauts

Objectif : cette question est complémentaire à la précédente. Elle renseigne également sur votre personnalité.
Pistes de réponse : pour éviter de vous mettre en posture difficile le jour de l'oral, vous ne retiendrez que les défauts qui restent compatibles avec l'exercice de la profession envisagée.

Exemples

- Réponse 1 : « Je suis têtu(e). »
- Réponse 2 : « On me reproche souvent d'être un peu lent(e). »
- Réponse 3 : « Je suis très curieux(se), j'aime apprendre de nouvelles choses. Je suis hyperactif(ve). Je n'aime pas rester à ne rien faire. »

La première réponse est régulièrement entendue par les examinateurs. C'est ce que l'on appelle un défaut « bateau ». Il ne permet pas au candidat de sortir du lot. Préférez le mot « obstiné » à « têtu » trop familier.
La deuxième réponse met en avant un défaut qui sera rédhibitoire pour le jury. Le métier nécessite d'être réactif.
La troisième réponse est plus adaptée. La curiosité montre une ouverture d'esprit. L'hyperactivité est associée au dynamisme et à l'implication dans le travail.

Pièges à éviter : ne répondez surtout pas que vous n'avez pas de défauts ou que vous n'en savez rien. Le jury jugera que vous n'êtes pas capable de prendre du recul par rapport à votre propre personnalité, voire que vous n'êtes pas sincère.
Questions similaires : vous mettez-vous facilement en colère ? Perdez-vous facilement votre patience ? Quelles sont les difficultés que vous avez rencontrées lors de vos études ou de vos expériences professionnelles ?

13 Quelle sera votre réaction à la souffrance et à la mort des enfants dont vous pourriez être amené(e) à vous occuper ?

Objectif : la maladie, la souffrance, le handicap et la mort font partie du quotidien des soignants. Le jury doit s'assurer que vous avez conscience de cette réalité et que vous êtes en mesure d'y faire face.

Pistes de réponse : répondez avec honnêteté. Vous pouvez exprimer une sensibilité ou une crainte à voir des personnes souffrir ou mourir mais vous devez rassurer le jury sur votre capacité à assumer vos fonctions en toutes circonstances. Si vous avez déjà été confronté(e) à des situations difficiles, vous pouvez partager votre expérience avec le jury dans la mesure où vous saurez maîtriser vos émotions. Vous pouvez aussi préciser que ce que vous allez apprendre lors de la formation et des stages pourront vous permettre de développer des aptitudes à gérer au mieux la souffrance et la mort des enfants.

Pièges à éviter : montrer trop de sensibilité ou à l'inverse éluder totalement la question.

Questions similaires : que craignez-vous dans le métier d'auxiliaire de puériculture ? Avez-vous des appréhensions concernant certains lieux de stage ?

14 Quelles sont les valeurs les plus importantes à vos yeux ?

Objectif : la profession d'auxiliaire de puériculture s'appuie sur des valeurs qui donnent du sens au soin et conditionnent le travail d'équipe. On distingue **les valeurs déontologiques** : le droit à la dignité, le respect des parents… **et les valeurs professionnelles** : la discrétion, la coopération, la bienveillance, l'empathie, la tolérance, la responsabilité…

Pistes de réponse : le jury attend que vous puissiez évoquer vos propres valeurs et celles de la pratique soignante et de l'accompagnement du jeune enfant. Sur les premières, prenez le temps, pendant votre période de préparation à la sélection, de vous poser les questions suivantes : qu'est-ce qui est important dans votre vie ? Qu'est-ce que vous ne supportez pas ? Illustrez votre propos de situations professionnelles ou personnelles qui viendront illustrer les valeurs que vous voulez mettre en avant.

Pièges à éviter : les valeurs affichées doivent être compatibles avec l'exercice professionnel de l'auxiliaire de puériculture. Parler d'individualisme, d'intolérance, de recherche de profit ou de notoriété… serait inapproprié. Mais il faut tout de même envisager que des convictions personnelles peuvent être bousculées par certains actes professionnels : le refus de soins des parents, l'accouchement sous X…

Questions similaires : en quoi croyez-vous ? Quels sont vos principes ? Qu'est-ce qui vous fait avancer dans la vie ?

15 Quel est votre plat préféré ?

Objectifs : le jury pose une question simple, mais déstabilisante par son caractère incongru. Il cherche à évaluer vos capacités à réagir, à vous adapter et à gérer votre stress et vos émotions.

Pistes de réponse : l'idéal serait de garder une attitude calme, sans montrer d'étonnement et surtout pas d'agressivité. Répondez simplement sans oublier d'argumenter votre propos.

> **Exemple**
> « J'apprécie la cuisine asiatique pour ses saveurs particulières. Je vous réponds sans hésitation : c'est le poulet à l'ananas. »

Pièges à éviter : se laisser déstabiliser ou surprendre par la question et ne pas donner de réponse. Pire encore, remettre en cause l'intérêt de la question auprès des examinateurs. En cas de question indiscrète, vous pouvez indiquer sans agressivité votre souhait de ne pas répondre ou demander que le jury explique le lien entre la question et votre candidature.

Questions similaires : avez-vous déjà consommé du cannabis ? Trouvez-vous que la vie vaut d'être vécue ? Que pensez-vous de la sélection d'auxiliaire de puériculture ?

16 Qu'est-ce qu'une pandémie ?

Objectif : c'est une autre manière de surprendre le candidat que de soudainement changer de registre, passer d'une question habituelle pour un entretien de motivation à une question de culture générale. C'est aussi un moyen de sonder ses connaissances dans le domaine sanitaire et social.

Pistes de réponse : le jury attend une définition. N'oubliez pas de donner des exemples. Une pandémie est une épidémie qui s'étend sur une large zone géographique. On peut citer les cas de la grippe, du VIH et, plus récemment, de la Covid-19.

Pièges à éviter : il est nécessaire de dépasser rapidement l'effet de surprise pour répondre à la question posée. Si vous ne connaissez pas la réponse, n'attendez pas. Dites-le avec simplicité et engagez-vous à vous documenter pour combler votre lacune.

Questions similaires : qu'est-ce que la CMU ? Qui est le ministre de la Santé ? Que sont les maladies nosocomiales ?

17 Quel bilan faites-vous de votre stage au sein d'une école maternelle ?

Objectif : le jury choisit de revenir sur un élément de votre présentation pour en savoir plus sur une de vos expériences. Il va mesurer votre capacité à prendre du recul, votre esprit de synthèse.

Pistes de réponse : vous rappellerez le lieu où vous avez effectué votre stage (présentation de l'entreprise, ses activités) et décrirez les différentes activités observées ou réalisées. Vous pouvez, si vous le souhaitez, développer un aspect du stage qui met en exergue positivement votre candidature. N'oubliez pas de faire une conclusion dans laquelle vous livrez vos impressions.

Pièges à éviter : évitez les détails qui n'apportent rien. Parler négativement ou critiquer le fonctionnement de l'établissement ou le personnel.

Questions similaires : quelle est votre expérience professionnelle la plus marquante ? Que vous apporte le fait de faire du bénévolat ? Quelles sont les compétences acquises au cours de votre parcours professionnel que vous pourriez transposer dans l'exercice du métier d'auxiliaire de puériculture ? Quel est le stage qui vous a le plus intéressé ?

18 Quel est le fait d'actualité des dernières 48 heures qui a retenu votre attention et pourquoi ?

Objectifs : la question d'actualité permet de sonder votre curiosité, votre ouverture d'esprit, votre compréhension des questions sanitaires et sociales et des événements nationaux ou internationaux. Le jury évalue votre capacité de donner spontanément une réponse argumentée et structurée.

Pistes de réponse : il est recommandé de suivre régulièrement l'actualité. Choisissez un sujet avec lequel vous êtes à l'aise, que vous pourrez développer et sur lequel vous pourrez donner votre avis.

Pièges à éviter : évitez les sujets trop risqués : la politique, la religion, le mariage gay… Votre position peut heurter les opinions d'un membre du jury et vous attirer son ressentiment. Votre objectif n'est pas d'imposer vos convictions, mais de démontrer votre intelligence sociale et votre vivacité intellectuelle. Ne dites pas que rien n'a retenu votre attention.

19 Pourquoi faudrait-il retenir votre candidature ?

Objectifs : c'est une des questions les plus difficiles. Elle est généralement posée en fin d'entretien. Le candidat est mis dans une position où il doit se comparer aux autres postulants.

Pistes de réponse : vous devez donner ou rappeler les points forts de votre candidature : la cohérence de votre parcours, vos qualités, vos aptitudes, vos valeurs… Vous devez faire preuve d'esprit de synthèse. Énumérez les atouts de votre candidature sans oublier de les illustrer à l'aide d'exemples précis.

Pièges à éviter : ne pas répondre en laissant penser que vous n'avez pas suffisamment travaillé vos motivations. Être trop arrogant.

Questions similaires : pourquoi vous plutôt qu'un autre ? Si vous ne deviez retenir que trois éléments qui vous différencient des autres candidats, que choisiriez-vous ?

20 Avez-vous quelque chose à ajouter ?

Objectifs : c'est la dernière question de l'échange avec le jury. C'est l'occasion de présenter les atouts de votre candidature que vous n'avez pas évoqués lors de l'entretien. Le jury va évaluer votre capacité à réagir, à saisir l'opportunité qui vous est donnée de mettre en avant votre candidature.

Pistes de réponse : « Je n'ai pas eu l'occasion au fil de nos échanges d'approfondir mes motivations pour le métier. Je voudrais ajouter que je suis quelqu'un de déterminé. Je me suis beaucoup investi dans la préparation de ces épreuves de sélection en préparant en même temps mes épreuves du baccalauréat SAPAT. Je sais par mes expériences et ce que je connais de moi que la profession d'auxiliaire de puériculture me conviendrait. »

Pièges à éviter : dire non, c'est décevoir le jury qui attend que vous lui proposiez une conclusion à l'entretien. *A minima*, vous pouvez indiquer que vous disposez de toutes les informations dont vous avez besoin et remercier le jury de sa disponibilité et son écoute. Si vous souhaitez poser une question au jury, ne cherchez pas à vous renseigner sur la formation, l'école, votre entretien, les autres candidats…

Question similaire : avez-vous une question à poser ?

Gérer votre stress 12

Bien des candidats, croyant pourtant être bien préparés, perdent leurs moyens le jour de l'oral parce qu'envahis par le trac.

> **Attention**
> Le trac est une appréhension ressentie quand on doit prendre la parole devant des personnes que l'on ne connaît pas. Cette anxiété est naturelle compte tenu de l'enjeu de l'épreuve et du niveau d'exigence du jury.
> Les symptômes sont variés : bouche sèche, douleur abdominale, tremblements, rougissements, transpiration, bredouillements, palpitations, crispations musculaires, pertes de mémoire…

Le candidat vit la situation comme une perte de contrôle particulièrement gênante et accentuée par le sentiment de donner une piètre image de lui-même.
Un oral d'admission est une situation stressante. Il convient avant tout de **comprendre la source de ce stress.**
Ce n'est pas l'entretien en lui-même qui génère le trac. Il trouve son origine dans les pensées souvent négatives que le candidat développe à cette occasion. En effet, penser que d'autres ont plus de chances d'être retenus que vous, que vous n'avez pas assez d'expériences ou que vous êtes trop jeune ne vous place pas dans les meilleures conditions pour réussir.
De plus, il faut cesser de penser que l'on attend de vous que vous répondiez à tout. Vous ne pouvez pas tout savoir et avoir tout fait. Si le jury vous pose une question à laquelle vous ne parvenez pas à répondre, dites-le avec simplicité et manifestez votre intention de vous renseigner sur le sujet. De la même façon, si un examinateur met l'accent sur une expérience que vous n'avez pas, confirmez mais sachez contrebalancer ce manque par un atout de votre parcours que vous n'avez pas encore évoqué.
Il faut donc changer votre vision de l'entretien. Après avoir réussi les épreuves écrites, l'oral est l'occasion de convaincre le jury de votre détermination à vouloir devenir auxiliaire de puériculture. **Ayez confiance en vous et partez gagnant.**
Cela étant dit, il est toujours possible de canaliser son stress. Voici quelques conseils pour y parvenir.

1 Se préparer

Appréhender par avance le déroulement de l'épreuve et les attentes du jury, développer sa culture sanitaire et sociale, connaître le métier et son environnement, avoir écrit au préalable ses motivations et son projet professionnel, avoir identifié les atouts de sa candidature (qualités, aptitudes, expériences…) sont autant d'éléments de votre préparation qui seront la clé de votre réussite. Avoir l'impression d'être prêt lève près de la moitié du trac.
Ne négligez rien, et surtout pas les détails. Par exemple, prenez le temps de finaliser votre discours de présentation sans donner pour autant l'impression de le réciter le jour J.

Préparez votre réponse pour toutes les questions possibles du jury sur votre parcours, le métier, vous-même, votre projet… en vous basant sur le contenu de cet ouvrage et les témoignages de candidats que vous consulterez sur les sites Internet dédiés à la sélection.

2 Anticiper

Évitez de vous mettre dans des conditions défavorables. Pour cela, organisez-vous pour arriver avec suffisamment d'avance, faites-vous une « check-list » afin de ne rien oublier.
Portez une tenue adaptée à la situation et qui vous permette d'être à l'aise. Prenez le temps de vous installer avant de débuter votre entretien afin d'éviter toute posture inconfortable.

3 Relativiser

Rappelez-vous que le jury n'est pas là pour juger votre personne mais bien pour évaluer vos capacités à devenir auxiliaire de puériculture et à suivre la formation. Ce n'est pas parce que vous bloquez sur une question que tout est perdu. Et dites-vous que plus le jury vous questionne, plus il est susceptible d'être intéressé par votre candidature.

4 Rester calme

Un membre du jury vous contredit. Ne le prenez pas comme une attaque personnelle. Il cherche à savoir si vous saurez tenir votre position, même si elle est apparemment différente de la sienne.
Vous n'avez pas la réponse à la question posée. Dites-le avec simplicité.
Dans tous les cas, restez calme. Ne montrez ni agressivité, ni impatience.

5 Se décontracter

Si vous êtes sujet au trac, contrôlez votre respiration. Pendant la phase d'attente, inspirez profondément par le nez puis soufflez par la bouche tout doucement en contrôlant votre débit. Recommencez cet exercice plusieurs fois jusqu'à ce que vous ayez retrouvé votre calme.
Si ce phénomène de stress est récurrent chez vous, pensez à vous préparer psychologiquement à l'entretien en prenant conseil auprès de personnes qualifiées dans les domaines de la relaxation, de la sophrologie… D'autres feront éventuellement appel à l'homéopathie.

6 Se concentrer

Pendant toute la durée de l'entretien, entre le moment où vous entrez dans la salle et celui où vous en sortez, restez concentré(e) et à l'écoute de vos interlocuteurs. Ne cherchez pas à monopoliser la parole. Prenez quelques secondes de réflexion avant de répondre aux questions posées, ce qui donnera de vous l'image d'une personne calme et réfléchie.

7 S'entraîner

Participer à un entretien n'est pas une situation ordinaire. Vous pouvez ne pas avoir l'habitude de vous exprimer à voix haute devant des tiers. Pour réduire votre appréhension, n'hésitez pas à organiser avec des membres de votre entourage (amis, famille…) plusieurs simulations d'entretien en prenant soin de les « briefer » préalablement sur les spécificités de votre oral. Si vous côtoyez des personnes qui préparent la même sélection que vous, vous pourrez vous familiariser avec les conditions de l'épreuve en jouant tour à tour le rôle de candidat et de jury.

> **Attention** Vous bafouillez ou vous avez perdu le fil de votre raisonnement. Ne paniquez pas. Cela peut arriver à tout le monde. Excusez-vous et reprenez votre argumentation : « Je suis désolé, ce n'est pas le mot que je voulais utiliser. Je vais reprendre ma phrase. »

8 Positiver

L'autosuggestion est très efficace. Les jours qui précèdent l'entretien, forcez-vous à penser à vos réussites sous toutes leurs formes (votre permis de conduire, votre vie de couple, un diplôme…). Valorisez ces succès pour vous placer dans un état d'esprit positif et gagnant.

Rappelez-vous qu'il est plus facile de réussir si l'on est convaincu de sa capacité à obtenir ce que l'on veut. Il est nécessaire de cultiver sa confiance en soi.

Pour cela, répétez-vous des affirmations positives : « Je suis un homme formidable », « Je suis une femme rayonnante et j'ai confiance en moi », « J'ai tout pour réussir »…

Dès que vous avez une pensée négative du type « je ne vais pas y arriver », « le trac va me faire perdre mes moyens », raisonnez-vous immédiatement et contrebalancez avec des phrases positives.

Vous n'avez rien à perdre à vous présenter à l'oral d'admission, bien au contraire. Vous allez pouvoir dire au jury combien vous êtes motivé(e) et prêt(e) à exercer les fonctions d'auxiliaire de puériculture.

Le candidat nerveux a l'impression d'être prisonnier de son trac. Il doit gérer son stress pour donner une bonne image de lui-même aux membres du jury.

Le candidat trop à l'aise n'est pas assez prudent. Il peut manquer de retenue sur le fond comme sur la forme. Son attitude peut irriter les examinateurs.

Finalement, un trac contrôlé peut s'avérer meilleur que pas de stress du tout.

CULTURE GÉNÉRALE, SANITAIRE ET SOCIALE

Partie 4

1 La santé en France et dans le monde

En France…

Espérance de vie

79,2 ans   **85,3** ans

+ **14 ans** depuis 1950

les dépenses de prévention représentent **6,5 %** des dépenses de santé

la mortalité prématurée représente **20 %** des décès

2019

382 000 nouveaux cas de cancer

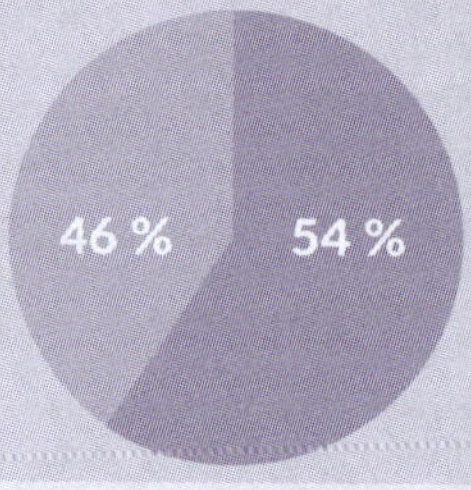

L'homme est reponsable à **90 %** des accidents de la route

3,6 millions de personnes traitées aux antidépresseurs

Dans le monde …

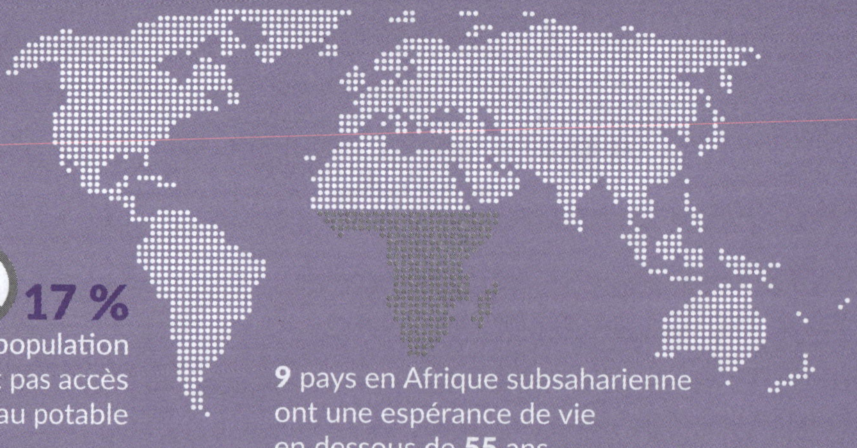

17 % de la population n'ont pas accès à l'eau potable

9 pays en Afrique subsaharienne ont une espérance de vie en dessous de **55** ans

La santé et la santé publique

13

1 La « santé »

DÉFINITION

Selon l'Organisation mondiale de la Santé (OMS), **la santé** se définit comme « un état de complet bien-être physique, mental et social, et pas seulement l'absence de maladie ou d'infirmité ».

Pour être en bonne santé, **l'homme a des besoins variés qui doivent être satisfaits.**

▶ **« La pyramide de Maslow »**

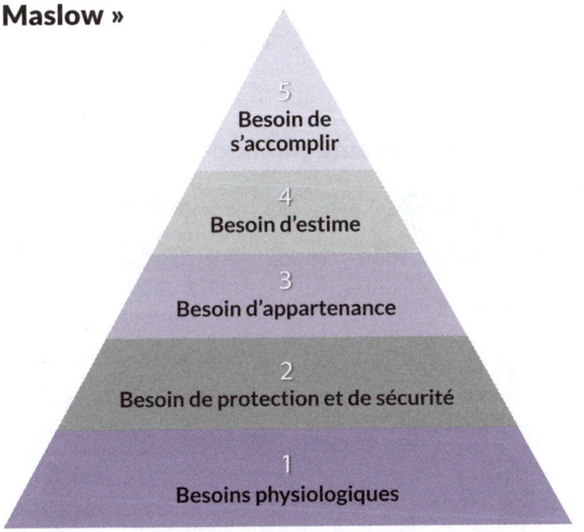

- Les « **besoins physiologiques** » sont liés à la survie (manger, boire, dormir…).
- Le « **besoin de protection et de sécurité** » est le fait de se protéger des dangers, de maîtriser des éléments qui nous entourent. Ce besoin est garanti par exemple par le fait d'avoir un emploi stable, un logement, une sécurité physique…
- Le « **besoin d'appartenance** » est le fait d'être en relation avec les autres et de se sentir intégré à un groupe (la famille, l'école, le travail…).
- Le « **besoin d'estime** » est le fait se sentir aimé, reconnu, important et apprécié par les personnes qui nous entourent.
- Le « **besoin de s'accomplir** » est le fait de pouvoir apprendre, créer, se développer, utiliser ses potentiels.

REPÈRES

La santé est donc un équilibre des dimensions physiques, mentales et sociales. **L'individu en bonne santé parvient à composer avec son environnement** pour « se sentir bien ». Aujourd'hui, la **souffrance psychologique** et les **difficultés sociales** sont pleinement considérées, car elles peuvent altérer la santé (conséquences sur le moral, le lien social, le mode de vie…).

2 La « santé publique »

DÉFINITION

La **santé publique** est « la science et l'art de **prévenir les maladies**, de prolonger la vie et d'améliorer la santé physique et mentale à un niveau individuel et collectif » (Organisation mondiale de la Santé). Ainsi, la **santé publique cherche à promouvoir la bonne santé de la population**.

Les grands principes de la santé publique

- La santé est **un droit** garanti par l'État et les pouvoirs publics : chaque citoyen doit bénéficier d'un **accès aux soins**. Cet accès universel aux soins s'est répandu grâce à la Sécurité sociale créée en 1945.
- Les pouvoirs publics doivent identifier les besoins de santé de la population pour organiser les **politiques publiques** (les orientations en matière de santé) et l'**offre de soin**.

▶ Les actions développées par la santé publique

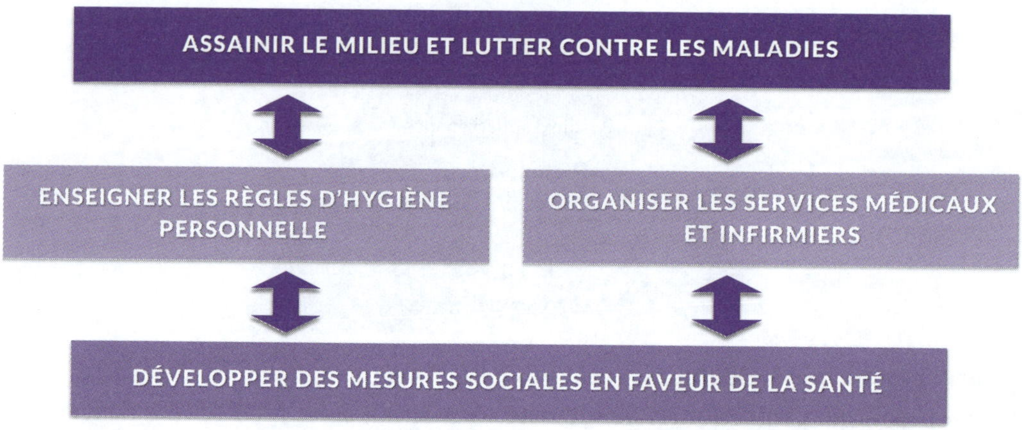

REPÈRES

En France, **l'Institut de veille sanitaire étudie l'état de santé de la population** : risques sanitaires au niveau environnemental et professionnel, évolution des maladies au sein de la population (cancers, IST, diabète…) et les risques internationaux (Ebola, dengue…).

3 Les déterminants de santé d'une population

La santé des individus est liée à leur environnement :

- le style de vie personnel est influencé par la société et les contraintes financières ;
- le lien social permet de bénéficier d'un soutien (famille, amis, etc.) ;

- les **conditions de vie et de travail** : conditions de logement et d'accès aux équipements (eau, électricité…), conditions matérielles (confort…), accès au système de santé et à la protection sociale, travail (pénibilité, rémunération…), éducation ;
- le **contexte global** : conditions socio-économiques, politiques et environnementales du pays (niveau de vie de la population et croyances culturelles).

▶ Les déterminants de santé d'une population

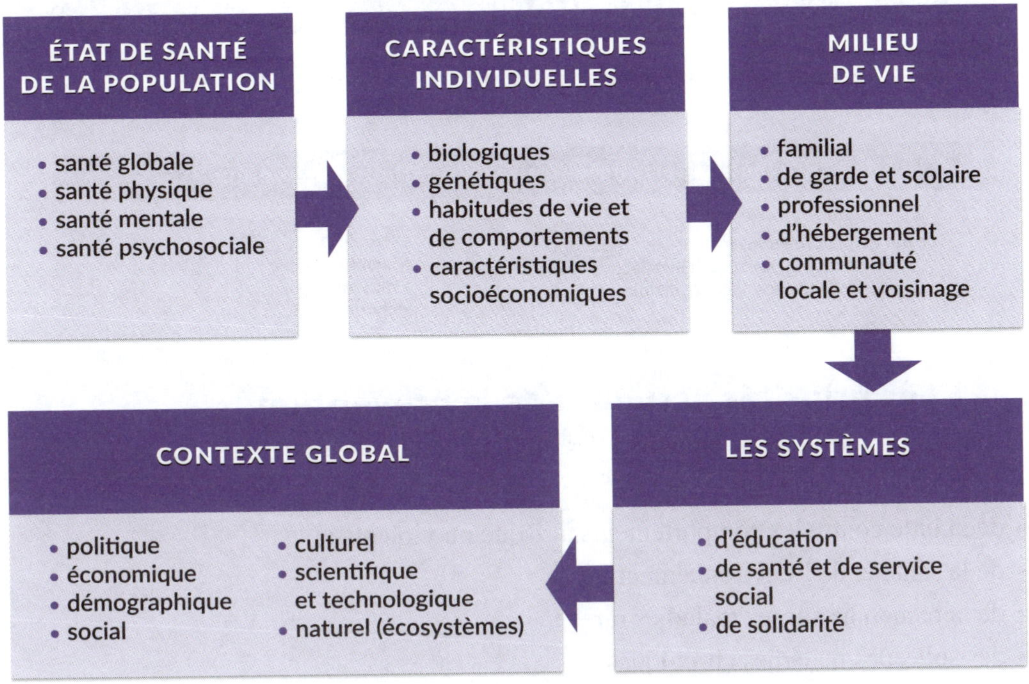

4 La prévention

DÉFINITION

La **prévention** s'inscrit dans le champ de la santé publique. Elle recouvre les actions collectives visant à :

- **protéger la santé des individus** en développant un environnement physique et social favorable à la santé : qualité de l'eau, de l'air, dépistages…
- **promouvoir des comportements individuels responsables face à la santé** : incitation à l'activité physique, information sur les risques du tabagisme…

En France, les dépenses de prévention représentent **6,5 % des dépenses totales de santé**.

Pour toucher un maximum d'individus, les démarches de prévention peuvent être organisées dans tous les espaces : médias, école, travail, associations…

▶ Les trois niveaux de prévention (OMS)

Prévention primaire = réduire l'apparition de nouveaux cas

- lutte contre l'apparition des maladies ;
- lutte contre le tabagisme, l'alcool, les drogues ;
- éducation alimentaire

Exemples :
- vaccination ;
- plan national « Nutrition santé » ;
- spots télévisés...

Prévention secondaire = dépister les maladies au stade précoce

Les campagnes de dépistage précoce pour les cancers du sein chez la femme, les cancers colorectaux chez l'homme...

Prévention tertiaire = traiter les pathologies avérées

Le but est de sauver les malades, en réduisant les risques de rechute, d'incapacité, de handicaps, liés à la maldie

Exemples :
- chimiothérapie ;
- radiothérapie ;
- chirurgie...

4.1 Les priorités actuelles de la prévention

Depuis 2004, l'État a mis en œuvre des plans nationaux de santé publique en faveur :
- de la lutte contre le cancer ;
- de la lutte contre les comportements à risque ou violents ;
- de la santé et de l'environnement ;
- de la recherche sur les maladies rares ;
- des soins des maladies chroniques.

Ces plans contribuent à réduire les inégalités de santé et la mortalité prématurée.

4.2 Les actions de prévention mises en œuvre

- **L'information sur la santé dans les établissements scolaires** sur de nombreux thèmes : risques liés à l'exposition au soleil (cancer de la peau, brûlures…) ; alimentation (notion d'équilibre alimentaire…) ; prévention des IST ; hygiène bucco-dentaire.
- **Le développement de la prévention santé dans les espaces de travail :** visites médicales obligatoires, évaluation des risques d'accidents du travail…
- **Le développement de la prévention destinée aux personnes sans emploi**.
- **L'utilisation des médias :** campagnes de sensibilisation à la radio, à la télévision.
- **L'information des consommateurs :** photographies sur les paquets de cigarettes, slogans : « Pour votre santé, évitez de manger trop gras, trop sucré, trop salé »…

Pour aller plus loin...

BRIGNON J., Petit précis de santé publique, Rueil-Malmaison, Lamarre, 2007.
MORELLE A., TABUTEAU D., La Santé publique, Paris, PUF, coll. « Que sais-je ? », 2015.
Film : MARANI P., Tous allergiques ?, documentaire, 2014.

La santé de la population en France

14

La santé des Français a beaucoup évolué grâce :

- aux progrès de la science et de la médecine ;
- à l'amélioration des conditions de travail ;
- au développement de la protection sociale.

DÉFINITION

L'évaluation de l'état de santé de la population est permise par l'épidémiologie. L'**épidémiologie** est une discipline qui mesure l'état de santé d'une population. Elle utilise **des indicateurs de santé** pour évaluer les problématiques de santé dans le temps et dans l'espace.

1 Les indicateurs de santé

DÉFINITION

Les **indicateurs de santé** sont des éléments quantifiables qui permettent de comparer des informations sur l'état de santé des populations.

▶ Les catégories d'indicateurs de santé

LES CATÉGORIES D'INDICATEURS DE SANTÉ

LES INDICATEURS DÉMOGRAPHIQUES

- la natalité
- la fécondité
- la pyramide des âges
- l'évolution de la population

LES INDICATEURS SANITAIRES

- l'espérance de vie
- la mortalité
- la morbidité

LES INDICATEURS DE BIEN-ÊTRE SOCIAL

- l'emploi
- les ressources économiques de la population
- l'accès à l'éducation
- l'accès aux soins
- le temps de loisirs
- …

2 L'espérance de vie

DÉFINITIONS

L'**espérance de vie** est le nombre moyen d'années que vivra un individu, dans un contexte et un lieu précis (un pays par exemple).

L'**espérance de vie en bonne santé** est le nombre d'années moyen qu'un individu vivra en bonne santé, c'est-à-dire sans handicap, incapacité, dépendance…

En 2021, en France, les **femmes** vivent en moyenne **85,3 ans** et les **hommes** **79,2 ans**. En 60 ans, l'espérance de vie en France a **progressé de 14 ans en moyenne**.

▶ **Évolution de l'espérance de vie en France depuis 1950**

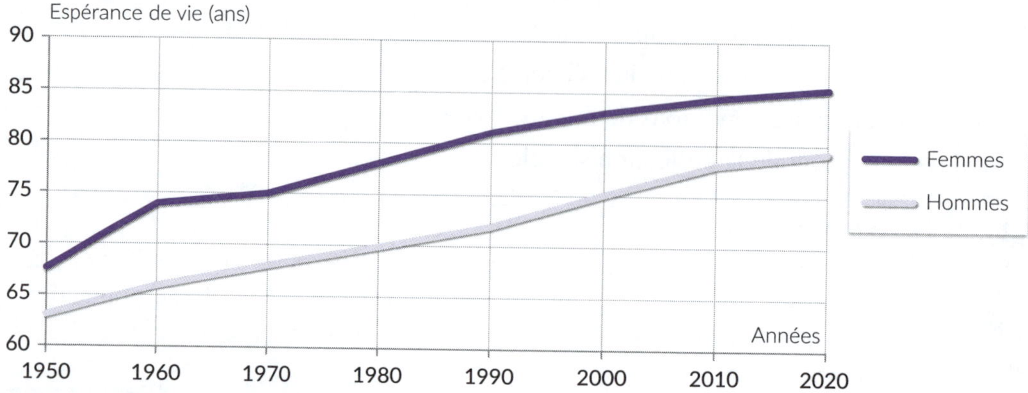

Cette évolution favorable est liée :

- aux progrès de la médecine (diagnostics, soins, traitements médicamenteux, innovations chirurgicales…) ;
- à l'amélioration du niveau de vie (alimentation, hygiène de vie, conditions de logement, réduction du temps de travail…) ;
- à une meilleure couverture vaccinale ;
- à la lutte contre les maladies infectieuses (antibiotiques, hygiène publique…) ;
- au développement de la prévention ;
- au développement des hôpitaux, de l'accès à la protection sociale…

L'écart entre les hommes et les femmes diminue : 8,3 ans en 1992 contre 6,1 ans en 2016. Cela s'explique par :

- des différences biologiques entre les hommes et les femmes : les femmes vivent naturellement plus longtemps ;
- des conditions de travail plus supportables ;
- des **modes de vie féminins plus proches de ceux des hommes**, notamment la consommation d'alcool ou de tabac.

3 La mortalité

DÉFINITIONS

La **mortalité** est le nombre de décès qui surviennent au sein d'une population pendant une période donnée.

La **mortalité prématurée** est la mortalité avant 65 ans.

La mortalité générale en France est **faible**.
Mais la **mortalité prématurée** reste élevée : elle représente environ **20 % des décès**.

Les hommes sont plus touchés, car ils sont davantage concernés par :

- les accidents et les suicides ;
- le SIDA ;
- les pénibilités professionnelles ;
- la consommation de drogues dures (overdoses, hépatites, cancers…).

▶ **Les principales causes de mortalité en France**

Les principales causes de décès dans la population totale	Les principales causes de décès prématurés
Les **cancers et les tumeurs** : *157 400* décès en 2018	Les **cancers et les tumeurs** : *38 %* des décès prématurés
Les maladies cardiovasculaires (MCV) : *150 000* décès chaque année	Les **maladies cardiovasculaires** : *15 %* des décès prématurés
Les maladies respiratoires : *44 000* décès chaque année	**Les morts violentes** : *20 %* des décès prématurés
Les morts violentes (accidents, suicides…) : *43 000* décès chaque année	**L'alcoolisme et le tabagisme**

4 La natalité, la mortalité infantile et maternelle

DÉFINITION

Le **taux de natalité** est le nombre de naissances dans une population donnée.

4.1 Tendances et chiffres clés

La natalité	738 000 naissances en 2021, soit 1,8 enfant par femme. Les naissances prématurées augmentent : 6 à 8 % des naissances, soit environ 60 000 naissances par an. Le nombre de grossesses tardives augmente.
La mortalité infantile	La mortalité infantile recule : 3,6 décès pour 1 000 naissances en 2020.
La mortalité maternelle	Elle est rare : 85 décès par an environ.

4.2 Les naissances prématurées

DÉFINITION

La **prématurité** est une naissance avant le terme normal de la grossesse.

▶ **Les niveaux de prématurité**

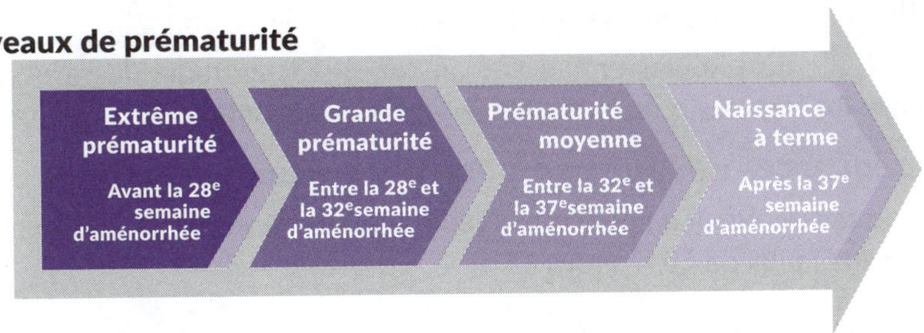

Les causes des naissances prématurées sont :

- un antécédent d'accouchement prématuré ;
- la grossesse multiple (jumeaux, triplés ou plus) ;
- la maigreur ou l'obésité ;
- le jeune âge (moins de 16 ans) ou la grossesse tardive (plus de 35 ans) ;
- le tabagisme ;
- le stress ;
- les anomalies intra-utérines congénitales ;
- la pauvreté, car elle entraîne souvent un suivi moins rigoureux de la grossesse au niveau médical.

Les risques liés à la prématurité sont nombreux :

- un petit poids de naissance, inférieur à 2,5 kg ;
- une surexposition aux infections et aux problèmes de santé dans l'enfance ;
- un décès néonatal ;
- le risque de handicap : infirmité motrice cérébrale, cécité, déficience mentale…
- le syndrome de détresse respiratoire ;
- des carences alimentaires ;
- l'impact émotionnel sur la famille : l'enfant est souvent hospitalisé et ne peut rejoindre le domicile des parents que tardivement. Les parents sont anxieux de l'état de santé de leur enfant et redoutent des complications.

4.3 Les grossesses tardives

DÉFINITION

Grossesse tardive : grossesse après 35 ans.

20 % des enfants nés aujourd'hui ont une mère âgée de 35 ans ou plus, contre 8 % en 1980.

a. *Les causes de l'augmentation des grossesses tardives*

Aujourd'hui, les femmes ont tendance à avoir des enfants de plus en plus tard. Le nombre d'accouchements après 40 ans a doublé en 20 ans. Les causes principales de ce phénomène sont :

- un allongement de la durée des études et une entrée plus tardive sur le marché du travail. Ce phénomène repousse l'âge de l'installation en couple et, par conséquent, l'âge de la maternité ;
- une conciliation difficile entre vie professionnelle et vie personnelle ;
- le recul de l'âge du premier enfant (29 ans en 2015) entraîne des grossesses plus tardives chez les femmes qui souhaitent avoir plusieurs enfants.

b. *Les conséquences de l'augmentation des grossesses tardives*

- Le risque de fausse couche augmente avec l'âge : 11 % entre 30 et 34 ans ; 33 % à partir de 40 ans ; plus de 50 % après 45 ans.

- Le risque de prématurité augmente.
- Les malformations chez l'enfant sont plus fréquentes.
- Le petit poids de naissance est plus fréquent.
- Plus la femme est âgée, plus le risque de trisomie 21 augmente.
- L'hypertension artérielle, le diabète, les troubles cardiaques et de dysfonctionnements thyroïdiens, les troubles de la circulation augmentent chez la femme après 34 ans.

4.4 La mortalité infantile et maternelle

DÉFINITIONS

La **mortalité infantile** est le nombre de décès d'enfants de moins d'un an.

La **mortalité maternelle** est la mort d'une femme pendant ou dans un délai de 42 jours suivant son accouchement.

La mortalité infantile et maternelle n'a cessé de baisser depuis le début du XXe siècle.

La **mortalité maternelle en France** est de 85 décès par an en moyenne. La majorité des décès est due à des dysfonctionnements des institutions de soin.
Le taux de **mortalité infantile en France** est de 4 pour 1 000.

Causes les plus courantes de la moralité infantile en France de nos jours :

- les affections périnatales (durant la grossesse) ;
- les anomalies congénitales ;
- les maladies de l'appareil respiratoire ;
- la mort subite du nourrisson ;
- les maladies infectieuses et parasitaires ;
- les accidents.

5 La santé des enfants

La santé des enfants est extrêmement importante, car elle a une influence sur la santé des individus à l'âge adulte. Plusieurs préoccupations se dessinent actuellement :

- la **santé bucco-dentaire** : le programme « M'T'Dents », lancé par l'Assurance Maladie, a eu un réel effet (en 2012, 47 % des enfants de 6 ans consultent au moins une fois dans l'année contre 15 % en 2007) ;
- le **surpoids** et l'**obésité** touchent plus les enfants et de plus en plus tôt ;
- les **accidents de la vie courante** sont l'une des causes principales de décès avant 15 ans ;
- l'**asthme** touche environ 10 % des enfants.

6 Les personnes âgées

Le vieillissement entraîne un ensemble de problèmes liés à la santé :

- l'ostéoporose, qui favorise les fractures. La diminution osseuse est plus rapide et importante chez la femme ;

Culture générale, sanitaire et sociale

- les **accidents de la vie courante** : en 2010, 20 851 décès par accident de la vie courante (AcVC) dont les trois quarts (16 027) sont survenus chez les 65 ans et plus. Les chutes sont la cause la plus importante ;
- les maladies neurodégénératives (comme **Alzheimer** et **Parkinson**).

DÉFINITION

Les **maladies neurodégénératives** affectent le cerveau et le système nerveux. Les personnes malades perdent progressivement leurs facultés (mémoire, mouvement…).

Le nombre de personnes atteintes d'**Alzheimer** et de **Parkinson** est en augmentation. Les **hommes sont plus touchés** que les femmes. Les cas précoces sont en hausse : environ **20 % des patients sont touchés avant 65 ans**.

7 Les inégalités sociales de santé en France

DÉFINITION

Gwenn Menvielle définit les **inégalités sociales** de santé comme « des différences systématiques, évitables et importantes dans le domaine de la santé observées entre des groupes sociaux au sein d'un même pays ou entre différents pays ».

Plusieurs grandes tendances se dégagent dans notre pays :
- les jeunes sont surexposés : comportements à risque, dépressions, suicides ;
- l'espérance de vie des individus de milieux modestes est plus faible. Les ouvriers sont surexposés aux risques de cancer : ils consomment davantage de tabac et d'alcool et sont davantage exposés à des substances dans le cadre de leur activité ;
- les enfants des milieux modestes sont plus exposés aux caries, au saturnisme, aux troubles du comportement et aux problèmes de poids ;
- les catégories sociales défavorisées ont un accès plus réduit à la prévention ;
- les plus pauvres consultent moins les spécialistes, car ils n'ont pas de mutuelle ;
- les femmes s'estiment, à tout âge, en moins bonne santé que les hommes. Elles sont notamment plus exposées à la dépression ;
- la population du nord de la France est plus exposée aux MCV, aux maladies de l'appareil respiratoire, aux cirrhoses…
- certaines zones sont des « déserts médicaux » : difficulté des femmes pour accoucher (absence de maternité), non-remplacement des libéraux à la retraite…

Pour aller plus loin…

Film : DOMINICI M., ***Dépression. Une épidémie mondiale***, Arte Documentaire, 2015.
www.solidarites-sante.gouv.fr/systeme-de-sante-et-medico-social

L'hygiène

15

DÉFINITION

L'**hygiène** est l'ensemble des principes et des pratiques qui permettent de préserver et d'améliorer la santé. Les règles d'hygiène offrent donc aux individus des règles de vie ayant une incidence sur leur santé.

1 L'hygiène corporelle et domestique

DÉFINITION

L'**hygiène corporelle** est un ensemble de pratiques qui permettent de réduire les infections et les transmissions inter-individus.

1.1 L'hygiène de la peau

a. *Notre peau se compose de trois couches*

- L'épiderme, couche supérieure et la plus épaisse, se renouvelle en permanence.
- Le derme comporte les glandes sécrétant le sébum (responsable de l'acné) et la sueur, ainsi que des terminaisons nerveuses et des cellules immunitaires pour nous défendre contre les agressions.
- L'hypoderme sépare la peau des muscles.

b. *Pourquoi la protéger ?*

- Notre peau nous protège des agressions extérieures.
- Le manque d'hygiène corporelle favorise la survenue des micro-organismes pathogènes : bactéries, champignons, virus, parasites.
- Les personnes manquant d'hygiène corporelle sont surexposées aux infections et risquent davantage de contaminer les personnes qui les entourent.
- Toute atteinte de la peau constitue une porte d'entrée dans notre organisme.
- Les enfants, les femmes enceintes et les personnes malades et/ou âgées sont très vulnérables.

1.2 Les gestes d'hygiène quotidienne

- Le lavage du corps et des cheveux.
- L'utilisation d'un savon.
- Le lavage régulier des mains : en sortant des toilettes, avant de manger…
- L'hygiène bucco-dentaire : le brossage des dents pour éliminer les résidus alimentaires.
- L'hygiène nasale pour éviter les contaminations liées aux sécrétions nasales.

1.3 L'hygiène domestique

L'entretien des espaces collectifs et des domiciles est nécessaire pour éviter des risques sanitaires, essentiellement :

- les espaces humides : W.-C., éviers, douches… Les moisissures peuvent facilement s'y développer ainsi que des bactéries ;
- les outils de nettoyage (serpillières, éponges…) ;
- les surfaces : les tables sont en contact avec les mains, la nourriture, mais aussi les poignées de porte, les téléphones, les claviers d'ordinateur, les sols et tapis ;
- le linge de maison : les serviettes de toilette, torchons, linge de lit…

2 L'hygiène alimentaire

DÉFINITION

L'**hygiène alimentaire** regroupe :

- l'équilibre alimentaire garantissant une bonne santé ;
- l'ensemble des règles permettant de s'alimenter en toute sécurité.

2.1 L'équilibre alimentaire

Il permet la bonne croissance de l'enfant, la prévention de certaines affections, de lutter contre les carences et d'assurer la bonne santé de l'organisme.
L'hygiène alimentaire consiste en un ensemble de comportements quotidiens :

- la prise d'un petit-déjeuner, comportant un fruit, des féculents, un produit laitier ;
- une alimentation diversifiée et riche en fruits et légumes ;
- l'adaptation des quantités aux besoins nutritionnels.

▶ Les groupes d'aliments et les apports

Groupe alimentaire	Exemples	Apports	Rôle
Fruits et légumes	Ensemble des fruits et légumes	Vitamines ; magnésium ; fibres ; eau	Vitalité et énergie Lutte contre la constipation Lutte contre les maladies
Corps gras	Huile, beurre, crème…	Lipides	Construction des cellules Apport d'énergie
Produits sucrés	Miel, sucre, confiture…	Glucides	Apport d'énergie immédiate
Produits laitiers	Lait, fromage, yaourt…	Calcium Protéines animales	Formation des dents Croissance Solidité des os
Viande, poisson, œuf	Les viandes, les poissons et les œufs	Protéines animales	Entretien des muscles, du sang, de la peau

Féculents	Pâtes, riz, blé, pomme de terre…	Glucides Éléments minéraux	Carburant pour les muscles
Boissons	Eau, thé…	Eau Éléments minéraux	Bon fonctionnement global de l'organisme

2.2 La sécurité alimentaire au quotidien

Pour éviter les risques de contaminations alimentaires, d'infections alimentaires, et la péremption des produits, il est nécessaire de :

- se laver les mains avant chaque repas et avant de cuisiner ;
- surveiller la température de conservation des aliments ;
- respecter les dates limites de consommation (DLC) ;
- respecter la chaîne du froid ;
- éviter les contacts entre les aliments, surtout les viandes et les poissons.

3 Le sommeil

Nous dormons un tiers de la durée totale de notre vie. L'activité physique et cérébrale ralentit pour que l'organisme récupère. La durée du sommeil est très variable d'une personne à l'autre : entre 5 et 10 heures environ.

3.1 Le cycle du sommeil

- L'endormissement : le cerveau ralentit. C'est l'entrée dans le sommeil.
- Le sommeil lent léger correspond à la phase au cours de laquelle la personne se réveille facilement et n'a pas l'impression d'avoir vraiment dormi.
- Le sommeil lent profond : la personne est insensible aux stimulations extérieures.
- Le sommeil paradoxal : le cerveau redevient actif et le tonus musculaire est bas.

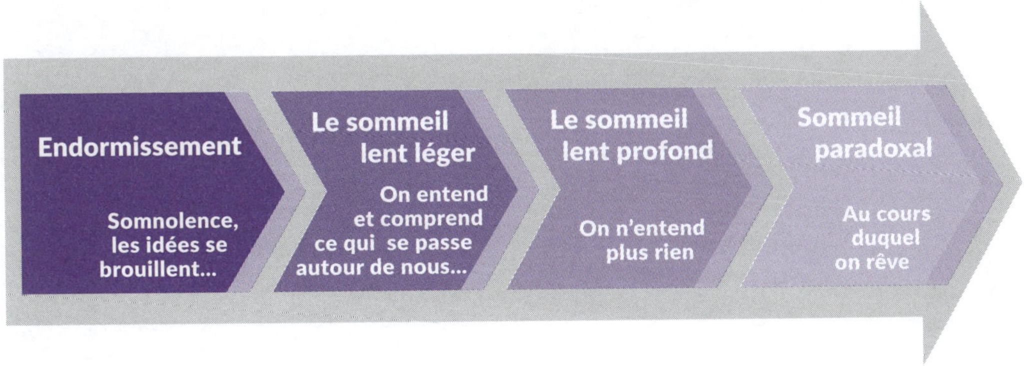

Culture générale, sanitaire et sociale

3.2 Pourquoi dormir ?

Le sommeil est indispensable pour apprendre efficacement, mémoriser, et nous adapter aux événements quotidiens. Il garantit le bien-être, car il permet :

- la récupération physique : muscles, digestion, ralentissement respiratoire… Le sommeil favorise la reconstitution de l'énergie métabolique ;
- la récupération mentale : maintien des connexions neuronales ;
- la récupération psychologique : les émotions sont évacuées.

Les conséquences du manque de sommeil…

Le manque de sommeil augmente l'inattention, la perte d'énergie. Dans le quotidien, des états de somnolence peuvent apparaître. Les risques sont alors importants, notamment au volant. Dans les contextes professionnels, certains salariés peuvent être exposés à des risques d'accident. Pour les enfants et les adolescents, les capacités d'apprentissage sont réduites pas le manque de sommeil.

Pour aller plus loin…

BILLIARD, M., ***Le Sommeil***, Paris, Cavalier bleu, coll. « Idées reçues », n° 43, 2002.
CASCUA, S., ***Le Sport est-il bon pour la santé ?***, Paris, Odile Jacob, 2008.

Le surpoids, l'obésité et l'alimentation

16

L'alimentation est devenue une **problématique de santé publique** à l'échelle mondiale : l'hygiène alimentaire permet de préserver l'état de santé et le confort des individus. L'évolution de **notre alimentation est liée aux évolutions de la société**.

1 Surpoids et obésité

DÉFINITIONS

Le **surpoids** se définit comme l'accumulation anormale de graisse par le corps, liée à une alimentation déséquilibrée.

L'**obésité** constitue une véritable maladie, voire un handicap, car elle limite les possibilités de déplacements et d'activité physique des individus.

L'**indice de masse corporelle (IMC)** permet de mesurer le taux de surpoids d'un individu. *Le calcul de l'IMC = Poids en kg/taille^2 en m*

L'OMS définit :

- le surpoids comme un IMC égal ou supérieur à 25 ;
- l'obésité comme un IMC égal ou supérieur à 30.

1.1 État des lieux en France et dans le monde

a. *Une progression fulgurante du surpoids et de l'obésité*

- Depuis 1980, le **nombre de cas d'obésité a doublé** dans le monde.
- En 2016, **39 % des adultes** de plus de 20 ans étaient **en surpoids** dans le monde, et **13 %** étaient **obèses** (13 % des hommes et 15,9 % des femmes).
- En 2019, **38 millions d'enfants de moins de 5 ans** sont en surpoids ou obèses.
- Dans de nombreux pays, **le surpoids et l'obésité tuent plus de gens que l'insuffisance pondérale**.
- L'obésité et le surpoids entraînent de nombreuses complications, à l'origine du décès de **2,8 millions de personnes chaque année**.
- En France, **17 % des adultes sont concernés par l'obésité en 2019**, contre seulement 6,1 % en 1980.
- En France, **40 % de la population est en surpoids**.
- L'obésité est considérée comme une **épidémie mondiale**.
- **L'obésité est le cinquième facteur de risque de décès** dans le monde : près de 3 millions d'adultes en meurent chaque année.

b. *Le cas des pays émergents*

- L'Amérique latine et l'Asie sont particulièrement touchées. La frontière mexicaine, le littoral chinois, l'Inde et le Japon ont connu **l'installation massive de la restauration rapide** aux dépens de l'alimentation traditionnelle plus saine.

> En 2006, près de **30 % des Asiatiques pratiquaient ce mode de restauration au moins une fois par semaine.** Le nombre de personnes en surpoids en Chine représente un quart de la population.

- Les **espaces urbains sont plus touchés que les campagnes** : entre 1996 et 2006, le nombre d'obèses a augmenté de 156 %.

REPÈRES

Un problème de santé complexe pour les pays du Sud

Ils connaissent une hausse fulgurante du surpoids et l'obésité, qui se cumule aux maladies infectieuses et à la dénutrition. Sur leur territoire, cohabitent des populations suralimentées et sous-alimentées. À cause de la pauvreté, de nombreux enfants des pays émergents ne reçoivent pas une alimentation adaptée à leurs besoins. Ils ingèrent des aliments trop riches en graisse, en sucre et en sel, mais trop pauvres en nutriments.

1.2 Des causes multiples

- Les **facteurs génétiques** favorisent le surpoids chez certains individus. Cependant, il est démontré qu'en dehors d'une alimentation déséquilibrée, l'obésité ne peut exister. Il s'agit **d'un problème de quantité autant que de qualité alimentaire** : une **ration alimentaire** doit comporter des aliments de tous les groupes.
- **Le manque d'éducation alimentaire :** une partie de la population ne sait plus s'alimenter. La consommation de protéines animales est trop importante, alors que celle de fruits, de légumes et de produits laitiers est insuffisante.
- **L'intensification des rythmes professionnels :** le temps de pause le midi diminue. Les individus se tournent vers la restauration rapide. Les lycéens et étudiants désertent les cantines et restaurants universitaires.
- La **sédentarisation** : la baisse du temps consacré aux activités physiques, le développement du travail de bureau, les jeux vidéo, etc.
- Le développement des **supermarchés** et de l'**industrie agroalimentaire** : les produits industriels ont une teneur en graisse et en sucre élevée.
- L'arrivée des femmes sur le marché du travail a entraîné la réduction **du temps consacré à la préparation et à la prise des repas**.
- La **précarité** : le nombre de personnes obèses est plus important dans les milieux défavorisés. L'écart entre les catégories sociales s'accroît.

1.3 Des conséquences désastreuses

Chez les populations ayant souffert de **carences nutritives**, comme dans les pays émergents, l'impact de ces pathologies sur la santé est décuplé.

Un IMC élevé **augmente** :

- le **risque de maladies chroniques** : diabète, hypertension artérielle, maladies cardio-vasculaires… Actuellement, l'apparition du diabète chez certains enfants obèses est un phénomène très inquiétant ;
- les **troubles musculo-squelettiques**, surtout l'arthrose (maladie dégénérative des articulations), qui est très invalidante ;
- la **déformation du squelette**, surtout chez les enfants, peut être irréversible ;
- les **troubles respiratoires** (essoufflement, apnée du sommeil…) ;
- les **dérèglements hormonaux** ;
- les **troubles digestifs**, de vomissements volontaires ou involontaires ;
- le risque de contracter des **maladies non transmissibles** (maladies infectieuses) ;
- le **risque de décès prématuré et d'incapacité**.

REPÈRES

Conséquences du surpoids et de l'obésité sur la psychologie des individus

Les personnes en surpoids souffrent souvent d'une **forte dévalorisation** d'elles-mêmes. En milieu scolaire et professionnel, elles sont victimes de moqueries et de bizutages. Les **répercussions sur la santé mentale** peuvent être dramatiques : stress, angoisses, dépression, agoraphobie, voire suicide. Des **discriminations** existent, surtout dans certains métiers (esthétique, services, vente).

1.4 La prévention

- **Limiter l'apport énergétique** provenant des graisses et des sucres.
- **Augmenter la consommation de fruits, de légumes, de céréales** complètes.
- Valoriser **l'activité physique régulière**.
- La **société doit permettre aux personnes d'avoir un mode de vie sain** en :
  - développant l'information et la prévention, dans le cadre d'une politique durable de santé publique ;
  - permettant l'accès des plus pauvres à une bonne alimentation et à l'activité physique ;
  - incitant l'industrie agroalimentaire à jouer un rôle dans la prévention :
    - réduction des teneurs en graisse, sucre et sel des aliments préparés ;
    - proposition de produits sains à des prix abordables ;
    - pratique d'un **marketing responsable**, surtout à destination des enfants, adolescents et jeunes adultes.

Le rôle de l'école dans la prévention

Dans les établissements scolaires, des professionnels interviennent pour sensibiliser les enfants à la nécessité de disposer d'une bonne alimentation. Les restaurations collectives veillent à l'équilibre des menus destinés aux enfants.

REPÈRES

Depuis 2001, le **Plan National Nutrition Santé** est mis en place par les pouvoirs publics. Actuellement, le **PNNS 2019-2023** est en cours. Les objectifs du PNNS :

1. Améliorer pour tous l'environnement alimentaire et physique pour le rendre plus favorable à la santé :
   - Améliorer la qualité nutritionnelle des aliments (augmenter les fibres, réduire sel, sucre et gras) ;
   - Mieux manger en restauration hors foyer (Nutri-Score) ;
   - Réduire la pression marketing, notamment protéger les enfants du marketing ;
   - Encourager la mobilité active (pour les déplacements du quotidien) ;
   - Améliorer l'accès à une alimentation saine pour les personnes en situation de précarité alimentaire.
2. Encourager les comportements alimentaires favorables à la santé : développer le Nutri-Score, lutter contre les comportements sédentaires, promouvoir l'alimentation saine auprès des parents, soutenir le développement de l'éducation à l'alimentation.
3. Mieux prendre en charge les personnes en surpoids, dénutries ou atteintes de maladies chroniques : dépister l'obésité, prévenir la dénutrition, développer le dépistage auprès des personnes en situation de vulnérabilité, développer le recours à l'activité physique adaptée à des fins d'appui thérapeutique.
4. Impulser une dynamique territoriale : promouvoir et faciliter les initiatives et actions locales, adapter les actions aux spécificités des territoires ultra-marins.
5. Développer la recherche, l'expertise et la surveillance en appui de la politique nutritionnelle.

1.5 Les traitements

L'**accompagnement médical** est indispensable pour les personnes obèses :

- **traitements médicamenteux** ;
- **thérapie pour soutenir l'individu** dans sa perte de poids ;
- reprise d'une **activité physique régulière** ;
- la **chirurgie bariatrique, pour les cas les plus difficiles**, peut être une solution (pose d'un anneau gastrique ou retrait d'une portion d'estomac).

2 Société et alimentation

L'industrie agroalimentaire s'est largement développée à l'échelle mondiale. Considérée comme un progrès, elle soulève des interrogations face aux dérives constatées.

2.1 Vers un épuisement des ressources alimentaires ?

Dans les années à venir, la population mondiale va augmenter, principalement en ville. Cela risque d'entraîner **l'épuisement des ressources** alimentaires. Des estimations montrent qu'une augmentation de la production agricole de 30 % d'ici à 2050 sera nécessaire pour couvrir l'ensemble des besoins de la population.

2.2 Le gaspillage alimentaire

Près de 40 % de l'alimentation disponible aux États-Unis serait jetée chaque année.

Plusieurs causes expliquent ce gaspillage :

- l'**esthétique des aliments** : c'est un critère important pour le consommateur. Pour y répondre, l'industrie alimentaire jette l'ensemble des fruits et légumes ne répondant pas à ces normes esthétiques ;
- la **péremption** des aliments : les ménages et les établissements de restauration collective commandent des quantités trop importantes ;
- la **préparation des aliments en trop grande quantité** ;
- la **restauration collective** : les quantités sont inadaptées et les menus peu appréciés par les enfants…
- le **transport des denrées engendre des pertes** : les conditions d'acheminement et de stockage sont parfois inadaptées et entraînent la péremption des produits.

2.3 Industrialisation alimentaire, éthique et santé

L'industrie agroalimentaire est la plus importante de France. Elle comporte, en 2013, 11 852 entreprises, qui embauchent 492 727 personnes. Son chiffre d'affaires représente **160,5 milliards d'euros**.

Les progrès scientifiques ont entraîné une évolution des modes de production. Les interrogations éthiques sont nombreuses, car **le génie génétique a envahi l'industrie agroalimentaire** (organismes génétiquement modifiés – OGM).

La **toute-puissance de l'agroalimentaire limite le droit de regard des consommateurs sur leur propre alimentation** :

- il est **impossible de différencier les produits « OGM » des produits naturels** ;
- plusieurs **scandales ont été liés au mode d'élevage** (la « vache folle »…) ;
- les **scandales alimentaires se multiplient** (viande de cheval de Spanghero, grippe aviaire, etc.) et témoignent **d'une difficulté pour les consommateurs d'identifier la provenance de leur alimentation et d'en lire la composition**.

Pour aller plus loin…

POULAIN J.-P., ***Sociologie de l'obésité***, Paris, PUF, coll. « Sciences sociales et sociétés », 2009.

SÉRALINI G.-É., ***Tous cobayes ! OGM, pesticides, produits chimiques***, Paris, Flammarion, 2012.

Films : ISITAN I. et POLIQUIN C., ***Homo toxicus***, 2008.

KRÖBER G. et VERHAAG B., ***Un monde à vendre. Les animaux monstrueux de la génétique***, 2002.

Culture générale, sanitaire et sociale

17 Les conduites à risque et les accidents

1 Les conduites à risque et les comportements ordaliques

DÉFINITION

Les **comportements ordaliques** sont des pratiques, comportements et attitudes, dans lesquels un individu met sa santé, voire sa propre vie (ou celle de son entourage), en danger : expérimentation de sensations fortes, essai de substances psychoactives, conduite routière rapide et irresponsable… Ces comportements sont répétitifs et témoignent d'un malaise intérieur.

1.1 Place du risque dans la société actuelle

Le **risque** est envisagé comme quelque chose de louable, de grand, d'admirable : l'entrepreneur est celui qui prend des risques. On lui reconnaît une légitimité particulière. Il représente une forme de valorisation sociale, car il est associé à la force, au courage, à l'héroïsme.

1.2 Jeunes et conduites à risque

Les adolescents/jeunes adultes construisent leur identité, identifient les groupes sociaux et choisissent leur appartenance. Les difficultés rencontrées par certains les incitent à expérimenter des « sensations ».

1.3 Prises de risque : le cas des accidents de la route

La conduite routière représente bien la banalisation des prises de risque par certains individus. En effet, l'analyse des causes d'accidents de la circulation met en lumière le fait que **le facteur humain se retrouve dans 90 % des accidents** :

- la conduite sous l'emprise de l'**alcool** est à l'origine de 30 % des décès sur les routes ;
- la conduite sous l'emprise de **stupéfiant** (14,5 % des décès). La conduite sous l'emprise de cannabis double le risque d'accident mortel ;
- la **vitesse excessive** est constatée dans près d'un quart des accidents mortels ;
- les **distances de sécurité** sont souvent non respectées par les automobilistes, alors que les collisions par l'arrière génèrent 16 % des tués ;
- l'**absence de ceinture**, ou de **casque** sur les deux-roues, avec pour argument que « le trajet est relativement court » ou encore que « je n'ai jamais eu d'accident », etc.
- le fait de **téléphoner au volant** quadruple le risque d'accident mortel ;
- la **fatigue** et la **somnolence** figurent parmi les principaux facteurs d'accident, de jour comme de nuit. La prise de certains médicaments peut provoquer un endormissement ;
- la **conduite sans permis**.

Les jeunes ne sont pas les seuls concernés. Les individus négligent ou minimisent les risques : la mère de famille qui prend des anxiolytiques, celui qui rentre en voiture après avoir mangé au restaurant et dépassé la limite d'alcool autorisée…

2 Les accidents de la vie courante (AcVC)

DÉFINITION

Les **accidents de la vie courante** se produisent au domicile ou à proximité. Ils touchent essentiellement les enfants de moins de 15 ans et les personnes de 65 ans et plus.

- 4,5 millions de recours aux urgences, 500 000 hospitalisations, 20 000 décès chaque année.
- Les deux tiers des décès concernent les plus de 75 ans.
- Les principales causes de décès : chutes, suffocations, noyades, intoxications, accidents causés par le feu, efforts excessifs et faux mouvements, chocs accidentels, électrocutions et piqûres/morsures.

L'étouffement	Les enfants de moins de 6 ans sont les plus touchés : objets à la bouche, aliments (noyaux d'olive…). Les autres risques : ceintures, sacs plastique…
Les brûlures	Four, gaz, aliments et liquides chauds (renversés sur le corps…), bain (un enfant qui ouvre seul l'eau chaude), sèche-cheveux et plaques de cuisson…
La noyade	Dans la baignoire, à la piscine, à la mer…
Les chutes	Tomber d'une chaise, dans les escaliers, par la fenêtre, de la table à langer… Obstacles au sol, sols glissants, manque d'éclairage…
L'électrocution	Les prises, fils électriques, appareils électriques, installations défectueuses…
Les chocs, pincements, coupures	Doigts coincés dans les portes, chutes d'objets en hauteur, réalisation de travaux du quotidien (jardinage, bricolage…)…
Les intoxications	Elles sont liées aux médicaments et à l'ingestion de produits toxiques.
Les incendies, les morsures, les piqûres…	

Pour aller plus loin…

OGIEN A., ***Sociologie de la déviance***, Paris, Armand Colin, coll. « U », 1999.

Culture générale, sanitaire et sociale

18 Le système sanitaire français

Notre système de santé figure parmi les **plus performants à l'échelle mondiale** et est le fruit d'une **longue évolution**. Il comprend des établissements publics (hôpitaux) et **privés** (cliniques, maisons de retraite…). Il est coordonné par un ensemble **d'autorités administratives**. Les agences et instituts gèrent les grandes préoccupations sanitaires au niveau national : sécurité sanitaire, prévention, éthique, cancer.

1 Organisation du système sanitaire en France

1.1 Les autorités administratives, agences et instituts

Les institutions au niveau national	Le ministère de la Santé (créé en 1930). Il est devenu en 2022 le ministère de la Santé et de la Prévention (ministre : François Braun).
	L'Assurance Maladie.
	La Direction générale de la Santé (DGS) définit la politique de santé publique et assure sa mise en œuvre.
	La Direction générale de l'offre de soins (DGOS) gère l'organisation des hôpitaux et la programmation de l'offre de soins.
	La Direction générale de l'action sociale (DGAS) pilote la politique d'action sociale en direction des personnes en difficultés sociales (handicap, vieillesse, enfance…).
	L'Inspection générale des affaires sociales (IGAS) contrôle et évalue les politiques publiques.
	La Haute Autorité de Santé (HAS), créée en 2004, évalue l'utilité médicale des actes et prestations pris en charge par l'Assurance Maladie, et promeut les bonnes pratiques professionnelles (bientraitance…).
Les institutions au niveau régional et départemental (institutions décentralisées)	Les Agences régionales de santé (ARS), créées en 2010, mettent en œuvre la politique nationale de santé au niveau régional (les soins et la prévention dans leur région).
	Les Maisons départementales des personnes handicapées (MDPH) (*cf.* fiche 39).
	L'Aide sociale à l'enfance (ASE).
	La Protection maternelle et infantile (PMI).

Les instituts et agences de sécurité et de contrôle sanitaire	L'Agence nationale de santé publique (Santé Publique France) surveille la santé de la population (anciennement Institut de veille sanitaire, InVS).
	L'Agence nationale de sécurité du médicament (ANSM) a été créée en 2011 pour renforcer la sécurité sanitaire.
	L'Institut national de prévention et d'éducation pour la santé (INPES) a été créé par la loi du 4 mars 2002 pour les droits des malades et la qualité du système de santé.
	L'Institut national du cancer (INCa) a été créé par la loi de santé publique d'août 2004 et s'inscrit dans le Plan Cancer. Il est en lien étroit avec le ministère de la Santé et de la Prévention et le ministère de l'Enseignement supérieur et de la Recherche.
	Le Comité consultatif national d'éthique (CCNE) instaure une réflexion sur toutes les approches éthiques concernant la santé.
	L'Agence de la biomédecine contrôle les activités de prélèvement, la procréation assistée, la génétique… (*cf.* fiches 28, 29 et 30).
	L'Établissement français du sang (EFS) organise la collecte et la transfusion sanguine.

1.2 Le système de soins sur le territoire

DÉFINITIONS

L'organisation des soins sur l'ensemble du territoire est définie par le **schéma régional d'organisation sanitaire (SROS)**. Il définit les évolutions de l'offre de soins en fonction des besoins des territoires. Il gère les objectifs des différentes régions et la répartition géographique des établissements de soins. Il permet aussi d'améliorer les coopérations entre les établissements de soins, et la coordination entre les villes et les hôpitaux.

Le **schéma régional d'organisation médico-sociale (SROMS)** assure les mêmes missions pour les établissements et services médico-sociaux (handicap essentiellement).

Les deux schémas sont étroitement liés et leur organisation est articulée.

Aujourd'hui, cette offre de soins fonctionne en réseau :

- Les **réseaux intra-établissements** sont les coopérations qui s'opèrent dans un même établissement de soins (par exemple, entre les urgences et la maternité). Cela permet une prise en charge globale du patient en favorisant la circulation des informations et la mise en place de soins complémentaires.
- Les **réseaux inter-établissements** sont des coopérations qui s'opèrent entre des établissements d'un territoire. Aujourd'hui, les établissements de santé collaborent de plus en plus avec le secteur médico-social.
- Les **réseaux thématiques** permettent d'informer un ensemble d'acteurs sur une problématique ou un thème particulier.

- Les **réseaux de santé de proximité** sont des ententes entre professionnels de la santé sur un territoire pour faciliter l'orientation des patients en fonction de leurs besoins. Ils sont généralement très dynamiques et répondent bien aux besoins de la population.

▶ **L'organisation du système de santé en France**

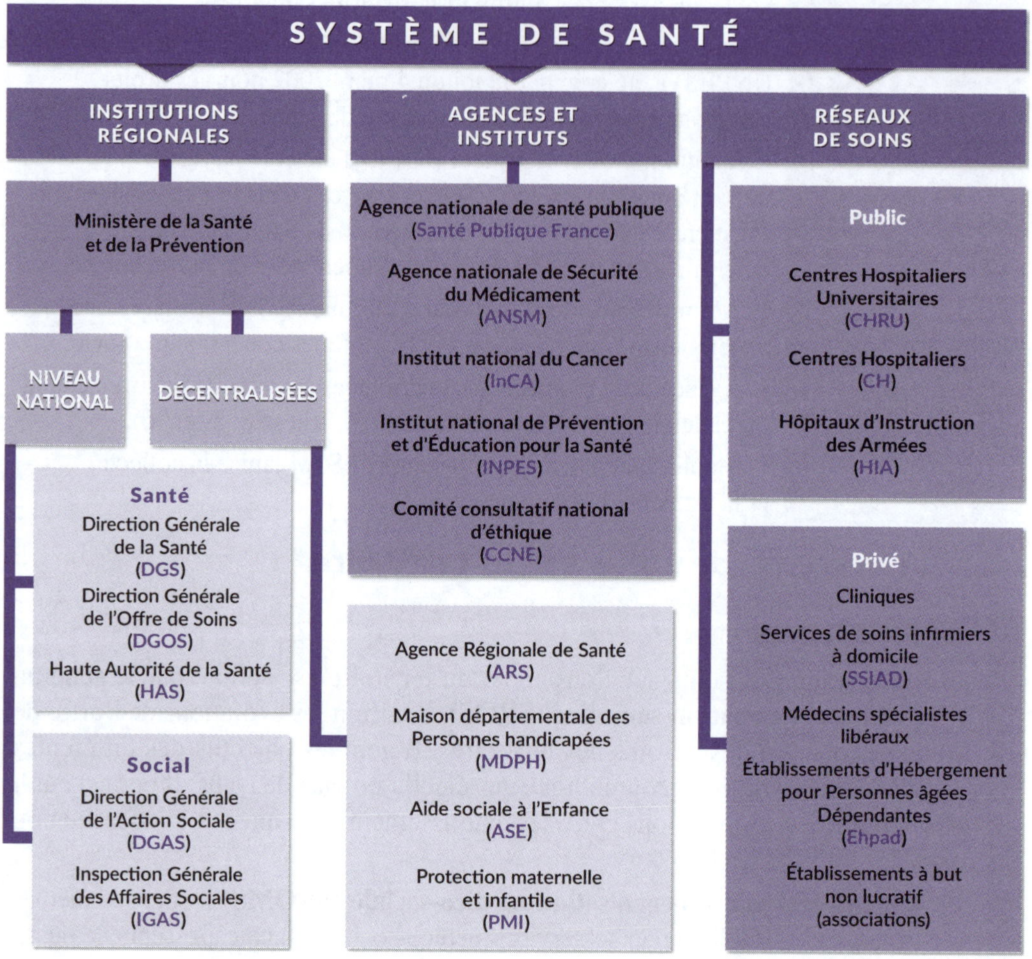

2 L'hôpital

2.1 Valeurs

L'hôpital est un **service public**. Il répond donc aux **valeurs de service public** :

- L'**égalité** : l'accès aux soins doit être garanti à tous sans discrimination.
- La **neutralité** : les soins sont donnés à tous, en faisant abstraction des croyances et opinions.
- La **continuité** : l'hôpital a des obligations en matière d'urgence, et doit mettre en œuvre un système permanent de soins et un service minimum en cas de grève.

• L'**adaptabilité** : l'hôpital doit suivre les réorganisations nécessaires pour répondre aux besoins de la population, et garantir une qualité des soins.

2.2 Missions

L'hôpital a hérité des valeurs religieuses des œuvres de charité qui s'occupaient originellement de la santé. Il est devenu un centre de soins au XXe siècle, grâce à l'apparition des assurances sociales. Ses **missions ont évolué et se sont diversifiées** :

• **La prévention** : il associe les logiques curatives et préventives. Il participe à la détection des problèmes de santé de la population.
• **L'enseignement** : les centres hospitaliers universitaires assurent, en collaboration avec les facultés, la formation des étudiants et des « internes », ainsi que la formation des infirmiers et professionnels paramédicaux (auxiliaires de puériculture, aides-soignants…).
• **La recherche** : les CHU sont rattachés à des Pôles de recherche universitaires. Ils peuvent proposer aux patients d'expérimenter des traitements.
• **La qualité** : ils sont soumis à une démarche qualité, permettant d'apprécier la qualité des soins et les prestations fournies. La sécurité est particulièrement contrôlée : maladies nosocomiales, sécurité anesthésique, pharmacovigilance…
• **L'accès aux soins pour tous** : l'hôpital doit accueillir toute personne dont l'état requiert des soins, et ce même en l'absence de toute pièce d'état civil et/ou de renseignement relatif au financement des frais engagés par les soins.

2.3 Droits et bien-être des patients à l'hôpital

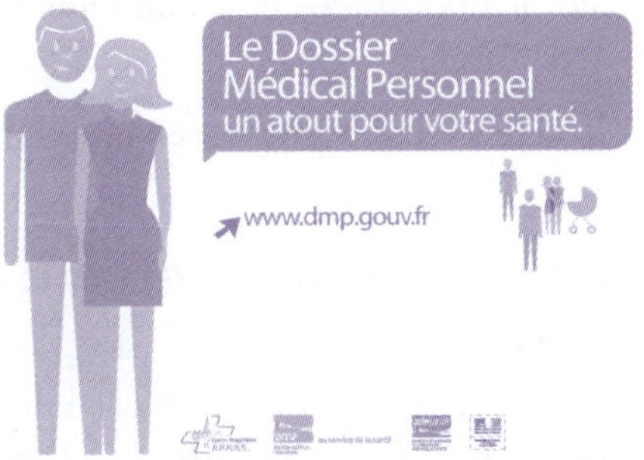
Le Dossier
Médical Personnel
un atout pour votre santé.
www.dmp.gouv.fr

• Les patients peuvent **déposer des réclamations auprès des hôpitaux**. Les principaux motifs sont les infections nosocomiales (19 % des plaintes), les soins (50 %), le diagnostic (12 %) et l'intubation (9 %).
• Le Code de la santé publique permet au patient **l'accès à son dossier médical**.
• Le **respect de la déontologie médicale** par les professionnels est très important :
  – information du patient sur sa pathologie, sur les traitements… Le patient doit être en mesure de prendre des décisions éclairées ;
  – aucun acte ne peut être réalisé sans son consentement.
• La **loi du 4 mars 2002** précise qu'un patient peut demander à être assisté d'une personne de son choix pour prendre ses décisions.

- Les hôpitaux doivent mettre en place une « Charte de la personne hospitalisée » afin de **respecter et protéger l'intimité et la vie privée** des patients.
- Le secret professionnel est garanti par le Code pénal et le Code de la santé publique.
- L'hôpital laisse **une véritable place au culte et à la religion**. C'est un espace laïc, mais la Charte de la personne hospitalisée précise que « tout établissement de santé doit respecter les croyances et les convictions des personnes accueillies ». Chaque hôpital est doté d'une équipe d'aumôniers pluriconfessionnelle.
- De nombreuses **associations** interviennent dans les hôpitaux et proposent divers services : écoute, coiffure, massages, perruquerie, activités artistiques…

3 Des évolutions récentes de notre système de santé

3.1 La loi Hôpital Patients Santé et Territoire (HPST) du 21 juillet 2009

Elle réorganise notre système sanitaire pour améliorer l'offre de soins, grâce à :

- la **modernisation** des établissements de santé ;
- l'**amélioration** de l'accès à des soins de qualité ;
- la **prévention** et la santé publique ;
- l'**organisation territoriale** du système de santé : elle a créé les **Agence régionales de santé (ARS)** afin de décliner les politiques de santé dans chaque région, pour mieux répondre aux besoins des territoires.

> L'objectif central de la loi HPST est d'améliorer la répartition des médecins sur le territoire.

3.2 La loi de modernisation du système de santé du 26 janvier 2016

> La nécessité de réformer notre système de santé est liée au **vieillissement** de la population, à **l'émergence de nouvelles maladies** et à **l'inacceptable inégalité en matière de santé**. Son objectif est de **créer de nouveaux droits** pour les patients, valorisant le **progrès** et la **justice**.

Les mesures sont :

- l'instauration d'une **médecine de proximité** pour répondre aux besoins de la population et limiter les déserts médicaux (création des groupements hospitaliers de territoire) ;
- l'amélioration de la **prévention sanitaire et de l'éthique** (création de l'Institut national de prévention, de veille et d'intervention en santé publique) ;
- le renforcement de la **transparence entre l'industrie pharmaceutique** et les professionnels de santé ;
- l'expérimentation des **salles de consommation pour les toxicomanes** ;

- la suppression du **délai de réflexion** avant l'IVG ;
- la **généralisation du tiers payant** ;
- l'amélioration de **l'information nutritionnelle** ;
- l'extension des **tarifs sociaux** pour les lunettes, les prothèses auditives et les soins dentaires ;
- la **refondation du système hospitalier** ;
- l'amélioration de **l'accès aux données de santé**.

3.3 La loi du 26 avril 2021 visant à améliorer le système de santé par la confiance et la simplification

Cette loi regroupe les mesures non-budgétaires issues du Ségur de la Santé de 2020. Ses objectifs sont de poursuivre la modernisation du système de santé, d'améliorer le quotidien des soignants et la prise en charge des patients.

Face à une gouvernance trop rigide des hôpitaux, la loi prévoit de redonner place aux services et aux chefs de services, et de favoriser une plus grande souplesse dans la gestion des services et établissements de soins. Elle promeut également un management plus participatif dans le but de lutter contre les risques psychosociaux et de promouvoir l'égalité femmes/hommes.

Enfin, la loi prévoit :

- le déploiement des SAS (Service d'accès aux soins) expérimentés dans certains territoires. Il s'agit d'un service d'orientation et de guidage dans le système de santé ;
- le développement de la plateforme numérique d'information et de service « Mon parcours Handicap », d'ici 2025. Elle a pour but de faciliter les démarches administratives des personnes en situation de handicap et des aidants, grâce au développement des téléservices.

REPÈRES

La religion à l'hôpital...

Les hôpitaux sont dotés de lieux de culte et d'aumôneries. Des établissements proposent des repas sans porc par exemple, mais ces alternatives ne sont pas obligatoires. Les personnels doivent respecter une totale neutralité : aucun signe d'appartenance, acte ou parole témoignant d'une croyance. Les patients doivent respecter la laïcité à l'hôpital.

Pour aller plus loin...

KERVASDOUÉ J. de, ***L'Hôpital***, Paris, PUF, coll. « Que sais-je ? », 2015.
Le portail des agences régionales de santé : www.ars.sante.fr/

19 Les métiers de la santé aujourd'hui

Les évolutions sociales ont une **influence sur les manières d'exercer la médecine et les soins.** Aujourd'hui, les professionnels sont diversifiés :

- les **professions « médicales »** ;
- les **professions « paramédicales »** ;
- les **professions de la « rééducation »**.

Les « **médecines alternatives et complémentaires** », dites « non conventionnelles », prennent de l'ampleur.

1 Les professions médicales

Les métiers médicaux regroupent les **médecins**, **sages-femmes**, **pharmaciens**, **dentistes**… Ces métiers s'exercent à l'hôpital (chirurgien) et/ou en libéral.

▶ Les principales spécialités

L'**oncologie**, aussi appelée cancérologie.	L'**urologie** : traitements des organes qui conduisent les urines et de l'appareil reproducteur.
L'odontologie : étude des dents, de leurs pathologies et de leurs traitements.	La **dermatologie** : étude et traitements de la peau, des cheveux, des ongles.
La **gynécologie obstétrique**. Seuls les obstétriciens opèrent et réalisent les accouchements.	La **chirurgie**, elle-même déclinée en spécialités : plastique, digestive…
La **médecine du travail** : étude des maladies professionnelles et des accidents du travail…	La **médecine légale** : étude des cadavres pour déterminer la cause de leur mort.
L'**anesthésie-réanimation** : toutes les techniques d'endormissement et de réanimation des malades et des accidentés.	La **neurologie** : étude et traitements des maladies du système nerveux.

REPÈRES

La répartition géographique des professionnels de santé est aujourd'hui très **inégale**. L'État développe un ensemble de mesures permettant d'attirer les jeunes diplômés dans les campagnes, car le nombre de praticiens n'y est pas renouvelé. En 2015, François Hollande annonçait l'attribution de 1 700 bourses pour inciter les jeunes médecins à s'installer en zones rurales d'ici 2017.

▶ La démographie médicale en France en 2010

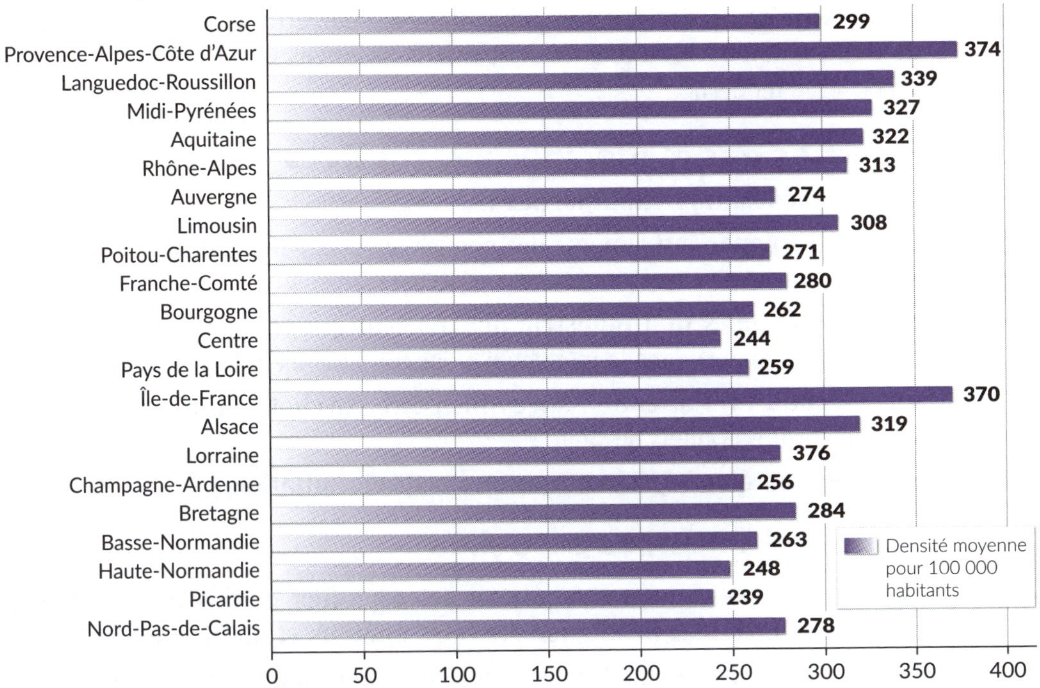

2 Les professions paramédicales et de la rééducation

REPÈRES

Métiers florissants depuis les années 1990, ils sont essentiellement exercés par les femmes. Ils ont pour mission de soutenir les médecins et spécialistes dans le traitement et l'accompagnement des patients.

Les professions paramédicales regroupent **les infirmiers, les aides-soignants, les auxiliaires de puériculture, mais aussi les manipulateurs radio, les ambulanciers, les brancardiers, les opticiens, les préparateurs en pharmacie**… Ils contribuent au soutien psychologique des patients et à leur confort.

Les rééducateurs dispensent des soins visant à **réduire les conséquences de la maladie et/ou du handicap chez les personnes** : orthophoniste, masseurs-kinésithérapeutes, psychomotriciens, ergothérapeutes, diététiciens, orthoptistes, podologues…

Leur champ d'exercice est très varié : hôpitaux, libéraux, cliniques privées, champ du handicap, Caisse nationale d'assurance vieillesse…

3 Les médecines alternatives et complémentaires

Les médecines complémentaires **regroupent plus de 400 spécialités** répondant à tous types de problèmes de santé : l'homéopathie, l'acupuncture, l'ostéopathie, la réflexologie, l'aromathérapie, la phytothérapie, la sophrologie, le magnétisme… Elles ouvrent de nouveaux horizons et répondent mieux aux besoins de certains patients.

Un tiers de la population française y a déjà eu recours. **80 % des malades du cancer** utilisent les médecines complémentaires. Leur efficacité est reconnue : l'OMS a établi que **49 maladies étaient mieux soignées** par l'acupuncture que par la médecine moderne.

3.1 Le succès des médecines alternatives

Le succès de ces médecines s'explique par :

- une **envie de se soigner autrement**, de renouer avec des méthodes de soins plus naturelles ;
- les **nombreux scandales de l'industrie pharmaceutique** (Médiator…) : les individus ont moins confiance dans la médecine et les traitements industriels ;
- le **manque d'écoute et d'attention à leur bien-être psychologique et moral** de la part de certains professionnels de santé ;
- la **médicamentation quasi-systématique en cas de consultation**.

3.2 Les problématiques actuelles

- **Les risques d'arnaque** : certains n'hésitent pas à profiter de la vulnérabilité des personnes malades pour **leur prodiguer des soins onéreux et inefficaces.**
- **L'arrêt des traitements** : ces médecines sont « complémentaires » et ne doivent donc en aucun cas inciter les patients à interrompre leur traitement.
- **Le manque de réglementation** : actuellement en France, **seules l'homéopathie et l'acupuncture sont réglementées et exercées par des médecins** ayant suivi une formation complémentaire.

REPÈRES

Vers un conventionnement des médecines complémentaires ?

Certains praticiens de ces médecines réclament un **conventionnement similaire à la médecine moderne**, car il permettrait de **contrôler** davantage les professionnels et d'instaurer des **diplômes** reconnus garantissant l'obtention des compétences. Le problème de la reconnaissance de ces médecines est financier : cela **conduirait à un remboursement des consultations par la Sécurité sociale**. Certaines mutuelles proposent déjà un forfait annuel pour les « médecines parallèles ». Certains centres hospitaliers ont recours à ces médecines.

Pour aller plus loin…

FITZNER P. *et al.*, ***Le Guide des métiers de la santé***, Levallois-Perret, Studyrama, 2014.
KERVASDOUÉ J. de, ***La Crise des professions de santé***, Paris, Dunod, 2003.
LAMBERT M.-G., ***Journal d'une infirmière en Ardèche***, Montmélian, La Fontaine de Siloé, 2007.

La santé dans les pays en développement 20

1 Des conditions sociodémographiques tragiques

REPÈRES

9 pays situés en Afrique subsaharienne ont une espérance de vie moyenne inférieure à 55 ans. Pour les femmes, le risque de mourir pendant la grossesse ou l'accouchement y est de 1 pour 16, contre 1 pour 4 000 dans les pays industrialisés.

Les **pays en voie de développement** (PED) présentent, dans l'ensemble, des traits communs :

- l'espérance de vie y est basse ;
- la mortalité infantile et maternelle y est élevée ;
- la mortalité générale y est élevée, et ce malgré la jeunesse de la population des pays du Sud.

Un ensemble de difficultés quotidiennes génère ces phénomènes de forte mortalité :

- l'accès à l'**eau potable** : selon l'OMS, en 2011, 11 % de la population mondiale n'avait pas accès à l'eau potable ;
- l'accès à l'**hygiène** et aux sanitaires est préoccupant : la journée mondiale des toilettes a été créée pour sensibiliser les populations du monde à cette problématique ;
- les villes ne sont pas dotées d'**équipements collectifs adaptés** : les bidonvilles se développent dans les périphéries (insalubrité, transmission de maladies) ;
- la **sous-alimentation** et la **malnutrition** : chaque année, la malnutrition est à l'origine du décès de 3 à 5 millions d'enfants de moins de 5 ans ;
- une **insuffisance d'accès aux soins** ;
- le sous-emploi et le **chômage** sont importants ;
- le non-respect des droits fondamentaux y est souvent prégnant, surtout en période d'instabilité et de conflits ;
- une surexposition aux **catastrophes naturelles** pour certains États ;
- une **forte précarité sociale et éducative** : la scolarité n'est pas systématique, l'acquisition des savoirs fondamentaux n'est pas effective, la pauvreté est intense.

Les pays du Sud ne disposent pas d'établissements de santé en capacité de répondre à leurs besoins. L'absence de système de Sécurité sociale ne permet pas aux plus démunis d'avoir accès aux soins. Les personnels de santé sont peu nombreux, à cause du manque de formation et de financement de la santé par les États.

2 Des conséquences sanitaires désastreuses

2.1 La sous-nutrition et la malnutrition

DÉFINITIONS

La **sous-nutrition** est un déficit de la quantité ingérée par l'individu.

La **malnutrition** est un déséquilibre alimentaire majeur (nombre d'aliments réduits).

14 % de la population mondiale est touchée par ce problème, parmi lesquels 33 % d'Africains et 16 % d'Asiatiques.

Des carences en protéines, fer et vitamines peuvent provoquer des maladies graves : retard de croissance, arriération mentale, cécité, affaiblissement des défenses immunitaires…

2.2 L'eau

L'accès à l'eau potable et l'assainissement sont une problématique majeure des PED.

En 2002, 1,1 milliard de personnes (17 % de la population mondiale ; 42 % de la population d'Afrique subsaharienne) n'avaient pas accès à une eau de qualité.
42 % de la population mondiale ne dispose d'aucun assainissement des eaux.
Les maladies diarrhéiques, souvent liées à des **contaminations de l'eau**, tuent chaque année 5 millions de personnes.

Les PED sont également **surexposés aux sécheresses et aux inondations** : les sécheresses aggravent la malnutrition, génèrent des famines. Les inondations contaminent l'eau de boisson et favorisent la présence de déchets industriels dans l'eau.

2.3 La santé des femmes et des enfants

Chaque année, **13 millions d'enfants** décèdent de maladies qui auraient pu être évitées ou soignées. Chaque année, **8 millions de bébés meurent avant ou pendant l'accouchement**, ou pendant la semaine qui suit.

La **mortalité infantile** est très préoccupante en Afrique subsaharienne et en Asie du Sud : l'Inde, le Nigeria, la République démocratique du Congo, le Pakistan et l'Éthiopie concentrent 6 millions de décès d'enfants, soit plus de la moitié des décès d'enfants dans le monde.

L'Unicef précise qu'au moins 20 % des maladies dominantes chez les enfants de moins de 5 ans sont liées à la mauvaise santé et à la mauvaise nutrition de la mère, ainsi qu'à la qualité insuffisante des soins pendant l'accouchement et les premiers jours de la vie.

Les **grossesses et les accouchements** sont très risqués pour les femmes : absence de suivi adapté, manque d'informations sur leur santé et celle de leur enfant… Même les complications bégnines peuvent conduire au décès de la mère et/ou de l'enfant.

2.4 Les maladies infectieuses

Le **paludisme**, la **rougeole** et la **tuberculose** sont à l'origine de nombreux décès. D'autres maladies infectieuses sont répandues, notamment en Afrique et en Asie : le **choléra**, la **lèpre**, les **hépatites**, la **dengue**…
Le **virus du SIDA** se répand : **95 % des personnes malades vivent dans les pays du Sud.** Les PED ne disposent pas de moyens préventifs suffisants (préservatifs, dépistages) et les populations sont peu informées des risques de transmission.

3 L'aide internationale

À l'issue de la Seconde Guerre mondiale, l'ensemble des pays riches a identifié la nécessité de soutenir les pays en développement dans leurs difficultés financières, économiques, sanitaires et sociales.

3.1 L'ONU dans l'action internationale

a. *La stratégie internationale pour le développement*

Depuis l'an 2000, **une stratégie internationale pour le développement** a été mise en œuvre sous l'égide de l'ONU. Les objectifs sont :

- la réduction de la pauvreté ;
- la réduction de la mortalité ;
- l'accès à l'éducation ;
- la libéralisation du commerce ;
- le développement durable ;
- la réduction des maladies (ex. : envoi par des industries pharmaceutiques de médicaments génériques).

b. *Les axes de l'aide humanitaire*

- **La lutte contre la faim** : aide alimentaire d'urgence (en cas de catastrophe naturelle, de guerre…) et actions plus durables. La sécurité alimentaire est recherchée en favorisant une autosuffisance des populations locales.
- **L'accès aux soins et la lutte contre les maladies transmissibles** : l'éducation à la santé permet de former les individus à des gestes de prévention importants garantissant une amélioration rapide de l'état de santé des populations (traitement d'une insolation, d'une diarrhée, lavage des mains, etc.).
- **L'accès à l'eau potable** est favorisé par des aides financières et la mise en place d'équipements adaptés pour l'assainissement et la collecte de l'eau.

3.2 Les ONG

DÉFINITION

Les **ONG** sont des organisations indépendantes des États, qui œuvrent en faveur des pays et des populations démunies, en détresse, défavorisées. L'aide humanitaire développée par ces ONG se déroule également sur notre propre territoire auprès des SDF, des enfants ou des demandeurs d'asile par exemple.

Trois secteurs sont investis par les ONG :

- l'**environnement** et l'écologie (Greenpeace, Les Amis de la Terre, etc.) ;
- le **développement** et l'**humanitaire** (Médecins du Monde, Croix-Rouge, etc.) ;
- les **droits de l'homme** (Amnesty International).

Les ONG participent au débat politique mondial. Leur intervention lors des conflits est fondamentale.

3.3 Les objectifs du millénaire pour le développement

En 2001, la **Déclaration du millénaire** fixait des objectifs pour améliorer les conditions d'existence des personnes dans le monde avant 2015. Bien que de nombreux efforts doivent être poursuivis, plusieurs constats positifs apparaissent :

- l'**extrême pauvreté** dans le monde a réduit de moitié ;
- entre 2000 et 2012, 3,3 millions de décès dus au **paludisme** ont été évités : 3 millions concernaient des enfants de moins de 5 ans vivant en Afrique subsaharienne ;
- 22 millions de personnes ont été sauvées de la **tuberculose** ;
- l'accès à l'**eau potable** s'est amélioré pour 2,3 milliards de personnes ;
- des améliorations sont observables concernant l'**égalité des sexes dans la scolarisation** ;
- la **participation politique des femmes** a augmenté ;
- l'**aide publique au développement** a atteint un record en 2013 : 134,8 miliards $.
- la **faim a diminué** : la proportion de personnes sous-alimentées a diminué de 14 % entre 2011 et 2013. Cependant, la situation reste préoccupante pour les jeunes enfants : 162 millions continuent à souffrir de sous-alimentation chronique ;
- la **mortalité des enfants** a été réduite de moitié ;
- la **mortalité maternelle** a diminué de 45 % entre 1990 et 2013 ;
- l'**antirétroviral** a pu être donné à 9,5 millions de personnes infectées par le **VIH** ;
- ¼ de la population mondiale a accès à des **services d'assainissement améliorés**.

Afin de poursuivre ces améliorations, un processus post-2015 est engagé.

3.4 Les 17 objectifs pour le développement durable

Un processus post-2015 est engagé grâce aux 17 objectifs pour le développement durable :

- pas de pauvreté ;
- zéro faim ;
- bonne santé et bien être ;
- éducation de qualité ;
- égalité entre les sexes ;
- eau propre et assainissement ;
- énergie propre et d'un coût abordable ;
- travail décent et croissance économique ;
- inégalités réduites ;
- villes et communautés durables ;

- industries, innovation et infrastructures ;
- consommation et production responsables ;
- mesures relatives à la lutte contre les changements climatiques ;
- vie aquatique ;
- vie terrestre ;
- paix, justice et institutions efficaces ;
- partenariats pour la réalisation des objectifs.

Pour aller plus loin...

GAIMARD M., ***Population et santé dans les pays en développement***, Paris, L'Harmattan, coll. « Populations », 2011.
Site de l'OMS : https://www.who.int/fr
Site de l'Unicef : https://www.unicef.org/fr

Réviser

1. Le vaccin appelé BCG protège contre :
   - ❑ la tuberculose ❑ la coqueluche ❑ la diphtérie

2. Le pneumocoque provoque :
   - ❑ des infections comme les otites, les sinusites, les bronchites
   - ❑ des infections à l'origine de troubles digestifs
   - ❑ des infections urinaires

3. Le Haut Conseil de santé publique a été créé :
   - ❑ en 2004 ❑ en 1990 ❑ en 2011

4. En 2014, il y a eu :
   - ❑ 139 millions de naissances dans le monde
   - ❑ 120 millions de naissances dans le monde
   - ❑ 80 millions de naissances dans le monde

5. Que signifie le sigle de la loi HPST ?
   - ❑ Hospitalisation Prioritaire Sécurité et Territoire
   - ❑ Hôpital Patients Santé et Territoire
   - ❑ Hôpital Parité Santé et Territoire

6. Les TOC sont :
   - ❑ des troubles obsessionnels compulsifs
   - ❑ des troubles objectifs compulsifs
   - ❑ des troubles occasionnels compulsifs

7. L'Assemblée mondiale de la Santé est l'instance de gouvernance de l'Organisation mondiale de la Santé.
   - ❑ vrai ❑ faux

8. Les hommes sont plus concernés que les femmes par le suicide, mais elles sont plus nombreuses à tenter de mettre fin à leurs jours.
   - ❑ vrai ❑ faux

9. La moyenne annuelle de dépense de médicaments par personne en France est de :
   - ❑ 114 euros ❑ 138 euros ❑ 97 euros

10. Quelles maladies ne sont pas considérées comme des affections de longue durée ?
    - ❑ AVC invalidant ❑ dépression ❑ mucoviscidose
    - ❑ VIH ❑ tuberculose

11. Le rythme circadien est :
- ❑ le rythme biologique sur une période de 24 heures
- ❑ le cycle de sommeil
- ❑ le rythme de récupération du corps humain face aux maladies infectieuses

12. Quelle est la première cause de décès des jeunes enfants en France ?
- ❑ les maladies infectieuses
- ❑ les accidents domestiques
- ❑ les malformations congénitales

13. La Croix-Rouge française est une institution du secteur public.
❑ vrai ❑ faux

14. Une pandémie est :
- ❑ une épidémie présente sur une large zone géographique
- ❑ une épidémie risquant d'éradiquer l'espèce humaine
- ❑ une épidémie pour laquelle il n'existe aucun traitement

15. Dans les pays à faible revenu, 2 décès sur 10 touchent des enfants de moins de 15 ans.
❑ vrai ❑ faux

16. Le ministre de la Santé en France en 2022 est :
❑ Olivier Véran ❑ François Braun ❑ Agnès Buzyn

17. L'éducation thérapeutique est :
- ❑ une discipline médicale étudiant les traitements des maladies chroniques
- ❑ une discipline étudiant les liens entre le bien-être psychologique et la maladie
- ❑ le fait d'aider les patients à gérer leur maladie

18. En France, le nombre d'enfants touchés par le diabète s'élève à :
❑ 10 000 enfants ❑ 15 000 enfants ❑ 20 000 enfants

19. Les USIC sont :
- ❑ des unités de soins intensifs coronariens
- ❑ des unités de soins pour invalides chroniques
- ❑ des unités de services infectieux coordonnés

20. Le SMUR signifie Service mobile d'urgence et de réadaptation.
❑ vrai ❑ faux

21. Entourez dans la liste les maladies infectieuses :
- ❑ les maladies cardio-vasculaires
- ❑ le cancer
- ❑ la lèpre
- ❑ le choléra
- ❑ le diabète
- ❑ la diphtérie

22. Les accidents de la vie courante ont lieu majoritairement :
- ❑ dans les escaliers
- ❑ dans la salle de bains
- ❑ dans la cuisine
- ❑ dans le jardin

23. Aujourd'hui, le pourcentage de Français formés aux premiers secours est de :
❑ 35 % ❑ 47 % ❑ 56 % ❑ 63 %

24. Les personnes les moins diplômées sont davantage concernées par l'obésité.
❑ vrai ❑ faux

25. La hausse des allergies est liée à :
❑ un excès d'hygiène ❑ des facteurs génétiques ❑ notre environnement

26. Combien de millions de Français sont touchés par l'arthrose ?
❑ 5 à 6 ❑ 9 à 10 ❑ 14 à 15

27. Une infection nosocomiale désigne une infection contractée :
- ❑ au contact d'une eau contaminée
- ❑ au cours d'une hospitalisation
- ❑ au cours d'une exposition prolongée à une substance toxique

28. La variole :
- ❑ est une maladie répandue dans les pays du Sud
- ❑ existe en France mais est extrêmement rare
- ❑ a été totalement éradiquée
- ❑ est en augmentation au cours des 10 dernières années

29. Les troubles psychiatriques sont reconnus comme un handicap par les Maisons départementales des personnes en situation de handicap.
❑ vrai ❑ faux

30. Selon l'OMS, le nombre de décès en Afrique liés à des médicaments contrefaits s'élève à :
- ❑ 50 000 décès chaque année
- ❑ 75 000 décès chaque année
- ❑ 100 000 décès chaque année
- ❑ 150 000 décès chaque année

Corrigés

1. La tuberculose.
2. Des infections comme les otites, les sinusites, les bronchites.
3. En 2004.
4. 139 millions de naissances dans le monde.
5. Hôpital Patients Santé et Territoire.
6. Des troubles obsessionnels compulsifs.
7. Vrai.
8. Vrai.
9. 114 euros.
10. Dépression ; tuberculose.
11. Le rythme biologique sur une période de 24 heures.
12. Les accidents domestiques.
13. Faux. C'est une institution privée à but non lucratif.
14. Une épidémie présente sur une large zone géographique.
15. Faux. Dans les pays à faible revenu, 4 décès sur 10 touchent des enfants de moins de 15 ans, et seulement 2 décès sur 10 concernent des personnes âgées de 70 ans ou plus.
16. François Braun.
17. Le fait d'aider les patients à gérer leur maladie.
18. 20 000 enfants.
19. Des unités de soins intensifs coronariens.
20. Faux. Ce sont des structures mobiles d'urgence et de réanimation.
21. La lèpre ; le choléra ; la diphtérie.
22. Dans la cuisine.
23. 47 %.
24. Vrai.
25. Des facteurs génétiques ; notre environnement.
26. 9 à 10 millions de Français.
27. Au cours d'une hospitalisation.
28. A été totalement éradiquée.
29. Vrai.
30. 100 000 décès chaque année.

2 Les maladies à incidence sociale

Les **maladies cardiovasculaires** (MCV) causent

150 000

décès/an en France

13 % des Français traités pour une MCV ou un risque cardiovasculaire

1re cause de mortalité de la femme en France

2 types de **virus saisonniers d'hiver**

Grippes (virus respiratoires)

3 millions de personnes touchées/an

4 000 et **6 000** décès

90 % des décès concernent les 65 ans et +

Gastro-entérites

3,7 millions de consultations/an

Les principaux **lieux de contagion**

écoles – **lieux de travail** – **transports en commun**

Tabac

34 % des français fument

Près de **60 %** des fumeurs réguliers déclarent avoir **envie d'arrêter.**

Alcool

20 % des adultes en consomment régulièrement.

10 % des jeunes en consomment régulièrement.

Cannabis

48 % des jeunes de 17 ans ont déjà expérimenté le cannabis

550 000 personnes en consomment régulièrement.

5,7 millions de tests de dépistage du VIH ont été réalisés

Les **découvertes de séropositivité** concernent

55 % des **hétéro-sexuels**

43 % des **homo-sexuels**

Principaux cancers

Cancer de la prostate	Cancer du sein	Cancer colorectal	Cancer du poumon
1er cancer masculin	1er cancer féminin	3e rang des cancers les plus fréquents	4e rang des cancers les plus fréquents
50 340 nouveaux cas	58 459 nouveaux cas	43 336 nouveaux cas	46 363 nouveaux cas
8 512 décès	11 886 décès	17 722 décès	29 949 décès

Les maladies à incidence sociale

21

Les maladies à incidence sociale (MIS) sont des maladies qui ont des conséquences importantes dans la société. Pour qu'une pathologie entre dans la liste des maladies à incidence sociale, elle doit :

- provoquer une **mortalité importante** (nombre de décès ; taux de mortalité) ;
- provoquer une **morbidité importante** (l'**incidence** et la **prévalence** de la pathologie) ;
- générer un **coût élevé** (prévention primaire, secondaire et tertiaire) ;
- avoir des **conséquences sociales** (perte de production, difficultés psychologiques des malades, difficultés de réadaptation, de réinsertion, etc.).

> L'**incidence** d'une maladie correspond au nombre de nouveaux cas recensés sur une période donnée.
>
> La **prévalence** correspond au nombre total de personnes effectivement atteintes par la maladie au sein d'une population définie.

Actuellement, la liste des MIS en France comprend : les **maladies cardio-vasculaires**, le **cancer**, les **maladies mentales**, les **maladies infectieuses**, les **maladies sexuellement transmissibles**, les **toxicomanies**.

22 Les maladies cardiovasculaires (MCV)

1 Définition et chiffres

DÉFINITION

Les **maladies cardiovasculaires (MCV)** sont l'ensemble des maladies liées au cœur et à la circulation sanguine.

Chiffres clés

- 150 000 décès par an en France, soit une des toutes premières causes de mortalité dans notre pays.
- Les maladies cardiovasculaires sont la 1re cause de mortalité chez les femmes en France.
- 13 % des Français sont traités pour maladie ou risque cardiovasculaire.
- On recense chaque année 120 000 infarctus du myocarde en France.
- Les MCV coûtent 28,7 milliards d'euros par an à l'Assurance Maladie, soit 17 % de ses dépenses totales.

2 Les principales MCV

2.1 L'infarctus du myocarde

DÉFINITION

L'**infarctus du myocarde** est couramment appelé crise cardiaque. Il correspond à la destruction d'une zone du muscle cardiaque. Un caillot de sang se forme dans une artère coronaire, ce qui empêche le cœur d'être alimenté en sang et en oxygène.

Il est responsable de 27 % des décès cardiovasculaires. Il touche essentiellement les hommes de plus de 55 ans et les femmes de 65 à 70 ans.

2.2 Les accidents vasculaires cérébraux

DÉFINITION

L'**accident vasculaire cérébral (AVC)** est provoqué par un arrêt brutal de la circulation sanguine dans le cerveau.

Les AVC représentent 25 % des décès cardiovasculaires. En France, on recense en moyenne un AVC toutes les 4 minutes. L'âge moyen de survenue d'un AVC est de 70 ans chez la femme et de 76 ans chez l'homme.

3 Facteurs et conséquences

3.1 Les facteurs qui favorisent les MCV

- Le tabac et l'alcool ;
- Le diabète ;
- L'hypertension artérielle ;
- L'âge ;
- Les antécédents familiaux ;
- Le cholestérol ;
- Le surpoids et l'obésité ;
- La sédentarité (manque d'activité physique) ;
- Le stress.

3.2 Les conséquences des MCV

- Des risques d'insuffisance cardiaque ;
- Un risque accru de mort subite ;
- Des complications médicales, telles que l'accident vasculaire cérébral.

Pour aller plus loin...

ABASTADO P., ***Les Maladies cardiovasculaires pour les nuls***, Paris, First, coll. « Pour les nuls », 2010.

23 Le cancer

1 Définitions et chiffres

DÉFINITIONS

Le **cancer** est une prolifération anarchique de cellules anormales, à un endroit quelconque du corps.

Les **métastases** sont une dissémination de ces cellules anormales vers d'autres organes.

Chiffres clés

- 382 000 nouveaux cas de cancer en 2018 en France métropolitaine (204 600 hommes et 177 400 femmes).
- 157 400 décès sont liés au cancer en 2018 en France métropolitaine (89 600 hommes et 67 800 femmes).
- L'âge médian du diagnostic est de 68 ans chez l'homme et de 67 ans chez la femme.
- 3 millions de personnes de plus de 15 ans ont eu un cancer au cours de leur vie en France.
- La prise en charge du cancer représente 5,349 milliards d'euros de dépenses chaque année.

REPÈRES

Les conséquences du cancer pour les personnes

- 3 personnes sur 5 présenteraient des séquelles deux ans après le diagnostic.
- 9 % des personnes malades seraient touchées par le rejet ou la discrimination.
- Deux ans après le diagnostic, 25,1 % des personnes atteintes du cancer ont des revenus inférieurs au seuil de pauvreté.

2 Les facteurs favorisant le cancer

Les facteurs internes :

- l'âge : le vieillissement surexpose au risque de cancer ;
- l'hérédité : certains gènes « mutés » se transmettent de génération en génération. 5 à 10 % des cancers sont liés au facteur d'hérédité.

Les facteurs externes :

- les expositions à des produits industriels, des rayonnements… ;
- le mode de vie (alcool, tabac, drogue, alimentation…) ;
- des virus ou des bactéries : le cancer du col de l'utérus peut être lié au papillomavirus ; le cancer du foie peut être lié à l'hépatite B… ;
- l'exposition au soleil.

3 Les principaux cancers

Cancer de la prostate	1er cancer masculin 50 430 nouveaux cas en 2015 8 512 décès en 2015
Cancer colorectal	3e rang des cancers les plus fréquents 3e rang des cancers les plus fréquents chez l'homme 2e rang des cancers les plus fréquents chez la femme 43 336 nouveaux cas en 2018
Cancer du poumon	46 363 nouveaux cas en 2018 4e rang des cancers en France tous sexes confondus 15 % des cancers du poumon sont liés à l'exposition professionnelle, et plus de 70 % au tabac, 2e rang des cancers chez l'homme. Chez la femme, il est en progression constante : 11 284 nouveaux cas en 2012. 33 117 décès en 2018 en France métropolitaine : 22 761 hommes et 10 356 femmes
Cancer du sein	1er cancer chez la femme 58 459 nouveaux cas en 2018 12 146 décès en 2018

Le cancer chez les enfants et les adolescents

Le cancer touche 2 500 enfants et adolescents chaque année : 1 700 chez les moins de 15 ans et 800 chez les adolescents de 15 à 19 ans.

50 % des cancers de l'enfant surviennent avant 5 ans. Les principaux cancers chez les enfants de moins de 15 ans sont :

- les leucémies (28 % des cas) ;
- les tumeurs du système nerveux central ou SNC (25 %) ;
- les lymphomes (11 %).

4 Les traitements

Les traitements ont beaucoup évolué grâce aux progrès de la science et de la médecine.

4.1 La chimiothérapie

DÉFINITION

La **chimiothérapie** désigne un ensemble de traitements fabriqués chimiquement et utilisés dans le traitement des cancers. Le traitement peut être réalisé par perfusion ou par prise de médicaments (voie orale).

Les effets secondaires sont nombreux, ce qui rend le traitement très lourd pour les patients : nausées/vomissements, très grande fatigue, chute des cheveux, diarrhées, douleurs musculaires et articulaires…

4.2 La radiothérapie

DÉFINITION

La **radiothérapie** consiste à exposer la zone atteinte à des radiations, afin de détruire les cellules cancéreuses sans toucher les tissus sains de l'organisme.

198 168 patients atteints du cancer ont été traités par radiothérapie en 2014.

Les séances de radiothérapie sont réalisées en ambulatoire. Les effets secondaires sont moins importants que ceux de la chimiothérapie. Les patients peuvent cependant présenter des brûlures sur la peau à cause de l'agression des rayons.

4.3 La chirurgie

Elle est très souvent utilisée dans le traitement du cancer.

- Elle permet de poser le diagnostic : on parle alors de **chirurgie diagnostique**.
- Elle permet le retrait (**ablation complète**) de la tumeur.
- Elle permet le retrait partiel de la tumeur (**ablation partielle**).
- Elle permet d'éviter des complications liées au cancer.
- Elle permet la réparation esthétique du corps du patient (prothèse mammaire…).

REPÈRES

Le Plan cancer 2021-2031

Depuis 2003, la France a mis en œuvre une succession de Plans cancer, fixant des objectifs sur une période de 5 ou 10 ans. Le Plan cancer 2014-2019 a favorisé un ensemble de mesures, comme les développements de la recherche et de la formation, la qualité des soins, ou encore la prévention liée au travail et à l'environnement.

Achevé fin 2019 avec 90 % des objectifs fixés remplis, un nouveau plan cancer 2021-2031 est désormais en vigueur autour de quatre axes stratégiques :

- Améliorer la prévention, primaire comme secondaire ;
- Limiter les séquelles et améliorer la qualité de vie des patients ;
- Lutter contre les cancers de mauvais pronostic chez l'adulte et chez l'enfant ;
- S'assurer que les progrès en matière de lutte contre les cancers bénéficient à tous.

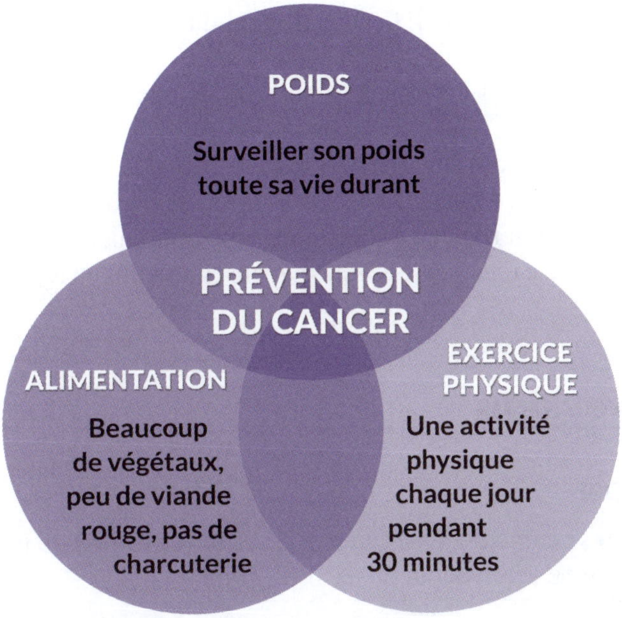

Pour aller plus loin...

HAREL L., ***Les Origines du cancer***, Paris, PUF, coll. « Que sais-je ? », 2008.
MORÈRE J.-F., ***Le Cancer pour les nuls***, Paris, First, 2011.

24 Les maladies mentales ou troubles mentaux

1 Définitions et chiffres

DÉFINITION

Selon l'OMS, les **troubles mentaux** regroupent un vaste ensemble de problèmes, dont les symptômes diffèrent. Mais ils se caractérisent généralement par une combinaison de pensées, d'émotions, de comportements et de rapports avec autrui anormaux.

Chiffres clés

- La maladie mentale est la 1re cause d'invalidité en France, et le second motif d'arrêt de travail.
- 19 % des Français de 15 à 75 ans (9 millions de personnes) font une dépression au cours de leur vie.
- 9 715 personnes se sont suicidées en France en 2012.
- 1 % de la population française souffre de troubles bipolaires.
- 1 % de la population française souffre de schizophrénie.
- La maladie mentale représente 8 % des dépenses de soins en France (13,1 milliards d'euros).

2 La dépression

DÉFINITION

La **dépression** se caractérise par un état durable et profond de tristesse et d'abattement, de perte de motivation, de désir de vivre.

10 % des Français consomment des antidépresseurs.

2.1 Les symptômes

- Grande irritabilité et inquiétude profonde.
- Tristesse permanente, pleurs fréquents et imprévisibles.
- Incapacité à prendre des décisions.
- Troubles de l'appétit, du sommeil.
- Perte de la concentration.
- Dévalorisation, perte d'estime de soi.
- Sentiment d'isolement, de solitude, d'être incompris.

2.2 Les causes

La dépression est une maladie très complexe dont les origines sont parfois difficiles à identifier, mais elle est essentiellement liée à :

- **des facteurs génétiques :** certaines personnes seraient plus sensibles à l'apparition d'un déséquilibre chimique dans le cerveau, à l'origine de la dépression.
- **des facteurs psychologiques et sociaux :**
  - la survenue d'un événement traumatisant : agression, accident, etc. ;
  - la survenue d'un événement douloureux : décès, échec amoureux, etc. ;
  - le fait de traverser des situations difficiles : chômage, maladie, etc. ;
  - les éléments favorisant la perte d'estime de soi : échecs à répétition (scolaires, professionnels…), le harcèlement moral, la violence conjugale, etc.

2.3 Les conséquences pour la personne et son entourage

- Le risque de suicide augmente avec la durée de la dépression.
- Les arrêts de travail, pouvant aller jusqu'à l'installation de la longue maladie.
- Les problèmes de sommeil peuvent entraîner un épuisement.
- Des difficultés à assumer ses responsabilités (éducation des enfants, etc.).
- La consommation de substances comme l'alcool est plus importante.
- L'isolement de son réseau d'amis, de sa famille.
- L'interruption des activités et loisirs.

L'isolement progressif des personnes dépressives envenime souvent leur sentiment d'abattement, ce qui rend difficile la sortie de la maladie. Certains malades se trouvent même dans l'incapacité d'entamer une démarche de soins.

2.4 Les traitements

- La **psychothérapie :** c'est un espace dans lequel la personne identifie l'origine de sa dépression, ainsi que des pistes et des solutions qui lui conviennent.
- Les **antidépresseurs** redonnent de l'énergie et des pensées positives.

3 Les troubles anxieux

DÉFINITION

Les **troubles anxieux** sont un stress et une anxiété démesurés proportionnellement aux événements vécus. L'individu ressent alors un sentiment de peur ponctuel ou permanent, pouvant gêner son bien-être, ses activités, ses relations aux autres.

Ces troubles peuvent se manifester de différentes manières : troubles obsessionnels compulsifs (TOC), phobies sociales, agoraphobie, trouble anxieux généralisé (dit « chronique »)…

- 22 % des 18-65 ans présenteront un trouble anxieux au cours de leur vie.
- 6 % de la population présente un trouble anxieux généralisé.
- 17 % des hommes et 34 % des femmes en recherche d'emploi présentent un trouble anxieux.

3.1 Conséquences pour l'individu

- Difficulté à avoir des relations durables et équilibrées, isolement.
- Difficultés dans le travail.
- Troubles du sommeil, de l'attention, de l'humeur.
- Sentiment de mal-être et de souffrance.

3.2 Traitements

- La **psychothérapie** permet à la personne de se sentir écoutée et soutenue, de travailler sur ses difficultés en comprenant les éléments déclencheurs de son anxiété.
- Les **médicaments** permettent à la personne de se sentir mieux dans le cas où l'anxiété serait trop forte et insupportable.
- Les **mesures hygiéno-diététiques** permettent de stabiliser le mode de vie de la personne : sommeil, équilibre alimentaire, activité sportive…

4 Les troubles du comportement alimentaire

DÉFINITIONS

Les **troubles du comportement alimentaire** (TCA) sont des conduites alimentaires extrêmes, en lien avec l'image du corps.

L'**anorexie mentale** est un refus de s'alimenter, malgré une intense sensation de faim. Elle est liée à une profonde angoisse qui provoque une véritable obsession du poids. La personne a une vision déformée de son propre corps : elle se voit en surpoids, même si elle est d'une extrême maigreur.

La **boulimie** se caractérise par des ingestions massives de nourriture, le jour et/ou la nuit. La personne fait de véritables « crises » au cours desquelles elle doit « se remplir ». Elle peut s'accompagner de comportements compensatoires pour limiter la prise de poids : vomissements, prise de laxatifs, jeûne…

- L'anorexie touche 1,5 % des femmes et 0,3 % des hommes.
- L'anorexie apparaît principalement entre 13 et 17 ans.
- 20 % des anorexiques présenteraient des conduites boulimiques.
- La boulimie touche 1,5 % des 11-20 ans.
- La boulimie apparaît principalement vers 20 ans.

4.1 Les signes de l'apparition de l'anorexie mentale

- Un discours obsessionnel sur la nourriture, le poids, la minceur…
- Le développement de stratégies pour refuser de s'alimenter : le mensonge en prétendant avoir déjà mangé, n'avoir pas eu le temps, resservir les autres pour dissimuler le fait d'avoir peu mangé…
- Le tri systématique des aliments, pour exclure les aliments caloriques.
- Aménorrhée (absence de règles).
- Une activité physique très intensive.

4.2 Les signes de la boulimie

- Une prise de poids, mais l'entourage de la personne ne la voit pas manger.
- Des « crises » : la personne mange rapidement des quantités très importantes.
- La sensation de perdre tout contrôle lors des crises.
- Le développement de comportements compensatoires extrêmes : laxatifs, coupe-faim, vomissements, sport intensif…
- Une obsession sur la prise de poids.

4.3 Les conséquences des troubles alimentaires

- À l'adolescence : ralentissement de la croissance ; retard pubertaire.
- Aménorrhée (absence de règles).
- Baisse de la libido et troubles de l'érection chez l'homme.
- Risques d'infertilité.
- À cause des vomissements répétés :
  - problèmes dentaires : caries, lésions des gencives…
  - lésions digestives, surtout de l'œsophage.
- Troubles cardiaques ou rénaux.
- Carences qui peuvent favoriser l'ostéoporose précoce.
- Perte des cheveux.
- Troubles hormonaux.
- Anxiété, perte de l'estime de soi, dépression.
- Isolement social, repli sur soi, interruption des études, des activités…

4.4 Les facteurs favorisant les TCA

- Les facteurs génétiques.
- Les facteurs psychologiques : faible estime de soi, dépression, traumatisme, deuil…
- Les facteurs biologiques : des modifications neurologiques et métaboliques peuvent entraîner une perte ou une hausse de l'appétit, ce qui favorise fortement l'apparition des TCA.

- Les facteurs socioculturels : certaines personnes seraient plus exposées aux TCA comme les mannequins, les danseurs, les sportifs de haut niveau.

REPÈRES

La maigreur : critère de beauté actuel ?

Depuis plusieurs années, des scandales se sont succédé dans le secteur de la mode. Isabelle Caro, mannequin touché par l'anorexie, avait créé la polémique en France en 2007, en posant entièrement nue pour exposer l'horreur de cette maladie. Ana Carolina Reston était également décédée, en 2006 à Sao Paulo, des suites de complications liées à son anorexie (40 kg pour 1,74 m).

Certaines jeunes filles développent une obsession de leur corps à l'adolescence : leurs cuisses et leurs hanches s'élargissent et elles ne parviennent pas à s'identifier aux modèles véhiculés dans les publicités et magazines. Il est par conséquent urgent de promouvoir un modèle de beauté sain.

4.5 La prévention des troubles du comportement alimentaire

- **Développer l'éducation pour la santé :** favoriser des comportements sains et une bonne hygiène de vie.
- **Veiller à l'épanouissement des adolescents :** bonne intégration dans un groupe d'amis, équilibre familial, loisirs…
- **Éviter de se focaliser sur l'image du corps :** mettre en garde contre les médias et l'image du corps qu'ils véhiculent, valoriser la différence entre les personnes, ne pas critiquer l'apparence physique…

5 Les troubles de la personnalité

DÉFINITION

Les **troubles de la personnalité** se manifestent par une altération de la personnalité. On parle alors de « personnalité mal adaptée » : le caractère de la personne est figé et ses comportements sont inadaptés aux situations. La schizophrénie est le trouble de la personnalité le plus connu.

- 6 à 12 % de la population serait concernée par un trouble de la personnalité.
- La majorité des personnes atteintes d'un trouble de la personnalité ont connu des abus, des négligences, des violences, des carences affectives dans leur enfance ou au début de l'âge adulte.

5.1 Les symptômes

Les troubles de la personnalité se manifestent de manières très différentes selon les individus :

- troubles du comportement ;
- difficulté à s'entendre avec les autres, à avoir des relations normales ;
- irritabilité, comportement défensif, crainte de l'autre, méfiance permanente ;
- changements marqués de l'humeur : phases dépressives et phases euphoriques ;
- colère, rage, agressivité, impulsivité ;
- hypersensibilité, pleurs.

5.2 Traitements et solutions

- La **psychothérapie** permet d'évacuer les traumatismes liés à l'apparition des troubles.
- Les **médicaments** peuvent permettre de stabiliser l'humeur, et avoir un effet sur le comportement.
- L'**hospitalisation** peut être nécessaire en cas de risque suicidaire.

Pour aller plus loin...

LIBERMAN R., ***Handicap et Maladie mentale***, Paris, PUF, coll. « Que sais-je ? » n° 2434.
www.santementale.fr

25 Les maladies infectieuses

DÉFINITION

Les **maladies infectieuses** sont causées par des micro-organismes pathogènes, tels que les bactéries, les virus, les parasites ou les champignons. Ces maladies peuvent se transmettre, directement ou indirectement, d'une personne à l'autre. (INPES)

Les principales maladies infectieuses sont les virus d'hiver, la tuberculose, la pneumonie, les hépatites, les IST (*cf.* fiche 26 « Les IST et le SIDA »).

1 Les virus saisonniers d'hiver

Ils sont deux grands types de virus à émerger principalement l'hiver :

- les virus responsables des **gastro-entérites** ;
- les **virus respiratoires** : grippes, rhumes/rhino-pharyngites, bronchites et bronchiolites (chez l'enfant).

Ils sont très contagieux et se diffusent par :

- la **salive** de la personne contaminée : postillon, éternuement, toux…
- le **contact** avec les mains, les objets (poignées de portes, chasses d'eau, jouets, couverts…) contaminés par une personne malade ;
- l'**air** : ce mode de contamination est important dans les situations de proximité physique entre les personnes (transports en commun, salle d'attente, salle de classe…).

1.1 Les grippes

- L'épidémie de grippe survient chaque année en France, de décembre à mars/avril.
- Entre 2,5 et 3 millions de personnes sont touchées chaque année.
- 4 000 à 6 000 personnes en décèdent chaque année.
- 90 % des décès liés à la grippe concernent des personnes de plus de 65 ans.

Problématique

- La grippe peut entraîner des complications liées à des surinfections, comme la pneumonie. Les personnes les plus âgées et les enfants sont particulièrement exposés à ces risques.
- Le virus de la grippe mute en permanence, ce qui rend difficile l'évaluation de la gravité des contaminations et de la férocité du virus.

- Le virus est très contagieux : il survit 8 à 12 heures sur les mouchoirs et vêtements, et plusieurs jours sur les surfaces inertes.
- Une fois contaminée, la personne ne ressent aucun symptôme pendant environ 5 jours, alors qu'elle est très contagieuse.

REPÈRE

Le vaccin contre la grippe

Chaque année, un nouveau vaccin est créé pour suivre les mutations du virus de la grippe. Les personnes incitées à se faire vacciner sont :

- les personnes de 65 ans et plus ;
- les personnes malades et fragilisées par leur état de santé ;
- les femmes enceintes ;
- l'entourage des personnes fragiles : mères de nourrisson, personnes exerçant auprès de jeunes enfants, de personnes âgées…

1.2 La gastro-entérite

Selon Santé Publique France, les gastro-entérites sont à l'origine de 1,4 à 4 millions de consultations en médecine générale chaque année (selon l'estimation du Réseau Sentinelles).

Problématique

- Les gastro-entérites sont très contagieuses. Les écoles, les lieux de travail, les transports en commun sont les principaux lieux de contamination.
- Les symptômes peuvent apparaître brutalement : nausées, vomissements, diarrhées…
- La déshydratation est très risquée, surtout chez les enfants et les personnes âgées.

1.3 La prévention des virus d'hiver

- Le lavage des mains évite aux germes de rester sur la peau et de se propager sur les objets après s'être mouché, avoir toussé ou éternué.
- Se couvrir la bouche en cas de toux ou d'éternuement.
- Porter éventuellement un masque chirurgical.
- Éviter de serrer les mains, d'embrasser, de partager ses affaires personnelles, ainsi que les contacts avec les nourrissons et les personnes fragiles (handicapées, malades, âgées…).
- Aérer.
- S'hydrater.
- Adapter son alimentation.

2 La tuberculose

DÉFINITION

La **tuberculose** est due à une infection par la bactérie Bacille de Koch.

Il existe deux types de tuberculose :

- la tuberculose pulmonaire (deux tiers des cas) est très contagieuse ;
- la tuberculose extra-pulmonaire, qui atteint les reins, le cerveau, les os ou les ganglions, n'est pas contagieuse.

On recense environ **5 000 cas de tuberculose** chaque année en France.

2.1 Symptômes

- Fièvre, souvent accompagnée de sueurs nocturnes.
- Une toux accompagnée de crachats. Dans certains cas, les crachats comportent du sang.
- Un essoufflement et des douleurs dans la poitrine.
- Des douleurs dans les articulations.
- Une grande fatigue.
- Une perte de l'appétit.
- Des maux de tête.

2.2 Problématiques

- L'Île-de-France, Mayotte et la Guyane sont les régions les plus touchées.
- La tuberculose pulmonaire est très contagieuse et se transmet par l'air rejeté (toux ou éternuement) ou par la salive. La période de contagion est longue : trois semaines au moins après le début du traitement.
- Les personnes les plus touchées sont les personnes vulnérables :
  - personnes en situation de précarité : disposant de logements précaires, SDF, personnes sans emploi…
  - migrants, fragilisés par les conditions de vie quotidiennes qu'ils rencontrent ;
  - personnes immunodéprimées : séropositives ou porteuses du SIDA, traitées par chimiothérapie ou radiothérapie, ayant subi une greffe d'organe, etc.
  - personnes âgées.

2.3 Solutions et traitements

En cas de diagnostic d'une tuberculose pulmonaire, le patient est systématiquement isolé, durant 10 jours minimum, à l'hôpital pour éviter tout risque de contagion.

La tuberculose se traite par antibiotiques. La prise du traitement doit être suffisamment longue pour que la bactérie disparaisse totalement. Si l'interruption du traitement se fait trop tôt, le bacille peut devenir résistant aux antibiotiques, ce qui nécessite un traitement beaucoup plus lourd, souvent accompagné d'une hospitalisation.

Une surveillance fine est mise en place grâce à :

- des examens réguliers, jusqu'à 18 mois après la fin du traitement ;
- des examens sanguins ;
- un contrôle des crachats à la fin du traitement pour vérifier que le bacille a disparu ;
- une radiographie des poumons pendant, à la fin du traitement, et 18 mois après le début du traitement.

3 La pneumonie

DÉFINITION

La **pneumonie** est une infection des poumons liée à une bactérie appelée le pneumocoque.

La pneumonie est une des complications les plus fréquentes de la grippe.

Les personnes les plus exposées à la maladie sont :

- les personnes de plus de 65 ans ;
- les personnes touchées par des maladies pulmonaires comme l'asthme, la mucoviscidose…
- les personnes infectées par le VIH ;
- les personnes soignées par chimiothérapie et corticothérapie ;
- les fumeurs.

Les risques de complications sont importants :

- la septicémie : le germe se répand dans le sang et contamine d'autres organes ;
- l'abcès du poumon : le pus forme une cavité dans le poumon.

Pour aller plus loin…

RAOULT D., ***Les Nouvelles Maladies infectieuses***, Paris, PUF, coll. « Que sais-je ? », n° 3499, 1999.

26 Les IST et le SIDA

1 Les infections sexuellement transmissibles (IST)

DÉFINITION

Les **IST** sont des maladies transmises lors de rapports sexuels non ou mal protégés, et par voie sanguine.

La contamination peut se faire selon différents modes :

- génital ;
- oro-génital ;
- ano-génital ;
- oro-anal.

Les répercussions sur la santé sont importantes :

- risque de stérilité ;
- maladie chronique ;
- décès de la personne contaminée.

Les symptômes peuvent être très peu visibles ou, au contraire, virulents :

- pertes ou écoulements anormaux des voies génitales ;
- sensations de brûlures ;
- démangeaisons ;
- plaies au niveau des organes génitaux ;
- douleurs permanentes ou pendant les rapports sexuels.

2 Le virus d'immunodéficience humaine (VIH)

DÉFINITION

Le **VIH** est un virus qui perturbe l'ensemble du système immunitaire : il s'attaque aux cellules permettant la lutte contre les infections. Les personnes atteintes y sont donc vulnérables. Les porteurs du virus sont dits séropositifs (1er stade de la maladie). Dès que l'immunité est détruite, l'individu est porteur du SIDA (syndrome d'immunodéficience acquise).

- En 2015, 152 000 personnes vivent avec le VIH/SIDA en France.
- En 2018, 5,8 millions de tests de dépistage du VIH ont été réalisés.
- En 2020, 4 900 personnes ont découvert leur séropositivité.
- En 2013, 60 % des personnes diagnostiquées ignoraient leur séropositivité, et 25 % en avaient connaissance mais n'étaient pas traités par antirétroviral.
- 90 000 autotests ont été réalisés entre septembre 2015 et septembre 2016 et 73 000 ont été vendus en pharmacie en 2017.

2.1 Symptômes et phases de la maladie

- **La première phase est dite asymptomatique :** la personne ne ressent aucun symptôme. Cette phase peut durer plusieurs années, sans que la personne ne prenne conscience de sa contamination.
- **La seconde phase est dite chronique symptomatique :** les signes de l'affaiblissement immunitaire apparaissent (fièvre, perte de poids, diarrhée, infections de la peau…).
- **La phase d'apparition de la maladie est le SIDA :** les complications de santé deviennent de plus en plus graves (maladies infectieuses, cancers, atteinte du cerveau, voire démence progressive…).

2.2 Tendance et problématiques

- Les découvertes de séropositivité concernent majoritairement les hétérosexuels (55 %), suivi des homosexuels (43 %). Les usagers de drogues par voie intraveineuse ne représentent quant à eux qu'1 % des découvertes.
- Les personnes séropositives ne présentent aucun symptôme : les premiers signes de la maladie se déclenchent au dernier stade de l'infection (SIDA), et ils peuvent survenir plusieurs années après la contamination.
- Le VIH se transmet lors des rapports sexuels, mais aussi par voie sanguine, lors de la grossesse, de l'accouchement ou de l'allaitement.
- Les personnes toxicomanes pratiquant le partage de seringues sont surexposées aux risques de contracter le VIH.
- La baisse de la prévention depuis les années 2000 a favorisé des représentations erronées de la maladie : idée que le SIDA se soignerait, que la pilule protégerait contre les risques de transmission…
- Les personnes les plus précaires sont moins bien informées.
- Les 15-24 ans et les plus de 50 ans sont majoritairement concernés par la contamination au VIH.
- Actuellement, on estime que 150 000 personnes en France vivent avec le virus.
- 30 000 personnes ne seraient pas informées de leur contagion par le VIH.
- De nombreux préjugés, comme le fait que le virus se transmettrait par les baisers, les poignées de main, etc., contribuent à la discrimination des personnes séropositives.

2.3 Traitement

Les traitements utilisés sont appelés **antirétroviraux** : il s'agit d'une association de médicaments empêchant la multiplication du virus. Les traitements ne permettent pas la guérison, mais bloquent la détérioration du système immunitaire.
Les antirétroviraux augmentent considérablement l'espérance de vie des personnes séropositives, et réduisent également le risque de transmission.
Cependant, ces traitements engendrent de nombreuses complications et effets secondaires : augmentation des risques cardio-vasculaires, détérioration du foie, atteinte rénale.

3 Les autres IST répandues en France

3.1 L'hépatite B

DÉFINITION

L'**hépatite B** est une infection du foie par le virus VHB. Elle peut devenir très grave, et évoluer vers la fibrose hépatique voire la cirrhose. Dans 10 % des cas, la maladie évolue vers une forme chronique. Les risques de cancer du foie augmentent avec la maladie.

Les symptômes sont :

- grande fatigue (asthénie) ;
- fièvre ;
- nausées et vomissements, accompagnés le plus souvent d'une perte de poids ;
- douleurs musculaires et articulaires ;
- urine sombre et selles blanchâtres ;
- teint jaune de la peau ;
- anxiété, irritabilité ;
- maux de tête ;
- troubles du sommeil.

Cependant, l'infection passe souvent inaperçue, car aucun symptôme n'apparaît.

3.2 Les gonococcies

Elles sont aussi appelées « chaude pisse » : l'individu présente une fièvre et des écoulements jaunes par la verge, le vagin ou l'anus. Chez la femme, l'absence fréquente de symptômes les rend dangereux, car ils entraînent la stérilité.

3.3 L'herpès génital

Des plaies ou des petits boutons apparaissent sur les organes génitaux. Chez la femme, les douleurs en urinant sont très fortes et des sensations de brûlure perdurent. Une fois contracté, le risque de récidive est important.

3.4 Les papillomavirus

Ils provoquent des lésions et des petites verrues sur les organes génitaux. La contamination augmente les risques de cancer du col de l'utérus.

3.5 Les chlamydias

Ils sont souvent asymptomatiques chez la femme. Ils favorisent les grossesses extra-utérines, la stérilité et les cancers.

3.6 La syphilis

Elle provoque des éruptions sur la peau et les muqueuses. Elle peut entraîner des atteintes du cerveau, des nerfs et des yeux.

REPÈRES

Les partenaires multiples et autres risques

Depuis 1998, le nombre de contaminations a augmenté. Les pratiques sexuelles dites « libérées » concernent davantage les adolescents et jeunes adultes. La circulation des IST est favorisée, d'autant plus que certaines personnes sont porteuses de maladies sans le savoir. Enfin, les rapports sexuels sous l'emprise de produits (alcool, drogues) favorisent les comportements à risque : l'individu développe des comportements irresponsables et peut être amené à accepter des relations sexuelles non protégées.

4 Les solutions

4.1 La prévention

- **L'éducation à la sexualité** est obligatoire dans les établissements scolaires, et doit intégrer l'enseignement des connaissances sur les modes de transmission des IST.
- **Les campagnes de prévention médiatiques** à la télévision, à la radio, dans les lieux publics... sont développées par l'INPES (Institut national de prévention et d'éducation à la santé).
- **La mise à disposition de préservatifs gratuits** est réalisée dans certains établissements scolaires, dans des associations, dans les plannings familiaux...
- **L'installation de distributeurs de préservatifs** devant les pharmacies, dans les discothèques...
- **Le développement du dispositif Sida Info Service** comportant un numéro de téléphone et un site Internet.

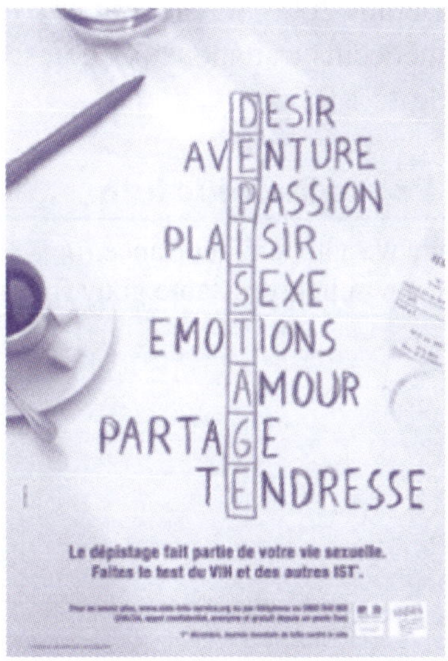

4.2 Le dépistage

Il est conseillé de réaliser un dépistage pour les personnes :

- souhaitant ne plus utiliser de préservatifs dans le cadre d'une relation stable ;
- ayant des partenaires multiples ;
- utilisant des drogues par voie intraveineuse ;
- ayant eu plus d'un partenaire au cours des 12 derniers mois ;
- ayant eu des relations sexuelles « à risque » : non protégées, rupture du préservatif, sous l'emprise d'alcool ou de stupéfiants…
- pratiquant la prostitution.

Il est possible de réaliser un dépistage :

- dans les centres de dépistage anonymes et gratuits (DAG), recensés sur le site Internet Sida Info Service ;
- dans les centres d'information, de dépistage et de diagnostic des IST (CIDDIST) ;
- dans les centres de planification et d'éducation familiale (CPEF) ;
- dans les laboratoires d'analyses privés (possibilité de prescription du dépistage par les médecins généralistes, les gynécologues).

REPÈRES

Depuis 2015, des autotests de dépistage du VIH, fiables à 99 %, sont en vente dans les pharmacies.

4.3 La vaccination

Depuis 2006, **le vaccin contre le papillomavirus** s'est banalisé : il est proposé par les médecins traitants aux adolescentes de 11 à 14 ans et en rattrapage aux jeunes femmes de 15 à 23 ans.

Pour aller plus loin...

www.santepubliquefrance.fr/
www.solidarites-sante.gouv.fr/systeme-de-sante-et-medico-social

27 Les toxicomanies

DÉFINITIONS

Toxicomanie : « État de dépendance physique, psychique, ou les deux, vis-à-vis d'un produit et s'établissant chez un sujet et à la suite de l'utilisation périodique ou continue de celui-ci. » (OMS). La personne est donc aliénée et privée de liberté à cause de sa dépendance. On parle aussi de « pharmacodépendance ».

Dépendance : incapacité à se passer d'une substance psychoactive sans ressentir un profond mal-être.

Addiction : dépendance aliénante pour l'individu.

1 Le tabac

- **29 % des 18-75 ans** fument.
- **38 % des hommes** fument contre **30 % des femmes**.
- **40 % des 20-44 ans sont fumeurs**.
- L'expérimentation du tabac augmente : **80 % des 15-75 ans** l'ont essayé.
- Près de 60 % des fumeurs réguliers déclarent avoir envie d'arrêter.
- 29 % des fumeurs ont essayé d'arrêter dans l'année.
- 54 % des 15-24 ans ont essayé d'arrêter de fumer en 2014.
- À l'adolescence, les filles consomment autant de tabac que les garçons.
- **65 000 personnes décèdent chaque année** de leur consommation de tabac.
- L'industrie du tabac tue 50 % des consommateurs des produits qu'elle fabrique.

1.1 Problématiques actuelles

a. *Un fléau pour la santé publique*

Le tabac est la **première cause évitable de mortalité** : la cigarette est à l'origine de 90 % des cancers des poumons.

Le monoxyde de carbone **diminue l'oxygénation des tissus**, le goudron favorise les **cancers de la bouche**, du **larynx**, des **bronches**, de la **vessie**. Les agents irritants du papier provoquent des **bronchites chroniques** et des **infections respiratoires**.

Le tabac provoque également des **troubles de l'érection**, la **stérilité**, le **vieillissement de la peau**, l'**essoufflement**, etc.

b. *L'augmentation de la consommation des femmes*

Elles encourent des risques plus élevés (grossesses extra-utérines, ménopauses précoces, décalcifications osseuses…).

La pilule contraceptive combinée au tabac favorise les risques d'AVC et d'infarctus.

Chez la femme enceinte, les risques de prématurité, de fausse couche et de mort subite du nourrisson augmentent.

c. *La consommation précoce*

Les jeunes fument davantage, surtout les adolescentes. Chez les jeunes, la dépendance est plus rapide et plus importante.

d. *Le tabagisme passif*

L'exposition à la fumée est particulièrement nocive pour les enfants et les personnes âgées. Chez l'adulte, les risques de cancer du poumon et de MCV augmentent de 25 % chez les fumeurs passifs réguliers.

e. *Les inégalités sociales en matière de consommation*

Les personnes socialement précaires fument davantage que les catégories sociales aisées. De plus, elles sont moins nombreuses à déclarer vouloir arrêter de fumer. Cela contribue à leur pauvreté, car le coût du tabac est élevé en France (7 euros pour un paquet de 20 cigarettes).

f. *L'industrie du tabac s'est tournée vers les pays du Sud*

L'absence de contraintes réglementaires a permis son implantation massive. Les populations y sont peu informées sur les risques encourus, et leur état de santé est parfois fragilisé. Cela aggrave les dégradations sur leur environnement et leur état de pauvreté.

1.2 Solutions, dispositifs

a. *Les mesures législatives contraignantes*

En 1976, Simone Veil fait voter une loi **limitant la publicité** par les industries du tabac et interdisant de fumer dans certains lieux à usage collectif. La mention « abus dangereux » devient obligatoire sur les paquets de cigarettes. **La loi Évin (1991)** renforce la lutte contre le tabac : hausse des prix, interdiction de fumer dans les lieux collectifs, interdiction de publicité, de vente aux mineurs. Depuis le 1er janvier 2007, l'interdiction totale de fumer dans les lieux publics est entrée en vigueur. Depuis 2011, les paquets comportent des photos et slogans choquants. Depuis 2017, ils sont également neutres.

b. *L'aide et la prévention*

Le gouvernement a développé une stratégie globale de lutte contre le tabac, fondée sur la prévention des comportements individuels. Deux axes d'actions sont mis en œuvre :

- le soutien aux fumeurs qui veulent arrêter de fumer :
  - création du site Internet Tabac Info Service,
  - création d'une ligne téléphonique Tabac Info Service.
- le développement et la diversification des modes de consultation (1 000 centres de consultation) :
  - les consultations de groupe, accessibles sans rendez-vous. Elles permettent aux fumeurs de partager leur expérience, de se motiver…
  - les consultations individuelles, accessibles sur rendez-vous. Elles permettent un accompagnement personnalisé.

c. *Les traitements nicotiniques de substitution*

La Haute Autorité de santé préconise des **traitements de substitution** : patch, chewing-gum, inhaleur ou prise médicamenteuse. La **cigarette électronique** a aussi fait son apparition. Ces traitements permettent de lutter contre les sensations de manque. Leur durée varie de 6 semaines à 6 mois.

2 L'alcool

En 2019, **41 000 décès** sont attribuables à l'alcool.

- 11,9 litres d'alcool pur ont été vendus par habitant en 2019.
- **10 % des jeunes** de 17 ans déclarent boire régulièrement.
- **8 % des adultes** ont des **ivresses répétées** (**27,8 % des jeunes de 17 ans**).
- En 2010, **4 millions de consommateurs à risque** sont recensés en France.
- En 2011, **150 556 condamnations pour conduite en état d'ivresse**.
- En 2019, **14 %** des Français consomment de l'alcool quotidiennement.

2.1 Problématiques

L'état d'ivresse entraîne des **troubles digestifs**, des nausées, des vomissements, voire un **coma éthylique**.

À plus long terme, les consommateurs réguliers sont surexposés à des **risques de cancer** (œsophage), à des maladies du foie, du pancréas, à des troubles cardiovasculaires, à l'hypertension artérielle et à des **maladies psychiques** (dépression, troubles du comportement, angoisse).

L'abus d'alcool est à l'origine de nombreuses **situations de violence** venant perturber une certaine paix sociale : agressions sexuelles, homicides, suicides, accidents…

La consommation d'alcool au cours d'une grossesse provoque prématurité, retard de croissance, malformations, troubles des fonctions cognitives…

En cas de manque, l'individu peut présenter des tremblements, des crampes, des sueurs froides, une forte agitation, un état dépressif, des cauchemars et angoisses…

REPÈRES

Le phénomène du « binge drinking »

Apparu dans les pays anglo-saxons, il s'agit d'une **alcoolisation** volontaire, rapide et massive dans une recherche intentionnelle d'ivresse. Les jeunes sont aujourd'hui une cible marketing intéressante pour les industriels de la boisson : des produits correspondant à leurs goûts sont commercialisés, tels que les « premix ».

2.2 Solutions et dispositifs

La consommation et la vente d'alcool sont encadrées **par la loi Évin** : la publicité est autorisée, avec un message de mise en garde, la consommation d'alcool est interdite aux mineurs dans les lieux publics, la vente d'alcool dans les points de vente de carburant est interdite et les débitants de boissons doivent disposer d'une licence.

Il existe **des centres de cure ambulatoire en alcoologie**. Un dispositif **Alcool Info Service** propose un numéro d'appel non surtaxé ainsi qu'un site Internet (https://www.alcool-info-service.fr/).

3 Les drogues

- **41,5 % des jeunes de 17 ans** ont expérimenté le cannabis.
- **9 % des jeunes de 17 ans** fument régulièrement du cannabis en 2014.
- **17 millions de personnes** ont expérimenté le cannabis en France.
- Les hommes consomment plus régulièrement du cannabis que les femmes (**3,4** % contre **0,9** %).
- **700 000 personnes** consomment régulièrement du cannabis en France.
- **5,6 % des adultes** et **3,2 % des jeunes de 17 ans** ont expérimenté la cocaïne.
- **4,3 % des adultes** et **1,9 % des jeunes de 17 ans** ont expérimenté la MDMA/ecstasy.
- **1 % des jeunes de 17 ans** ont expérimenté l'héroïne.
- **261 nouveaux produits de synthèse** sont répertoriés en France depuis 2008, dont 47 en 2016.

3.1 Le cannabis

- En 2016, **71 tonnes de résine de cannabis**, dont **18 tonnes d'herbe** ont été saisies par les autorités.
- Les interpellations pour usage de cannabis représentent **90 % des interpellations pour usages de stupéfiants**.
- Le nombre de cannabiculteurs est estimé à **80 000**.

Le **cannabis** se consomme sous la forme d'un « joint » mélangé avec du tabac, intégré à des préparations alimentaires ou des infusions. Le consommateur ressent un état de détente et une légère somnolence.

Bien que considéré comme une « **drogue douce** », il est classé en France parmi les **stupéfiants**.

Une **dépendance** peut s'installer avec des symptômes de manque à l'arrêt (agitation, irritabilité, troubles du sommeil, etc.).

Cette substance se **banalise** dans l'ensemble des milieux sociaux. Les chiffres témoignent de **la tolérance dont font preuve les Français concernant la consommation de cannabis** : 44 % perçoivent l'interdiction de fumer du cannabis comme une atteinte à la liberté, et plus de 86 % déclarent préférable d'orienter les consommateurs vers des dispositifs de soins plutôt que de les condamner. Les effets du cannabis sur la santé et la société sont pourtant graves : accidents de la route, décrochage scolaire, troubles psychiatriques…

3.2 Les drogues « dures »

La cocaïne et le crack	Ces drogues se consomment par voie nasale, inhalation, injection. Elles procurent un sentiment d'euphorie. Les conséquences sont nombreuses : perforation de la cloison nasale, infarctus, AVC, convulsions, troubles psychiatriques.
L'ecstasy et les amphétamines	Ce sont des drogues de synthèse (comprimé, poudre ou injection) provoquant une accélération du rythme cardiaque et de la tension artérielle.
Les hallucinogènes	Ils sont présents dans des végétaux (« champignons hallucinogènes ») ou sont produits chimiquement (LSD, kétamine, GHB). Ils procurent des hallucinations, des sensations de bien-être et des modifications sensorielles.
Les opiacés	Ce sont des dérivés de l'opium (l'héroïne est le plus courant) qui procurent une sensation de transe. La dépendance physique et psychique est très forte.
Les nouveaux produits de synthèse (NPS)	Ces substances imitent les effets des autres produits illicites. Depuis 2010, une substance nouvelle est identifiée chaque mois. Les principaux usagers sont les consommateurs réguliers de drogues dans les milieux de la fête : pour éviter la dépendance, ils diversifient les substances.

3.3 Problématiques actuelles

- La **poly-consommation** est en hausse : les consommateurs cherchent à moduler les effets ressentis.
- Les **partages de seringues** sont responsables de contaminations par le VIH, l'hépatite C…
- Le **développement des conduites dopantes** : notre société incite à la performance individuelle, notamment en milieu professionnel. Les jeunes sont surexposés : cumul des études et d'un emploi, stress.
- Le **décrochage scolaire** chez les adolescents et jeunes adultes consommateurs.
- La **consommation de drogue favorise l'exclusion** : la personne organise sa vie en fonction du produit. Les liens sociaux changent, le cercle d'amis se compose de consommateurs. S'ajoutent les difficultés à trouver ou conserver un emploi, à organiser sa vie quotidienne… Le coût du produit favorise également la pauvreté.
- La **drogue est à l'origine de certaines situations de violence**, car les personnes sous l'emprise de stupéfiants peuvent « perdre le contrôle » d'elles-mêmes.
- La **consommation de drogues dures accroît le risque de recourir à la prostitution ou à des pratiques délinquantes** pour pouvoir consommer.

3.4 Solutions

Les **médecins traitants** sont souvent confrontés aux problèmes de dépendance. Dans les cas d'une dépendance accrue, ils orientent vers des dispositifs de soins adaptés. L'État a développé un ensemble de dispositifs depuis l'an 2000.

Le développement de dispositifs d'aide pour les consommateurs :

- **les lieux pour les jeunes consommateurs :**
  - les **Espaces Santé Jeunes** accueillent les 11-25 ans, gratuitement et anonymement ;
  - les **Maisons des Adolescents**, qui existent depuis 2004, informent, conseillent et accompagnent des adolescents en difficulté et leur famille ;
  - les **Points Accueil Écoute Jeunes** préviennent les conduites à risque ;
  - les **Consultations Jeunes Consommateurs** accueillent les jeunes consommateurs et les familles, pour un accompagnement de longue durée.
- **les consultations en addictologie à l'hôpital** accueillent toute personne présentant une toxicomanie. Une hospitalisation peut être proposée pour permettre un sevrage plus efficace, associant prise de médicaments et suivi psychologique ;
- **les Centres de Soins, d'Accompagnement et de Prévention en Addictologie (CSAPA)** accompagnent les personnes sur des périodes importantes (6 mois environ). Ils associent le soin et l'aide à la réinsertion sociale et professionnelle.

3.5 La prévention

Le gouvernement a développé un plan de lutte contre les drogues et les conduites addictives. Les jeunes représentent la cible principale des mesures de prévention. Plusieurs mesures sont proposées :

- la formation à la prévention des professionnels au contact des jeunes, pour repérer les jeunes vulnérables, les prévenir des risques liés aux drogues ;
- la création d'une ligne téléphonique pour les parents des jeunes consommateurs, pour soutenir la parentalité ;
- le développement de lieux de parole pour les jeunes.

Pour aller plus loin...

KARILA L., ***Les Addictions***, Paris, Le Cavalier bleu, coll. « Idées reçues », 2008.
MATYSIAK J.-C., ***Les Pathologies de l'excès. Sexe, alcool, drogue… Les dérives de nos passions***, Paris, Jean-Claude Lattès, 2006.
https://www.tabac-info-service.fr/
https://www.drogues.gouv.fr/
https://www.alcool-info-service.fr/

Réviser

1. La médecine curative est :

- ❑ la science qui étudie les techniques et les pratiques pour soigner les malades
- ❑ la science qui étudie les techniques et traitements contre la douleur
- ❑ la science qui étudie les traitements relatifs aux maladies psychiatriques

2. Sigmund Freud a été le premier à développer la psychanalyse.

❑ vrai ❑ faux

3. L'hypocondrie est :

- ❑ une peur et une anxiété excessive concernant la mort
- ❑ une peur et une anxiété excessive concernant la santé
- ❑ une peur et une anxiété excessive de la foule et des espaces publics

4. Le scandale du sang contaminé a éclaté grâce aux investigations de la journaliste :

- ❑ Anne-Marie Casteret
- ❑ Claire Bariol
- ❑ Jacqueline Constance

5. Le noma est un cancer.

❑ vrai ❑ faux

6. Le cancer du sein en France progresse chaque année de :

❑ 1,5 % ❑ 2,1 % ❑ 3,4 %

7. La bilharziose est une maladie mentale découverte dans les années 2000.

❑ vrai ❑ faux

8. Le cancer de l'ovaire est favorisé par l'amiante.

❑ vrai ❑ faux

9. Les troubles somatoformes sont :

- ❑ des troubles de la personnalité se manifestant occasionnellement et de manière imprévisible
- ❑ des douleurs dont les causes sont liées à des facteurs génétiques encore inexplicables
- ❑ des symptômes physiques sans qu'aucune anomalie organique ne soit décelée

10. La bactérie mycoplasma genitalium (MG) est une IST méconnue qui touche 1 à 3 % de la population des pays à hauts revenus.

❑ vrai ❑ faux

11. Le dispositif d'annonce du cancer au patient a été une mesure phare du plan cancer :

❑ 1998-2002 ❑ 2003-2007 ❑ 2008-2012

12. Les soins de support sont utilisés :

❑ dans le traitement des personnes atteintes du cancer

❑ dans le traitement des personnes âgées

❑ dans le traitement des personnes atteintes de troubles psychiatriques

❑ dans le traitement des personnes séropositives

❑ dans le traitement de maladies graves

13. Cardiomyopathie et myocardiopathie sont des synonymes.

❑ vrai ❑ faux

14. Cochez les maladies infectieuses faisant l'objet d'une déclaration obligatoire.

❑ botulisme

❑ rougeole

❑ choléra

❑ dengue

❑ listériose

❑ VIH

15. L'hépatite E est une infection par le virus VHE et a été découverte en 1983.

❑ vrai ❑ faux

16. Quel est le taux des 18-74 ans touchés par l'hypertension artérielle ?

❑ 19 % ❑ 26 % ❑ 31 %

17. Le taux de guérison du cancer de l'enfant est stable depuis 1980.

❑ vrai ❑ faux

18. Les spermicides protègent contre les IST.

❑ vrai ❑ faux

19. La drogue la plus addictive est :

❑ l'héroïne

❑ l'opium

❑ les amphétamines

❑ le crack

20. Dépendance et sujétion sont des synonymes.

❑ vrai ❑ faux

21. Selon l'Observatoire européen des drogues et des toxicomanies, le taux de consommateurs de drogues se fournissant sur Internet s'élève à :
❑ 2 % ❑ 8 % ❑ 10 % ❑ 20 %

22. Le nombre de personnes présentant des séquelles persistantes après un AVC s'élève à :
❑ 550 000 personnes ❑ 650 000 personnes ❑ 750 000 personnes

23. Toute personne conduisant sous l'usage de stupéfiants est passible de :
❑ 1 an d'emprisonnement et 3 500 euros d'amende
❑ 2 ans d'emprisonnement et 4 500 euros d'amende
❑ une suspension immédiate du permis de conduire
❑ une suppression du permis de conduite, après la réalisation de prises de sang et sur décision du juge

24. L'autisme est une maladie psychiatrique.
❑ vrai ❑ faux

25. En 2014, les autorités ont saisi :
❑ 22 tonnes de résine de cannabis ❑ 31 tonnes de résine de cannabis
❑ 37 tonnes de résine de cannabis

26. Un adultérant est :
❑ une substance utilisée pour diluer ou falsifier les substances psychoactives du marché clandestin
❑ un ensemble de manifestations psychiques que caractérise un désinvestissement existentiel
❑ une réaction physiologique désagréable induite par l'association d'alcool avec certains médicaments

27. La mépéridine est utilisée comme analgésique.
❑ vrai ❑ faux

28. Le taux de mortalité liée au cancer du poumon chez les 50-54 ans a baissé depuis 1985.
❑ vrai ❑ faux

29. Le TRUVADA est un traitement préventif limitant les risques de transmission par le VIH, autorisé en France en 2015.
❑ vrai ❑ faux

30. L'ONDRP est :
❑ l'Observatoire national de la délinquance et des réponses pénales
❑ l'Observatoire national des drogues et des réponses préventives
❑ l'Organisation nationale du développement des réseaux de prévention

Corrigés

1. La science qui étudie les techniques et les pratiques pour soigner les malades.
2. Faux. Sigmund Freud a poursuivi les travaux de son enseignant Josef Breuer.
3. Une peur et une anxiété excessive concernant la santé.
4. Anne-Marie Casteret.
5. Faux. Le noma est une gangrène de la bouche qui détruit les tissus cutanés et les os du visage. Elle touche principalement les enfants.
6. 2,1 %.
7. Faux. La bilharziose est la maladie parasitaire la plus répandue dans le monde après le paludisme.
8. Vrai.
9. Des symptômes physiques sans qu'aucune anomalie organique ne soit décelée.
10. Vrai.
11. 2003-2007.
12. Dans le traitement des personnes atteintes du cancer ; dans le traitement de maladies graves.
13. Vrai.
14. Botulisme ; choléra ; dengue ; listériose.
15. Vrai.
16. 31 %.
17. Faux. Il est passé de 30 % en 1980 à 70 % en 2009.
18. Faux.
19. Le crack.
20. Vrai.
21. 10 %.
22. 550 000 personnes.
23. 2 ans d'emprisonnement et 4 500 euros d'amende ; une suspension immédiate du permis de conduire ; une suppression du permis de conduite, après la réalisation de prises de sang et sur décision du juge.
24. Faux.
25. 37 tonnes de résine de cannabis.
26. Une substance utilisée pour diluer (couper) ou falsifier les substances psychoactives du marché clandestin.
27. Vrai.
28. Vrai, mais la baisse est très faible : 91,8 % de décès en 1985, 90 % de décès en 2009.
29. Vrai.
30. L'Observatoire national de la délinquance et des réponses pénales.

L'éthique 3

En France…

22 401 naissances grâce à la PMA

soit **27 %** du total des naissances

en 2012

2 938 183 dons du sang total effectués

150 000 décès à la suite d'une longue maladie qui aurait nécessité un accompagnement en soins palliatifs

1 Français sur 5 se dit favorable aux **dons d'organes** en cas de décès **mais n'en a pas informé ses proches**

et

1 prélèvement sur 3 est refusé par la famille du défunt

5 805 personnes ont reçu une greffe

soit une augmentation de **45 %** en 22 ans

55 000 personnes sont porteuses d'un greffon fonctionnel

28 Les lois de bioéthique

1 Définition de la bioéthique

DÉFINITIONS

L'**éthique** est l'ensemble des **principes moraux** que l'Homme doit appliquer pour mettre en œuvre « ce qui est bon pour lui ». Le mot « bio » désigne le « vivant ». La **bioéthique** est donc **le champ des questions éthiques et sociétales en lien avec les innovations médicales permettant une manipulation du vivant**.

Aujourd'hui, les accélérations de la science et des techniques nécessitent de s'interroger en profondeur sur les finalités des pratiques en cours. Les droits et obligations définis doivent garantir :

- la **dignité** des personnes ;
- le **respect du corps** ;
- la **protection** de **l'embryon humain** ;
- l'**intérêt de l'enfant**.

La France doit **conserver une liberté dans ses choix éthiques**. La législation tient compte de **nos valeurs et de notre culture.**

REPÈRES

Au niveau international, le **Comité international de bioéthique** s'interroge continuellement sur les enjeux juridiques et éthiques des progrès scientifiques dans le domaine des sciences de la vie et de la médecine. En France, le **Comité consultatif national d'éthique (CNNE)** a été créé en 1983 et donne son avis sur les questions de bioéthique.

2 Les lois de bioéthique

2.1 Les lois de 1994

Elles définissent les principes généraux de protection de la personne humaine.

- **La loi du 1er juillet 1994** définit les règles de traitement des données des personnes ayant pour but la recherche dans le domaine de la santé.
- **Les lois du 29 juillet 1994 :** la première énonce les **principes relatifs au respect du corps humain** (inviolabilité, obligation de consentement et impossibilité d'être un objet évaluable en argent). La seconde concerne les **dons et l'utilisation des produits du corps humain** (consentement nécessaire au diagnostic prénatal, gratuité, anonymat…).

2.2 La loi du 6 août 2004

Elle complète et actualise les lois de 1994, grâce à plusieurs dispositions.

- L'interdiction du clonage reproductif ou thérapeutique.
- L'interdiction de la recherche sur l'embryon et les cellules embryonnaires.
- L'élargissement des personnes pouvant procéder à une greffe ou un don d'organe.
- La création de l'Agence de la biomédecine.
- La création d'un « crime contre l'espèce humaine ».
- L'interdiction du diagnostic préimplantatoire, excepté dans le but d'apporter un espoir de traitement à un aîné atteint d'une maladie.
- La priorité donnée à l'information et au consentement des personnes.
- La révision de la loi par le Parlement tous les cinq ans.

L'enjeu est de **protéger** les personnes, sans **empêcher les avancées scientifiques**. La loi prévoit donc que les recherches sur l'embryon et les cellules embryonnaires permettent des progrès majeurs et soient limitées à 5 ans. La révision tous les cinq ans doit permettre de **suivre l'évolution de la recherche scientifique, d'intégrer les nouvelles interrogations** pouvant émerger (utilisation des cellules-souches par exemple). Les demandes sociales évoluent également et doivent être étudiées (élargissement de l'AMP, gestation pour autrui…).

2.3 La loi du 7 juillet 2011

Elle a été élaborée à la suite des **États généraux de la bioéthique** (débat public pour recueillir l'expression de la population). À l'issue des échanges, une synthèse a été réalisée pour servir de base au travail des parlementaires et compléter les avis des différentes institutions (Comité consultatif national d'éthique, Conseil d'État…).

Les conclusions des États généraux sont :

- l'interdiction de la **gestation pour autrui** ;
- l'interdiction pour les **couples homosexuels** de recourir à l'**assistance médicale à la procréation** ;
- l'instauration de **mesures préventives** contre le **tourisme procréatif** ;
- la possibilité pour les familles de juger si elles ont les moyens financiers de garder un enfant handicapé ou malade (en cas de diagnostic prénatal) ;
- la **surveillance des diagnostics prénataux et préimplantatoires** pour qu'ils ne s'apparentent pas à de l'eugénisme ;
- le maintien **total de la gratuité**, du **désintérêt** et de l'**anonymat** du don ;
- l'amélioration du **transport d'organes** ;
- la **levée du secret médical pour la médecine prédictive**.

Plusieurs innovations ont été apportées à la loi de 2004 :

- l'autorisation du **don croisé d'organe** en cas d'incompatibilité entre deux proches (ce qui a permis 100 à 200 greffes de reins supplémentaires par an) ;
- l'autorisation de la **vitrification ovocytaire** (congélation ultrarapide) ;
- une **plus grande souplesse dans les tests génétiques**.

2.4 La loi du 16 juillet 2013

Depuis le 16 juillet 2013, la recherche sur l'embryon et les cellules-souches est autorisée en France. Pour certains, le cadre législatif n'encadre pas suffisamment cette pratique et ne respecte pas le principe de la dignité humaine. **Toute recherche sur l'embryon ou les cellules-souches embryonnaires ne peut être entreprise sans une autorisation** soumise à de **nombreuses conditions** :

- la **pertinence** de la recherche ;
- la **finalité médicale** ;
- l'**utilisation restreinte** aux embryons *in vitro* et ne faisant pas l'objet d'un projet parental ;
- le **consentement** écrit du couple dont les embryons sont issus ;
- le respect d'un **délai de réflexion de 3 mois**.

2.5 La révision de la loi de bioéthique du 4 mars 2020

Le Sénat s'est prononcé en faveur de plusieurs apports :

- l'ouverture de la PMA aux couples de femmes et aux femmes seules ;
- la mise en place d'une procédure d'adoption accélérée pour la mère d'intention (dans le cadre d'un recours à la PMA par un couple de femmes);
- l'articulation du droit au respect de la vie privée des donneurs de gamètes et de l'accès aux origines de toutes les personnes issues d'un don, en interrogeant les donneurs sur leur volonté de communiquer ou non leur identité ;
- la création d'un statut de donneur d'organe ;
- la réaffirmation de l'interdiction du recours à la GPA ;
- l'interdiction des embryons transgéniques et chimériques ;
- la préservation de la technique du double diagnostic préimplantatoire permettant la naissance d'un enfant indemne d'une maladie grave et compatible pour une greffe avec un aîné malade ;
- la suppression d'une clause de conscience spécifique pour les professionnels de santé en matière d'interruption médicale de grossesse (IMG).

Pour aller plus loin...

https://www.etatsgenerauxdelabioethique.fr/

FELDMANN G., ***La Bioéthique. 25 questions décisives***, Paris, Armand Colin, 2010.

Les dons d'organes et les dons de sang

29

1 Les dons d'organes

DÉFINITION

Le **don d'organes** consiste à **prélever un organe sur une personne vivante ou décédée,** dans le but de le **transplanter** à une autre personne compatible. Le don **des tissus**, tels que la peau ou la moelle osseuse, est également possible.

57 171 personnes sont porteuses d'un greffon fonctionnel en 2015. Les greffes de reins sont les plus fréquentes, suivies par le foie, le cœur et les poumons. Les greffes d'intestin, de cornée et de pancréas sont possibles mais restent rares.

En 2019, 5 897 greffes ont été pratiquées en France, dont 3 641 greffes de rein, 1 355 greffes du foie et 425 greffes du cœur. 23 828 personnes étaient inscrites sur les listes d'attente de greffe en 2017, contre 12 512 en 2006.

1.1 Que dit la loi ?

- **La loi du 15 novembre 1887** permet de disposer de la liberté de faire don de son corps, après sa mort, à la science (enseignement et recherche médicale).
- **La loi Lafay du 7 juillet 1949** autorisait le prélèvement post-mortem des yeux en vue de permettre des greffes de la cornée.
- **La loi Caillavet du 22 décembre 1976** est la première grande loi permettant les prélèvements d'organes et de tissus. Elle affirme le **principe du consentement présumé** : le prélèvement *post-mortem* peut être effectué si la personne n'a pas fait connaître son opposition au don de son vivant. Mais, dans la réalité, en cas d'absence de carte de donneur, le médecin sollicite la famille pour obtenir des informations sur le consentement du défunt.
- **La loi du 29 juillet 1994 relative au respect du corps humain** affirme la primauté et la dignité de la personne. Elle proclame l'inviolabilité et la non-patrimonialité du corps : il ne peut faire l'objet d'un commerce.

Concernant les transplantations, **cette loi, ainsi que la loi du 6 août 2004**, précisent :

- l'**anonymat et la gratuité des dons** : le donneur ne peut connaître le receveur, et un donneur ne peut être rémunéré. Deux dérogations existent à l'anonymat :
  - la **nécessité thérapeutique** (les médecins ont accès aux identités) ;
  - le **prélèvement sur une personne vivante**, qui est **autorisé pour un proche** (parents, frères, sœurs, grands-parents, cousins germains, conjoint, concubin sur preuve d'une vie commune d'au moins 2 ans).
- **l'instauration de garanties sanitaires** : sélection clinique des donneurs, sécurité des transports d'organes, tests de dépistages des maladies transmissibles.

- les **conditions de prélèvements** :
  - le **consentement** du défunt est pris en considération ;
  - le constat de la **mort** ;
  - la **finalité thérapeutique** (en cas de nécessité médicale) ;
  - la **restauration complète du corps** après un prélèvement post-mortem.
- les conditions de prélèvements **sur une personne vivante** :
  - le **consentement éclairé** : « aucune intervention en matière de santé ne peut être effectuée sur une personne sans son consentement libre et éclairé. La personne concernée peut, à tout moment, librement retirer son consentement » ;
  - l'appartenance à la famille du receveur (ou le conjoint) ;
  - être **majeur**, excepté pour les dons de moelle osseuse ;
  - être **informé des risques** et écrire son consentement au don devant le président du tribunal de grande instance.

Les lois de bioéthique stipulent **l'interdiction de toute publicité « en faveur d'un don d'éléments ou de produits du corps humain au profit d'une personne ou d'un établissement »**. L'enjeu est de prévenir toute dérive remettant en cause la non-patrimonialité et l'anonymat du don. La sensibilisation du public au don est possible, sous contrôle du ministère en charge de la santé. **L'Agence de biomédecine** promeut l'information au public sur les dons et gère la liste d'attente nationale. **L'Agence française de sécurité sanitaire** contrôle la qualité des greffons.

Les patients en attente d'une greffe

La pratique des greffes d'organes nécessite l'inscription des patients sur une liste nationale établie par type de transplantation. [...]. Le principe de la liste nationale d'attente a été reconnu par un décret du 24 septembre 1990 relatif aux activités de transplantation d'organes [...]. La loi du 18 janvier 1994 [...] a confié à l'Agence de la biomédecine l'enregistrement de l'inscription sur cette liste et sa gestion [...].

Afin de tenter d'homogénéiser les durées d'attente de greffe, et de respecter des principes d'équité, des règles de répartition des greffons ont été élaborées selon un système de score, tenant compte notamment de critères tels qu'une menace vitale à court terme, l'âge, l'ancienneté d'inscription sur la liste d'attente, la difficulté d'accès à la greffe [...]

Source : www.france-adot.org

1.2 Problématiques actuelles

a. *Le manque de greffons*

- En 2015, 2 146 patients sont sur liste d'attente. Seulement **5 746 greffes ont été réalisées.**
- Chaque année, **250 à 300 personnes meurent, faute de greffe**.
- Un prélèvement possible sur trois est refusé par la famille du défunt.

Le **nombre de personnes greffées et le besoin de greffons augmentent**, car la greffe connaît un grand succès :

- les résultats sont de qualité (allongement de la durée et de la qualité de vie) ;
- le recours à la greffe concerne des situations de plus en plus diversifiées.

Le manque d'organes est lié à :

- La **rareté des états de mort encéphalique** à l'hôpital (1 % des décès), alors que cette source d'organes représente près de 93 % des greffes réalisées. En 2010, seulement 48 % des défunts en état de mort encéphalique ont été prélevés.
- La **loi sur les dons post-mortem n'est pas véritablement appliquée** : malgré l'affirmation du consentement présumé, la décision de prélèvement est laissée aux proches du défunt. Certaines familles ignorent le souhait du défunt et préfèrent refuser le don d'organe. D'autres craignent une mutilation du corps.
- L'**accompagnement des familles est insuffisant** : face à la souffrance liée au décès, l'évocation d'un prélèvement d'organe peut apparaître d'une grande brutalité.

REPÈRES

Actuellement, près d'un Français sur cinq se dit favorable aux dons en cas de décès le permettant, mais **ils n'en ont pas informé leurs proches**.

b. *Les interrogations éthiques*

- **L'augmentation des dons par des donneurs vivants** : comment assurer au donneur une véritable liberté de choix ? Il doit être informé des risques pour sa santé, notamment la perte de certaines capacités physiques.
- **L'attribution des greffons en fonction d'un ensemble de critères** : peut-on, par exemple, refuser une greffe de poumon à un fumeur ? Les critères d'attribution des greffons doivent être pensés au regard de l'éthique.
- **L'augmentation permanente du trafic d'organes**, lié à la pénurie d'organes : selon Interpol, ce trafic est l'un des plus lucratifs, après les armes et la drogue. Le « **tourisme de transplantation** » témoigne d'une tendance à la marchandisation du corps humain, surtout dans les pays exposés à la grande pauvreté.

1.3 Les mesures mises en œuvre

La **sensibilisation** est développée dans les écoles, à la télévision et sur Internet, pour favoriser une **meilleure connaissance de la loi par la population**.

L'OMS a instauré la **Journée mondiale du don d'organes et de la greffe** (le 17 octobre) pour lutter contre la pénurie d'organes.

Les lois de bioéthique ont mis en place un ensemble de mesures :

- l'augmentation des centres équipés et habilités aux prélèvements ;
- la hausse des prélèvements chez des donneurs âgés (plus de 65 ans) ;
- l'autorisation du don croisé (2011) ;
- l'autorisation du prélèvement sur un donneur vivant soumis à un comité d'experts, s'assurant du consentement éclairé du donneur.

Pour **lutter contre le trafic d'organes,** le Conseil de l'Europe a élaboré en 2015 le premier traité de lutte contre le trafic d'organes. Les États non européens peuvent y adhérer. L'enjeu est de **créer une base juridique commune en vue de faciliter la coopération internationale dans cette lutte**.

2 Les dons de sang

DÉFINITIONS

Le **sang** est un tissu vivant, composé de cellules baignant dans un liquide, appelé le plasma. Le sang comprend différentes composantes :

- le **plasma** (55 % du volume sanguin) contient les facteurs de coagulation.
- les **globules rouges** transportent l'oxygène des poumons vers les tissus.
- les **plaquettes** sont des cellules permettant de prévenir les hémorragies.

En 2016, 2 938 183 dons de sang total ont été effectués en France.

Les dons sont utilisés pour soigner les maladies du sang, les cancers, les urgences (hémorragies). Toute transfusion sanguine doit respecter une compatibilité au groupe sanguin (A, B, O ou AB).

Le don de sang est **anonyme** et **gratuit**.

L'Établissement français du sang (EFS) est un service public créé en 1999 et assure la gestion des dons de sang. Il repose sur le **volontariat** et la **générosité** des Français. Il doit **assurer l'autosuffisance du pays en sang**. Il dispose d'établissements fixes et organise des **collectes mobiles** (entreprises, universités).

Le scandale du sang contaminé a conduit à **renforcer les règles de sécurité** et les conditions du don. S'ajoutent des tests pour éliminer les risques de transmission. Dans le cadre de la non-discrimination dans le domaine du don du sang, Olivier Véran a annoncé la levée de l'ajournement pour les hommes ayant des relations sexuelles avec des hommes à compter du 16 mars 2022.

REPÈRES

La **journée mondiale des donneurs de sang** (14 juin), créée en 2004 par l'OMS, est utilisée pour communiquer et réaliser des collectes.

Pour aller plus loin...

BAUDELOT, C. et O., ***Une promenade de santé***, Paris, Stock, 2008.
KERANGAL M. de, ***Réparer les vivants***, Paris, Verticales, 2013 ; Gallimard, « Folio », 2015.
www.dondorganes.fr
www.dondusang.net

La procréation, les tests génétiques et le clonage 30

Les **progrès scientifiques** offrent des possibilités nouvelles touchant la procréation et la manipulation du vivant. Le développement de ces techniques permet de **pallier la stérilité ou encore de prévenir certaines maladies**. Quelles sont ces techniques ? Comment sont-elles encadrées ? Quelles sont les interrogations actuelles ?

1 La procréation médicalement assistée (PMA)

DÉFINITIONS

- La **PMA** consiste à permettre la rencontre entre les **gamètes** mâle et femelle, grâce à une **intervention médicale**. Elle permet à des couples d'avoir un enfant, malgré une double **infertilité** ou une problématique de santé rendant impossible une grossesse, mais aussi d'éviter la transmission à l'enfant d'une maladie génétiquement transmissible.
- Le **gamète** est une cellule reproductrice (spermatozoïdes chez l'homme, ovocytes chez la femme).

- En 2019, 157 593 tentatives de PMA ont été recensées.
- En 2019, 27 180 enfants sont nés d'une PMA, dont 5,3 % enfants issus d'un don.
- **Après un an** de tentatives sans contraception, **18 % à 24 %** des couples restent sans enfant.
- **Après deux ans**, les couples toujours en attente d'une grossesse sont encore **8 % à 11 %**.
- En 2018, **1 enfant sur 30** est conçu grâce à la PMA en France.

Les causes de l'infertilité sont variées : âge, maladies génétiques, facteurs psychologiques ou environnementaux, alcool, tabac, maigreur ou surpoids, drogues…

1.1 Les techniques de PMA

a. *L'insémination artificielle*

Les spermatozoïdes sont récupérés auprès du conjoint ou d'un donneur, et sont déposés à l'intérieur de l'utérus. La fécondation se fait donc **selon le processus naturel**.

b. *La fécondation in vitro (FIV)*

Les gamètes mâles et femelles sont recueillis et mis en présence **dans une éprouvette** pour que la fécondation puisse se faire. Puis, l'embryon est implanté dans l'utérus de la mère, ou d'une mère porteuse. Cette technique est longue et contraignante : la femme doit recevoir un **traitement hormonal préalable à la ponction des follicules** contenant les ovocytes. La préparation des gamètes en laboratoire est ensuite nécessaire, avant de procéder à la mise en fécondation.

c. *Le don et l'accueil d'embryons*

Lorsqu'un couple recourt à une FIV, les embryons non implantés dans l'utérus sont congelés pour être utilisés plus tard, sans avoir à réaliser de nouvelle FIV. Dans le cas où le projet parental d'un couple aurait abouti, plusieurs choix s'offrent à lui :

- l'**interruption** de la conservation des embryons congelés ;
- le **don à la recherche** ;
- le **don à un autre couple** ayant des difficultés à procréer.

L'accueil d'embryon n'est possible que dans le cas d'une **double infertilité**, ou d'un **risque majeur de transmission d'une maladie génétique à l'enfant**.
Les principes fondamentaux qui encadrent cette pratique sont les mêmes que pour le don d'organe : le **consentement/volontariat**, la **gratuité** et **l'anonymat**.

REPÈRES

Pour des raisons de suivi de la santé de l'enfant à naître, le Code de la santé publique permet à un **médecin d'avoir accès aux données médicales du couple donneur, qui sont anonymisées** et conservées dans le dossier de don pour 40 ans minimum. Pour protéger l'enfant et les parents, la loi prévoit que **l'embryon donné est l'enfant du couple receveur**. Aucun lien de filiation n'est possible entre l'enfant et le couple donneur.

1.2 Débats éthiques actuels

Pour les partisans de l'**extension de la PMA aux couples homosexuels**, l'aboutissement du mariage entre personnes de même sexe est inévitablement l'accès à la PMA. Mais les États généraux de la bioéthique avaient rappelé que **la PMA a pour vocation de traiter la stérilité au sein d'un couple,** et non pas de répondre à un désir d'enfant sans problème de stérilité avérée.
Au niveau psychologique, des spécialistes exposent **l'importance de la référence à la filiation biologique pour l'enfant**. L'identification de « ceux qui nous ont conçus » serait une condition au **bon développement psychologique d'un individu**. D'autres rappellent qu'actuellement les repères de filiation sont fortement brouillés.
Ce débat n'est pas sans rappeler que **l'enjeu principal reste l'enfant et que « le droit à l'enfant » ne doit pas primer sur « le droit de l'enfant »**.

2 Les tests génétiques et la manipulation du vivant

2.1 Le génie génétique

DÉFINITION

Le **génie génétique** vise à isoler un ou plusieurs gènes d'un organisme pour en identifier la séquence et pouvoir le manipuler.

Le **génome humain** se compose de **30 000 gènes**. Les manipulations génétiques sont déjà largement utilisées dans de nombreux domaines : agriculture (OGM), écologie (manipulations génétiques pour la restauration des écosystèmes)…
Concernant l'homme, ces progrès ont permis **d'identifier les gènes responsables de certaines maladies**, comme la myopathie, la mucoviscidose ou certains cancers.

2.2 Le recours aux tests génétiques

a. *Les tests*

DÉFINITION

La **thérapie génique** vise à remplacer un gène muté par un gène sain pour tenter de guérir certaines maladies.

Les tests génétiques se sont développés et sont utilisés pour :

- le **conseil génétique** (risques de transmission d'une maladie héréditaire à sa descendance) ;
- les **diagnostics prénataux** (DPN) ou préimplantatoires (DPI) ;
- la **médecine prédictive** ;
- la **recherche de l'identification d'un individu** (justice par exemple).

b. *Le DPN et le DPI*

DÉFINITIONS

Le **diagnostic prénatal (DPN)** consiste à réaliser des examens durant la grossesse (amniocentèse par exemple) pour **déterminer si l'enfant présente une grave maladie ou une anomalie chromosomique** (ex. : trisomie 21). Les parents disposent alors d'une possibilité d'interruption médicale de grossesse.

Le **diagnostic préimplantatoire (DPI)** est réalisé sur un embryon obtenu par FIV, avant l'implantation dans l'utérus de la mère.

Le DPI est autorisé en France depuis 1999 et est très encadré. Pour en bénéficier, **le couple doit présenter un risque avéré de transmission d'une maladie grave et incurable à son enfant**.

2.3 Une pratique réglementée et encadrée

La génétique médicale est **encadrée par les lois de bioéthique**. Les tests génétiques ne peuvent être réalisés **qu'à des fins médicales, judiciaires ou de recherche**, et uniquement dans des laboratoires autorisés à réaliser de tels tests.
Pour les tests à finalités médicales :

- aucun test ne peut être fait **sans l'accord de la personne** ou de ses représentants ;
- la personne **peut refuser d'en connaître le résultat** ;
- la personne est **obligée d'informer les membres de sa famille** s'il est diagnostiqué une anomalie génétique nécessitant prévention ou soins. Pour respecter son anonymat, la personne peut demander au médecin d'informer sa famille ;

- les tests ne peuvent **être prescrits que par certains professionnels de santé**, et uniquement pour certaines raisons précises ;
- toute **manipulation visant à influer sur la descendance d'une personne** ou à sélectionner les êtres humains est **interdite (eugénisme)**.

2.4 Débats éthiques actuels

a. *Les risques de dérives eugéniques*

DÉFINITION

Les **recherches eugéniques** sont l'ensemble des pratiques cherchant à améliorer la race humaine. Avec la génétique, le risque serait de laisser se développer des pratiques visant à sélectionner des caractéristiques génétiques des individus, dans le but de faire correspondre l'Homme à un certain idéal.

Face au progrès technique, **la loi risque d'être modifiée progressivement et d'ouvrir le champ de la génétique au domaine commercial**. Le risque serait de procéder à un tri d'embryons pour offrir la possibilité aux parents de « choisir » les caractéristiques de leur enfant (sexe, couleur des yeux, des cheveux…). Les techniques actuelles pourraient être mises au service d'idéologies politiques.

b. *La commercialisation du génome humain et animal*

Le développement du génie génétique a déjà permis de **procéder à des modifications génétiques sur des espèces vivantes** pour les commercialiser. La commercialisation des « saumons OGM » aux États-Unis témoigne de la **difficulté des lois à contrôler le développement technique**. Quels sont les risques pour notre organisme ? Quels sont les risques pour les écosystèmes ?

c. *La vente de tests génétiques sur Internet*

La **vente de tests génétiques sur Internet** explose. Certains de ces tests sont valides, d'autres sont des arnaques. Le risque principal est la **possibilité d'échapper à la loi française** : des tests ADN de filiation sont accessibles, mais la loi ne les autorise que dans le cadre d'une mesure judiciaire. Le **recours à ces tests ne permet pas d'encadrement par un professionnel de santé**.

3 Le clonage

DÉFINITIONS

« **Clone** » signifie « petite branche » ou « jeune pousse ». Le clonage est la **multiplication naturelle ou artificielle d'un être vivant à l'identique**. Des vrais jumeaux (monozygotes) sont des **clones naturels** : ils sont génétiquement identiques, mais présentent des différences liées à leur environnement (alimentation, différence de traitement par les parents ou l'éleveur…).

Le **clonage thérapeutique** consiste à cultiver des cellules-souches pour reproduire des tissus comme la peau, les muscles, le foie…

3.1 Les usages du clonage

Plusieurs usages du clonage sont utilisés actuellement :

- le **clonage thérapeutique** offre des perspectives en **médecine régénérative** ;
- le **clonage reproductif** est utilisé pour la recherche sur les cellules-souches, dans un but thérapeutique ;
- **dans le cadre de l'élevage**, la multiplication des « meilleurs animaux » permettrait un meilleur rendement et une meilleure qualité de la viande ;
- le clonage permettrait **la sauvegarde d'espèces** en voie de disparition.

REPÈRES

La Déclaration universelle sur le génome humain et les droits de l'Homme, adoptée par l'Assemblée générale des Nations Unies en 1998, proclame le **clonage reproductif humain** « contraire à la dignité humaine ».

3.2 Débats éthiques actuels

La communauté scientifique s'accorde sur la condamnation du **clonage reproductif**.

- Les risques de **dérives eugéniques** sont trop importants.
- Un clone serait **considéré comme une copie**, non un individu original et singulier.
- Les parents ayant perdu un enfant pourraient lui « redonner vie ».
- Le clonage humain ouvrirait la porte à des folies : recherche d'atteinte d'une « immortalité », développement de services commerciaux…
- Le **clonage reproductif animal** pourrait être **destiné à l'alimentation**.

En revanche, le **clonage thérapeutique** divise, car son développement permettrait :

- de **mettre fin aux problèmes de rejet de greffe et de réduire la pénurie d'organes** : les organes seraient reconstitués à partir de cellules-souches des receveurs ;
- de **mettre au jour de nombreuses découvertes** médicales.

REPÈRES

Le statut de l'embryon

La question du « **statut de l'embryon** » est importante, car les cellules-souches sont obtenues à la suite de la création d'un embryon. En effet, si l'on considère la cellule-œuf comme un être humain, alors sa destruction pour obtenir des cellules-souches constitue un crime.

Pour aller plus loin…

BOUVET J.-F., ***Mutants. À quoi ressemblerons-nous demain ?***, Paris, Flammarion, 2014.
HUXLEY A., ***Le Meilleur des mondes***.
Films : BERREBI P. et LEMASSON É., ***Clonage : réparer l'homme par l'homme***, MVS Productions, 2005.
KRÖBER G. et VERHAAG B., ***Un Monde à vendre : les monstrueux animaux de la génétique***, 2002.

31 La fin de vie et l'euthanasie

1 La mort dans notre société

La chose que l'homme ignore le plus est bien la mort elle-même, car il ne la connaît que lorsqu'il se retrouve face à elle.

- L'homme est **le seul animal à avoir conscience qu'il se dirige vers la mort**. Cette connaissance donne à la mort une dimension inquiétante et angoissante.
- Grâce aux progrès scientifiques et techniques, l'homme parvient à maîtriser la procréation, l'hérédité, la maladie, et cherche à **maîtriser la mort**.
- Longtemps, l'homme trouvait une explication à la mort à travers les **religions**. La **déperdition des valeurs religieuses a profondément modifié notre rapport à la mort** : elle est réduite à la fin d'un cycle naturel et inévitable.
- L'urgence et la nécessité de production accordent à la mort une place relativement insignifiante. **La mort et le deuil sont tabous.**

2 Les soins palliatifs

DÉFINITION

Les **soins palliatifs** sont des « soins actifs, complets, donnés aux malades dont l'affection ne répond pas au traitement curatif. La lutte contre la douleur et les autres symptômes, ainsi que la prise en considération des problèmes psychologiques, sociaux et spirituels sont primordiaux. Ils ne hâtent ni ne retardent le décès. Leur but est de préserver la meilleure qualité de vie possible jusqu'à la mort » (OMS). L'accompagnement en soins palliatifs concerne également les proches grâce à des espaces de rencontre, des possibilités de séjours dans l'établissement, des visites autorisées 24 h/24.

Chaque année en France, **plus de 150 000 décès** interviennent à la suite d'une longue maladie et auraient nécessité un accompagnement en soins palliatifs.

2.1 Cadre légal

La loi Léonetti du 22 avril 2005 énonce un ensemble de droits pour le patient bénéficiant de soins palliatifs. Le but est de :

- **limiter l'acharnement thérapeutique (ou obstination déraisonnable)** : la mort ne doit être ni « précipitée », ni retardée de manière acharnée ;
- **renforcer la possibilité de refus de soins pour le patient**. Le médecin est obligé de respecter la volonté du patient, après l'avoir informé des conséquences d'un tel choix. La décision est précisée dans le dossier médical ;

- permettre au patient d'écrire ses « **directives anticipées** », dans l'éventualité où il serait un jour incapable d'exprimer sa volonté. Il peut désigner une « **personne de confiance** » pour l'accompagner dans ses démarches.

2.2 Avantages et limites des soins palliatifs

a. *Avantages*

- Les soins palliatifs permettent d'améliorer la qualité des soins dispensés aux personnes en fin de vie, en proposant un **accompagnement global et adapté à leur situation**.
- Le patient est soutenu dans cette épreuve ultime à laquelle il peut alors **donner du sens** et qui lui permet de **revenir sur son existence**.
- Pour les familles et les proches, ces services permettent de **bénéficier d'une écoute et d'un soutien psychologique**.
- Le développement des soins palliatifs à domicile permet aux patients de décéder dans **l'intimité et la dignité**.

b. *Limites*

Les soins palliatifs ne sont pas adaptés à toutes les situations :

- s'ils permettent de soulager la douleur physique, **ils ne parviennent pas toujours à soulager la douleur morale** qui survient dans la perte de ses propres capacités. La personne en fin de vie **devient progressivement dépendante des soignants et de son entourage**, et doit parfois supporter des traitements contre la douleur très lourds et qui favorisent l'anesthésie ;
- cette attente de la mort génératrice de grande souffrance a conduit de nombreuses personnes à se prononcer en faveur de l'euthanasie.

3 L'euthanasie et le suicide assisté

DÉFINITION

Euthanasie vient du grec « eu » (bon) et « thanatos » (mort). C'est **l'acte médical consistant à donner intentionnellement la mort à un patient**. Le « suicide assisté » consiste à donner la possibilité au patient de mettre fin à ses jours.

On distingue :

- l'**euthanasie active**, qui consiste en l'administration d'une dose létale au patient ;
- l'**euthanasie passive**, qui consiste en l'arrêt des traitements et des réanimations.

Mais cette distinction fait débat :

- pour certains, l'euthanasie dite passive ne relèverait pas de l'euthanasie, car **le patient meurt de mort naturelle**. L'euthanasie consisterait uniquement à donner délibérément la mort ;
- pour d'autres, l'intentionnalité de précipiter la mort existe bien dans l'euthanasie passive.

Dans le cas du suicide assisté, le médecin participe indirectement à la mort de la personne, car il lui fournit délibérément les moyens de mettre fin à ses jours. Dans l'euthanasie active, le médecin réalise l'acte, ce qui lui donne un pouvoir immense.

3.1 Cadre légal en France

En France, un premier projet de loi avait été déposé en 1978 par le sénateur Henri Caillavet. Refusé en 1980, ce projet a permis l'ouverture d'un débat politique et social entre :

- le **respect total de la vie humaine**, sur laquelle l'homme ne doit pas intervenir ;
- le **droit de mourir dans la dignité**.

La loi Léonetti du 22 avril 2005 a permis des avancées, notamment en interdisant toute « obstination déraisonnable » ou « prolongement artificiel de la vie du patient ». **Cependant, l'euthanasie active est toujours interdite en France :**

- pour le Code pénal, elle est assimilée à un meurtre, voire à un assassinat (c'est-à-dire un meurtre avec préméditation). Un médecin acceptant, à la demande de son patient, d'abréger sa vie serait donc considéré comme un meurtrier ;
- l'euthanasie s'apparente à l'infraction de non-assistance à personne en péril, car la loi précise que tout citoyen est tenu de porter secours à quelqu'un en péril.

La position de la loi est très claire :

- l'euthanasie active est interdite ;
- le médecin se doit « d'éviter toute obstination déraisonnable » ;
- les soins palliatifs visent à répondre, autant que possible, aux besoins des malades en phase terminale, dans le but de préserver la dignité et de réconforter l'entourage.

3.2 Débats actuels

REPÈRES

Le cas de Vincent Lambert, jeune homme devenu tétraplégique à la suite d'un accident, resté entre 2008 et 2019 dans un état végétatif, est devenu le symbole du débat sur la fin de vie. Le 11 juillet 2019, le patient est décédé après un nouvel arrêt des traitements le maintenant en vie. Entretemps, l'affaire Chantal Sébire, atteinte d'un esthésioneuroblastome (tumeur rare des sinus et de la cloison nasale), avait aussi ému de nombreux Français.

a. *Les arguments en faveur de l'euthanasie*

- Le **respect de la vie humaine** : chaque personne doit pouvoir rester maître de son corps et de son esprit. Le patient doit disposer du pouvoir de décider de sa propre vie, mais aussi de sa mort, en cas de dépendance.
- Le **choix de la mort et la dignité humaine** : les médecins sont souvent peu « armés » pour considérer pleinement les souffrances psychologiques des personnes. Le sentiment d'abandon, de dépendance et de vision de l'avancée de la maladie serait contraire à toute dignité humaine.

- La **fin de la souffrance** : toute personne doit être libre d'interrompre les souffrances qu'elle endure. Cela correspond à sa liberté de choix, et elle doit être prise en compte.
- La loi aurait **la possibilité d'encadrer une telle pratique** et de la contrôler.
- L'interdiction de l'euthanasie est **contraire à la liberté individuelle** qui veut que chacun puisse décider ce qu'il veut faire de son corps et de son esprit.

b. *Les arguments contre l'euthanasie*

- Les **dérives de l'euthanasie active** sont trop difficiles à juger et donc à encadrer.
- Une **personne malade peut avoir des variations intenses de l'humeur**, ce qui la situe entre espoir et désespoir, passant nécessairement par des phases de dépressions profondes. Certains peuvent donc être amenés à demander la mort, mais il est très difficile pour une équipe médicale d'évaluer la gravité de l'état psychologique d'un patient.
- La demande de la mort peut aussi signifier le souhait d'être considéré et reconnu en tant que personne vivante.
- Légaliser l'euthanasie **reviendrait à légaliser le meurtre**. Les médecins disposeraient d'un véritable pouvoir de vie ou de mort.
- **Pour les religions, le suicide est interdit**, car la vie est un don.
- Les **risques de dérives concernant les plus pauvres peuvent apparaître** : face au coût élevé des soins, des pressions peuvent être faites de manière insidieuse pour influencer un patient vers l'euthanasie.
- L'affaiblissement de certains patients peut les **inciter à laisser leurs proches prendre pour eux une telle décision**.
- Aujourd'hui, **les progrès pour lutter contre la douleur** et les maux rendent inutile l'euthanasie.
- Enfin, **l'euthanasie est contraire au serment d'Hippocrate** : « Je ne provoquerai jamais la mort délibérément. »

Pour aller plus loin...

BARBARO J., ***Une vieille dame en maison de retraite : journal de fin de vie***, Paris, L'Harmattan, 2007.

LACLAVERIE M.-T., ***Un instant pour toujours : parole de fin de vie***, Paris, L'Harmattan, 2008.

Réviser

1. Les soins palliatifs peuvent être dispensés à domicile.
❑ vrai ❑ faux

2. Le Comité national consultatif d'éthique a été créé en :
❑ 1958 ❑ 1983 ❑ 1968 ❑ 1975

3. Cochez les organes que l'on peut donner de son vivant.
❑ peau ❑ pancréas ❑ lobe pulmonaire
❑ foie ❑ rein ❑ cornée
❑ moelle osseuse ❑ intestin

4. Quelle association ne promeut pas le don d'organe ?
❑ Greffe de Vie ❑ AFFDO
❑ Graines de Joie ❑ ADOT

5. La première greffe de la main sur un homme amputé a eu lieu :
❑ en 1988 ❑ en 1998
❑ en 2008 ❑ en 2014

6. L'accord de la nationalité française aux enfants nés à l'étranger d'une mère porteuse a été défendu par :
❑ Laurence Rossignol, ancienne ministre des Familles, de l'Enfance et des Droits des femmes
❑ Marisol Touraine, ancienne ministre des Affaires sociales et de la Santé
❑ Christiane Taubira, ancienne garde des Sceaux

7. Cochez les pays dans lesquels le don de gamètes est rémunéré :
❑ Portugal ❑ Espagne
❑ États-Unis ❑ Belgique

8. Une xénogreffe est :
❑ une greffe réalisée à partir d'un prélèvement sur le receveur
❑ une greffe réalisée à partir d'un prélèvement sur un animal
❑ une greffe réalisée à partir d'un prélèvement sur un proche

9. L'animal qui fait l'objet des plus nombreuses recherches en vue de permettre les greffes est :
❑ le porc ❑ le bonobo ❑ le chimpanzé

10. Qui est le président du Comité consultatif national d'éthique ?
❑ Jean-Claude Ameisen
❑ Jean-François Delfraissy
❑ Alain Cordier

11. Dans le cadre du recours à la fécondation *in vitro*, il est possible pour le couple de choisir le sexe de son enfant.
❑ vrai ❑ faux

12. Les « bébés médicaments » sont un risque :
❑ pour le respect des droits de l'enfant
❑ pour la commercialisation du corps humain
❑ pour la sélection des embryons

13. L'administration de la morphine est limitée pour les patients en soins palliatifs.
❑ vrai ❑ faux

14. La recherche sur l'embryon est limitée à
❑ 2 ans ❑ 5 ans
❑ 6 ans ❑ 10 ans

15. Un embryon surnuméraire est :
❑ un embryon conçu lors d'une FIV et congelé, dans l'attente de la décision du couple
❑ un embryon congelé en supplément, pour être utilisé en cas d'échec de la FIV
❑ un embryon non utilisé par le couple et destiné à la recherche scientifique

16. Le généthon est un complexe de laboratoires scientifiques défendant la recherche sur le vivant et son expérimentation.
❑ vrai ❑ faux

17. L'étude de la génétique sur une personne vivante est autorisée en France
❑ vrai ❑ faux

18. Un tiers des personnes nécessitant un accompagnement en soins palliatifs décèdent à l'hôpital.
❑ vrai ❑ faux

19. La durée moyenne d'un séjour en soins palliatifs est de :
❑ 15 jours ❑ 30 jours ❑ 45 jours

20. La première brebis clonée s'appelait :
❑ Molly ❑ Dolly ❑ Rory

21. Greffe du foie et transplantation hépatique sont des synonymes.
❑ vrai ❑ faux

22. Le rejet d'un greffon est lié à :
❑ la non-reconnaissance par le système immunitaire du receveur du greffon
❑ la tentative d'élimination du greffon par l'organisme du receveur
❑ la mauvaise circulation du sang du receveur dans le greffon

23. L'affaire Vincent Humbert a relancé en France :
❑ le débat sur l'euthanasie
❑ le débat sur le don d'organe
❑ le débat sur la recherche génétique

24. La majorité des Français sont favorables à l'euthanasie.
❑ vrai ❑ faux

25. Les leucocytes permettent la protection de l'organisme des agressions extérieures.
❑ vrai ❑ faux

26. La discipline qui consiste à soigner tout ou partie d'un organe défaillant par la transplantation de cellules saines dans le but de remplacer les cellules malades est :
❑ la thérapie cellulaire
❑ la thérapie génique
❑ la thérapie substitutive

27. Le 1er bébé-éprouvette est Louise Shwratz, née en 1982.
❑ vrai ❑ faux

28. Le don de plaquettes est permis :
❑ 6 fois par an, soit tous les 2 mois
❑ 12 fois par an, soit une fois pas mois
❑ il n'existe pas de limite

29. Les grands principes du corps humain sont inscrits dans le Code de la santé publique.
❑ vrai ❑ faux

30. Un couple homosexuel peut avoir recours à la procréation médicalement assistée en France.
❑ vrai ❑ faux

Corrigés

1. Vrai.
2. 1983.
3. Peau ; rein ; moelle osseuse ; foie ; lobe pulmonaire.
4. Graines de Joie.
5. En 1998.
6. Christiane Taubira, ancienne garde des Sceaux.
7. États-Unis.
8. Une greffe réalisée à partir d’un prélèvement sur un animal.
9. Le porc.
10. Jean-François Delfraissy.
11. Faux.
12. Pour la sélection des embryons.
13. Faux.
14. 5 ans.
15. Un embryon conçu lors d’une FIV et congelé, dans l’attente de la décision du couple.
16. Faux. Le généthon est un complexe de laboratoires scientifiques créé en 1990, grâce aux dons du Téléthon, pour travailler sur la compréhension des maladies génétiques.
17. Faux.
18. Faux. Deux tiers des personnes nécessitant des soins palliatifs décèdent à l’hôpital.
19. 30 jours.
20. Dolly.
21. Vrai.
22. La non-reconnaissance par le système immunitaire du receveur du greffon ; la tentative d’élimination du greffon par l’organisme du receveur.
23. Le débat sur l’euthanasie.
24. Vrai.
25. Vrai.
26. La thérapie cellulaire.
27. Faux. C’est Louise Brown, en 1978.
28. 12 fois par an, soit une fois pas mois.
29. Faux. Dans le Code civil.
30. Faux.

4 Le contexte économique et politique mondial

3 milliards de passagers aériens par an

2 millions d'étudiants étrangers

200 millions de personnes vivent hors de leur pays de naissance

7 pays accueillent **65 %** des investiss-ments directs à l'étranger

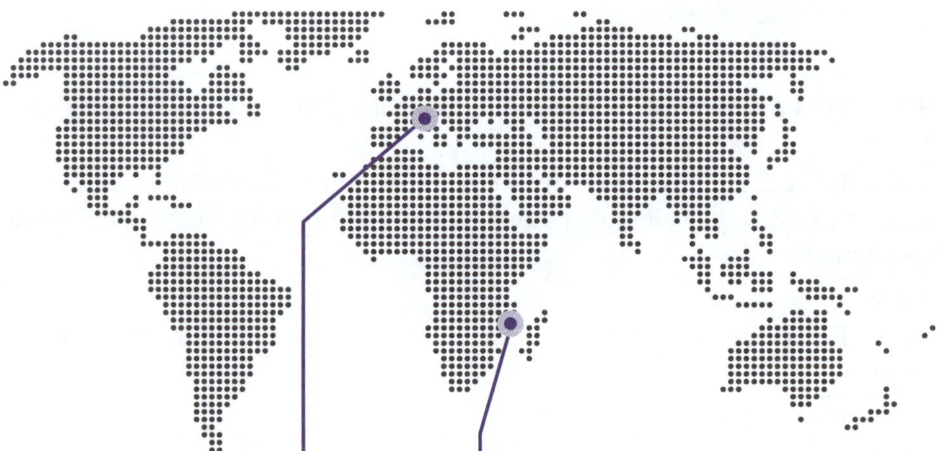

Suisse
PIB / an / habitant
3 260 $

Mozambique
PIB / an / habitant
60 $

2016
35 % de la population mondiale adulte est en surpoids

2019
38 millions d'enfants de moins de 5 ans sont en surpoids

Firmes transnationales = **20 %** du PIB mondial (**10 %** en 1980)

Le trafic de drogue rapporte **322 milliards** de dollars en 2006

50 % des revenus annuels de l'activité criminelle seraient blanchis dans des paradis fiscaux

La mondialisation 32

DÉFINITION

La **mondialisation** est une diffusion du capitalisme à l'échelle mondiale. Elle se fonde sur la libre circulation des ressources : monnaie, technologie, alimentation, individus… Son développement est permis par l'urbanisation, les transports, les nouvelles communications et la mise en place d'un système économique planétaire. Toutes les parties de la planète se retrouvent donc « connectées ».

1 Un monde de « flux »

DÉFINITION

Les **flux** sont des mouvements intenses et rapides entre les régions du monde. Avec la mondialisation, ces flux se sont diversifiés et les nouvelles technologies ont permis leur accélération. Aujourd'hui, ces flux concernent l'Homme, les ressources matérielles et alimentaires, l'argent, l'information, la culture…

▶ Les différents flux issus de la mondialisation

	Chiffres clés	Causes
Les flux migratoires	• 3,3 milliards de passagers aériens en 2014 • 232 millions de migrants internationaux en 2013 • Plus de 2 millions d'étudiants étrangers dans le monde	• Le développement des transports, notamment aérien • La recherche de meilleures perspectives d'avenir : emploi, santé, éducation… • Les catastrophes naturelles • Les guerres et les conflits • Le tourisme
Les flux financiers et commerciaux	• Les échanges de services commerciaux atteignent 4 940 milliards de dollars en 2014 • Les échanges de marchandises représentent 18 494 milliards de dollars en 2014	• L'émergence de la finance internationale • Les investissements directs à l'étranger, qui visent à augmenter la rentabilité, en cherchant une main-d'œuvre moins onéreuse par exemple (délocalisations). • Le développement fulgurant des échanges de biens et de services • L'essor de l'Asie dans les échanges mondiaux

Les flux	• Plus de 180 milliards de SMS ont été envoyés en France chaque année • Le chiffre d'affaires de l'édition numérique en Chine est de 50 milliards d'euros • YouTube compte plus d'un milliard d'utilisateurs, soit près d'un tiers des internautes du monde entier	• Le développement des télécommunications (Internet, smartphone, tablette) et l'évolution rapide des équipements. Cela permet des échanges quasi-instantanés de données diverses (sons, images, documents texte…) • La standardisation des goûts et des modes de vie à l'échelle mondiale

2 Les acteurs de la mondialisation

2.1 Les organisations internationales

Plusieurs organisations internationales ont été créées pour coordonner la mondialisation. Ces instances sont toutes dominées par les pays développés.

La Banque mondiale	Créée en 1944, elle a soutenu la reconstruction de l'Europe au lendemain de la guerre, puis s'est attachée au développement et à la croissance économique des pays en voie de développement.
Le Fonds monétaire international (FMI)	Créé en 1944, il regroupe **190 États membres**. Son rôle est de garantir la stabilité financière et économique, le recul de la pauvreté, et de faciliter des échanges internationaux.
L'Organisation de coopération et de développement économiques (OCDE)	Elle doit promouvoir des politiques en faveur du bien-être économique et social (l'énergie, l'environnement, l'éducation, la santé, etc.).
L'Organisation mondiale du commerce (OMC)	Fondée en 1994, elle regroupe 164 États membres. Le rôle de cette instance pourrait devenir plus que prépondérant dans les années à venir : l'OMC agit comme un **tribunal visant à trancher les litiges commerciaux**.

2.2 Les firmes transnationales

DÉFINITION

Les **firmes transnationales** (ou multinationales) sont des entreprises disposant d'une activité de production et sont **implantées dans plusieurs pays**. Elles investissent les pays développés à économie de marché.

Elles s'implantent dans des pays disposant **de ressources énergétiques et alimentaires et d'un faible coût de la main-d'œuvre**.

Aujourd'hui, ces firmes sont au cœur de nombreuses polémiques. Accusées d'imposer leurs règles, elles semblent parfois échapper aux pouvoirs politiques des pays.

La délocalisation favorise la création d'emplois, l'apport de capitaux, et génère une croissance économique positive pour les pays émergents. Mais, elle place les pays développés dans une **situation de dépendance face à ces firmes**.

2.3 Autres acteurs

a. *Les migrants*

La mondialisation est également un phénomène **social et culturel**. Les **migrants** en sont des acteurs incontournables, car ils entretiennent des relations souvent étroites avec leur pays d'origine. Cela favorise des transferts sociaux et politiques, et contribue à un enrichissement culturel et identitaire.

b. *Les réseaux criminels*

Les **réseaux criminels** participent aussi à la mondialisation : des « mafias » s'approprient des territoires et étendent un **contrôle sur des marchés divers** (drogues, blanchiment d'argent, prostitution, contrefaçons, trafic d'organes, etc.).

c. *Les paradis fiscaux*

DÉFINITION

Un **paradis fiscal** est un pays sans fiscalité ou avec une fiscalité très basse.

L'ONU estime que 50 % des revenus annuels de l'activité criminelle mondiale seraient blanchis dans les paradis fiscaux.

Les **paradis fiscaux** sont dénoncés par l'opinion publique et les États : ils accueillent parfois l'argent des « **évasions fiscales** » des pays développés, car ils offrent de nombreux avantages (secret bancaire, sociétés-écrans, fiscalité quasi inexistante).

3 Les limites de la mondialisation

La mondialisation présente de véritables avantages : vitesse des communications, diffusion de la culture, liberté d'investissement et d'innovation pour les entreprises… Cependant, ce modèle apparaît critiquable, car :

- les **États perdent une part de leur autonomie** : la mondialisation rend difficile toute prise de décision isolée sur le plan économique et politique, sanitaire, environnemental…
- les **États-Unis tentent régulièrement d'imposer des décisions unilatérales**, comme ce fut le cas pour le conflit en Irak.
- l'**économie-monde lie les pays entre eux**, car la chute des cours de la Bourse de New York ou de Londres peut générer une crise économique mondiale.
- les **importations et exportations alimentaires** peuvent générer des drames sanitaires à l'échelle planétaire (exemple : la grippe aviaire).
- les **manières de vivre et de penser se standardisent** : les traditions locales s'effacent, constituant un véritable **génocide de la diversité culturelle**. La **perte identitaire** générée par la standardisation s'accompagne d'une volonté des individus

de « retourner aux sources » : les **communautarismes** se développent autour d'une langue, d'une religion, d'un mode de vie.

- la « malbouffe » s'importe dans les pays en développement.
- la mondialisation **ne profite pas à l'ensemble de la planète de manière équitable** : délocalisations intempestives, hausse des inégalités mondiales, exploitation de main-d'œuvre…

Pour aller plus loin…

BODMAN B. de, FONTAINE F., GOULARD S., ***La Mondialisation***, Paris, First, coll. « Pour les nuls », 2010.

MOREAU DEFARGES P., ***La Mondialisation***, Paris, PUF, coll. « Que sais-je ? », 2012.

Film : BAUDER M., ***Master of the universe***, 2013.

Les inégalités dans le monde

33

L'espace mondial se structure en deux grands ensembles : les pays dits du « Nord », développés, et les pays dits du « Sud », plus pauvres.

1 Les inégalités de développement

Le **développement** d'un pays tient compte de :

- la **dimension économique** (le pays est en « croissance », génère de la richesse) ;
- la **dimension humaine** (conditions de vie d'une population).

Les inégalités économiques sont considérables. Plusieurs indicateurs ont été créés pour mesurer le développement des pays : l'IDH et l'IPH.

DÉFINITIONS

L'**indicateur de développement humain (IDH)**, créé en 1990 par l'ONU, permet de comparer les conditions de vie des populations grâce à l'espérance de vie à la naissance, le niveau d'instruction et le revenu par habitant.

L'**indicateur de pauvreté humaine (IPH)** appréhende d'autres dimensions : décès avant 40 ans, privation d'eau potable, sous-nutrition…

Le **seuil de pauvreté** est le revenu minimal estimé dont un individu a besoin pour satisfaire ses besoins élémentaires. Le **seuil d'extrême pauvreté** est estimé à moins de 1,25 dollar par jour.

Entre 1981 et 2008, l'extrême pauvreté a fortement diminué : 52 % de la population mondiale en 1980 contre 22,4 % en 2008.

La pauvreté dans le monde reste préoccupante : la crise a favorisé la flambée des prix de l'alimentaire, ce qui porte préjudice aux populations déjà démunies.
Les États-Unis ont le plus fort IPH du Nord (14 %).

2 Des Nords et des Suds

L'opposition **Nord/Sud** met en lumière les différences entre les États « pauvres » et les États « riches ». Mais, des pays pauvres se situent au Nord, et certains pays du Sud font partie des pays riches (Nouvelle-Zélande, Australie).

2.1 Les pays du Nord

Ils regroupent **un quart de la population mondiale**, contrôlent les banques et places financières. Leurs entreprises s'exportent. Ils maîtrisent les nouvelles technologies.

▶ **Les catégories des pays du Nord**

Les pays de la « Triade »	États-Unis, Canada, Union européenne, Japon. Ils sont les moteurs de l'économie mondiale. Leur IDH est très élevé.
Les pays « relais de la Triade »	Norvège, Islande, Suisse, Australie… Ils disposent de grands centres économiques mondiaux et leur IDH est très élevé.
Les pays de l'Est et de l'ex-URSS	Russie, Pologne… Leur développement stagne : ils ont subi une transition économique difficile (de l'économie dirigée au libéralisme).

2.2 Hétérogénéité des pays du Sud

Les pays du Sud ont connu une **industrialisation plus tardive**.

▶ **Les catégories des pays du Sud**

Les pays émergents ou « en développement »	Chine littorale, Brésil, Afrique du Sud… Ils participent au commerce mondial : l'IDH y est assez élevé. Ils connaissent une croissance économique et sont intégrés à la mondialisation.
Les pays pétroliers	Arabie Saoudite, Koweït, Qatar, Iran, Libye, Algérie : l'IDH augmente grâce à la rente pétrolière, mais des difficultés démographiques et d'alphabétisation persistent. Ils sont intégrés à la mondialisation.
Les pays les moins avancés (PMA)	Ils sont faiblement intégrés à l'économie mondiale. Ils présentent une très grande pauvreté, des risques sanitaires et sociaux accrus, et un fort taux d'analphabètes.

La mondialisation a bouleversé l'organisation de notre planète et entraîné **une hausse des inégalités entre les régions et les pays**. L'enjeu est le développement des PMA pour réduire efficacement et durablement les inégalités mondiales.

Pour aller plus loin…

BOURGUIGNON F., ***La Mondialisation de l'inégalité***, Paris Seuil, 2012.

La pollution et le développement durable

34

Les **préoccupations écologiques** n'ont jamais été aussi importantes qu'à notre époque. Bien que le phénomène ne soit pas récent, il semble que l'accélération du réchauffement climatique et ses premiers effets visibles nous poussent à envisager des **solutions durables de développement.**

DÉFINITIONS

Un **écosystème** se compose du milieu et des êtres vivant dans ce milieu.

La **pollution** est une dégradation de l'environnement liée à l'introduction d'éléments dans l'air, l'eau, le sol. Elle entraîne une dégradation des écosystèmes.

1 Les types de pollution

1.1 La pollution atmosphérique

Notre air est envahi par de nombreux produits qui altèrent notre santé. Le milieu urbain est très exposé : **industrie**, **circulation automobile**, usage de **produits ménagers toxiques…**

1.2 La pollution de l'eau

Elle concerne les rivières, les fleuves, les mers, ainsi que les nappes phréatiques. Elle est liée à la **production agricole** (pesticides), **industrielle** (déversement de produits toxiques) et à **l'activité domestique** (produits ménagers, etc.).

1.3 Les déchets

Ils sont très divers :

- **déchets ménagers** (restes de nourriture, emballages, gros électroménager, eaux usées, médicaments, engrais et désherbants, etc.) ;
- **déchets industriels** (majoritairement toxiques et radioactifs) ;
- **déchets agricoles** présents dans les engrais et les pesticides (nitrate, phosphate et potassium).

Chaque personne produit **519 kg** de déchets par an, soit 30 millions de tonnes pour l'ensemble des ménages.

1.4 Le bruit

La **pollution par le bruit** est très répandue, bien que moins mise en avant par les pouvoirs publics. Dès 90 décibels, le bruit est un risque pour la santé. Les espaces urbains sont très concernés, ainsi que certaines professions (bâtiment, transport, etc.). Les zones urbaines sensibles sont davantage exposées. Le bruit se retrouve partout : circulation routière, travaux, télévisions, appareils ménagers, discothèques, lieux publics…

Actuellement, plus 150 000 logements sont construits à proximité d'aéroports.

2 Les conséquences de la pollution

2.1 Les conséquences sanitaires

La **pollution atmosphérique** peut favoriser :

- des affections de la peau ;
- des anomalies génétiques ;
- des fragilités du système respiratoire ;
- des cancers.

L'augmentation actuelle des allergies, des cancers et de la stérilité serait en partie liée à la pollution.

Concernant **l'eau**, les **pesticides** entraînent :

- des cancers ;
- des troubles de la fertilité ;
- des maladies chez le nourrisson ;
- des intoxications aux métaux lourds comme le plomb (responsable du saturnisme).

Le **bruit** quant à lui impacte la santé physique et mentale :

- difficulté d'audition, surdité, bourdonnements ;
- maux de tête, stress, insomnie ;
- hypertension.

2.2 Les conséquences écologiques

a. *Le réchauffement climatique*

> Le phénomène de réchauffement climatique est extrêmement problématique : actuellement de 0,6 °C par an, il devrait s'accélérer dans les prochaines décennies et atteindre 2 à 4 °C par an d'ici 2100.

La fonte des glaciers

- Elle entraîne une montée des eaux marines.
- Elle pourrait entraîner une **perturbation du Golf Stream**, courant marin se formant sur le Golfe du Mexique et allant jusqu'à l'Europe de l'Ouest. Les conséquences seraient :
  - une hausse du nombre de cyclones et de leur intensité ;
  - un renforcement des étés caniculaires dans certaines régions du monde.

Les conséquences du réchauffement climatique sur les populations

> Selon l'OMS, le réchauffement climatique est à l'origine de plus de migrations de populations que les guerres et les conflits armés : en 2008, 20 millions de personnes ont dû quitter leur lieu de vie à la suite de catastrophes naturelles massives.

Mais **une dégradation plus lente** peut également conduire une population à quitter son territoire :

- les fontes des glaciers de l'Himalaya ont déjà provoqué des inondations et généré des déplacements ;

- les **grandes sécheresses** au Soudan et les **déforestations** massives en Amazonie privent progressivement les populations des ressources de leur lieu de vie, les incitant à partir pour les retrouver ailleurs.

b. *La pollution des sols et de l'eau*

La pollution des sols

Elle est liée à l'agriculture (usage de pesticides et de produits chimiques). Elle contribue à **réduire la biodiversité** : les sols meurent progressivement, des espèces disparaissent…

La pollution de l'eau

Elle engendre :

- la mort prématurée d'espèces marines et la **dégradation des écosystèmes** ;
- la **difficulté à assainir l'eau** de certaines substances médicamenteuses : des études ont démontré la présence dans l'eau du robinet de TCH (toxine du cannabis) et autres drogues, ainsi que de substances médicamenteuses.

3 Les solutions actuelles

3.1 L'écologie et le développement durable

DÉFINITIONS

L'**écologie** étudie les effets des actions de l'Homme sur l'environnement, afin de limiter les conséquences négatives (pollution, destruction d'écosystèmes, réchauffement climatique…) et/ou tenter de « réparer » les dégâts commis.

Le **développement durable** est le développement qui satisfait les besoins de la génération actuelle sans priver les générations futures de la possibilité de satisfaire leurs propres besoins.

▶ **Les principes du développement durable**

ÉQUITABLE : intégration et solidarité
VIVABLE : santé et environnement
VIABLE : mode de production et de consommation

SOCIAL	ÉCONOMIQUE	ENVIRONNEMENTAL
• besoins en éducation, logement, emploi, mixité sociale… • santé des populations	• création de richesses • amélioration du niveau de vie • insertion dans la mondialisation • innovation et recherche	• préservation des ressources naturelles et énergétiques • biodiversité

3.2 Une prise de conscience mondiale ?

Depuis les années 1970, des études mettent en garde contre **la croissance économique et démographique** et les **risques d'épuisement des ressources naturelles**. Plusieurs étapes historiques ont permis de mettre en place des mesures.
Le premier sommet de la Terre regroupe à Rio de Janeiro (1992) les dirigeants de nombreux États pour aborder la nécessité :

- de **protéger** la nature ;
- de **responsabiliser** les pollueurs (mise en place du principe pollueur-payeur) ;
- d'instaurer une **solidarité internationale**.

Le **protocole de Kyoto**, entré en vigueur en 2005, fixe plusieurs objectifs :

- réduire les gaz à effet de serre ;
- développer le nucléaire ;
- développer l'énergie verte ;
- développer l'éco-fiscalité.

L'Agence internationale pour les énergies renouvelables (**IRENA**), créée en **2009**, promeut les **énergies vertes**, et regroupe **162 pays** en 2020.
Les États-Unis n'ont cependant toujours pas ratifié le protocole de Kyoto et restent les plus gros pollueurs mondiaux. L'industrialisation de nouveaux pays comme la Chine est également inquiétante en ce qui concerne la pollution.

3.3 Les énergies vertes

DÉFINITION

Les **énergies vertes** sont produites grâce à des **ressources naturelles inépuisables** (contrairement aux énergies fossiles comme le pétrole, le charbon et le gaz naturel).

- Elles tirent leur production de sources très diverses : énergie solaire, vent, cycle de l'eau, flux de chaleur terrestre, etc.
- Elles peuvent être mises au service de l'agriculture, de l'industrie du transport, du tertiaire et de l'habitat.

Les plus connues sont les panneaux solaires, les éoliennes, la géothermie. Mais il existe une grande diversité d'autres moyens : biocarburants, hydroélectricité, chaudières à bois…
Les constructions doivent aujourd'hui répondre à un ensemble de règles d'isolation pour limiter les déperditions énergétiques et favoriser l'utilisation de matériaux naturels comme le bois.

3.4 L'agroécologie

DÉFINITION

L'agroécologie est un ensemble de techniques de production agricole visant à **restaurer les sols et leur biodiversité naturelle** et à les protéger de manière durable.

L'objectif est d'associer plusieurs cultures sur un même espace agricole, ainsi que l'élevage d'animaux, pour fournir un engrais naturel.

3.5 Les « villes vertes » ?

DÉFINITION

Les **villes vertes** développent une politique de limitation de la pollution en ville.

Ces villes valorisent les nouvelles constructions et les dernières technologies écologiques. Par exemple, Amsterdam a développé un concept de « ville intelligente » en surveillant la **consommation énergétique** des habitants.

De nombreuses autres villes ont entamé cette transformation grâce :

- au renforcement des transports en commun ;
- à la transformation de centres-villes en zones piétonnes ;
- à la création de parcs ;
- à la construction de petits immeubles entourés de verdure ;
- au développement des espaces verts et des énergies renouvelables.

Les nouveaux quartiers conçus entièrement sur ce modèle sont appelés les « écoquartiers ». En France, Strasbourg est la ville la plus écologique.

Pour aller plus loin...

www.ecologie.gouv.fr
www.cancer-environnement.fr/
RAHBI P., ***Terre-mère, homicide volontaire ?,*** Saint-Hippolyte-du-Fort, Le Navire en pleine ville, 2007.
Films : BILIEN J.-Y., ***Les Sacrifiés des ondes***, ARTE/Mosaïque Film, 2009.
DHELSING M.-D., ***Pierre Rahbi. Au nom de la terre***, 2013.
MARANI P., ***Tous allergiques ?***, ARTE Documentaire, 2014.
SERREAU C., ***Solutions locales pour un désordre global***, 2010.

35 La société de consommation et les loisirs

1 La société de consommation

1.1 Les principes de la société de consommation

- Les innovations des **révolutions industrielles** vont permettre l'émergence du **modèle consumériste**, fondé sur une productivité spectaculaire.
- Le but de cette production de masse est de permettre l'accès de l'ensemble de la population à la consommation.
- Le capitalisme constituerait un véritable progrès social : les salaires sont augmentés, et les **salariés peuvent consommer les biens qu'ils produisent**. Tout le monde peut avoir accès au confort moderne.
- Les **médias** jouent un rôle important dans le développement de cette société consumériste : les progrès technologiques et industriels permettent une banalisation des industries culturelles (cinéma, musique…). Le marketing apparaît, ainsi que les crédits à la consommation.

1.2 Une société du paraître et de la possession ?

- Les médias valorisent la consommation de luxe et la possession « à tout va ».
- La **consommation ostentatoire** consiste en un ensemble de dépenses superflues.
- Cette **course au paraître** est malsaine, car elle sous-entend que la valeur d'un individu serait liée aux biens qu'il possède.
- Pour les classes moyennes, la consommation permet d'avoir **l'illusion de se rapprocher de la classe dominante**.

Des résistances à cette société de consommation se développent : depuis les années 2000, des individus deviennent malheureux de consommer. **Les alter-consommateurs** dénoncent les limites d'une telle société : la **consommation est une addiction**, qui éloigne l'homme d'un ensemble d'autres centres d'intérêt fondamentaux.

2 Le temps libre et les loisirs

DÉFINITION

« Le **loisir** est l'ensemble mouvant et complexe d'occupation auquel l'individu s'adonne de plein gré, soit pour se délasser ou se divertir, soit pour développer sa participation sociale, ses goûts, ses informations, ses connaissances ou ses aptitudes après s'être libéré de toutes les obligations professionnelles, familiales ou sociales. » (Dumazedier, *Vers une civilisation de loisir ?*, Paris, Seuil, 1962.)

2.1 La diminution du temps de travail

La banalisation des loisirs et des vacances est liée à la diminution du temps de travail :

- le temps de travail était de 48 heures hebdomadaires en 1919. Il est réduit à 40 heures en 1936, puis à 39 heures en 1982, et à 35 heures en 1998 ;
- les congés payés apparaissent en 1939 (2 semaines par an), puis augmentent : 4 semaines en 1964, et 5 semaines en 1982.
- Aujourd'hui, l'organisation du temps de travail est plus flexible : récupération des heures, RTT, annualisation du temps de travail… Cela permet aux individus de disposer de davantage de temps libre.

2.2 Les fonctions du temps libre

- Au niveau individuel, il permet la détente, le divertissement et le développement (physique, intellectuel, culturel) : affirmation de soi, épanouissement…
- Au niveau social, le temps libre a une fonction de socialisation au sein de la famille, et d'associations par exemple.

2.3 Les types de loisirs

L'augmentation du pouvoir d'achat a permis de banaliser les loisirs. Les usages du temps libre se sont diversifiés :

- les loisirs culturels : télévision, radio, lecture, cinéma, théâtre, concerts, art…
- les loisirs pratiques : bricolage, jardinage…
- les loisirs sociaux : cafés, restaurants, associations…
- les loisirs physiques : sport.

Les Français consacrent une grande partie de leur temps libre aux nouvelles technologies : télévision, ordinateur, téléphone portable. Le temps consacré à la lecture s'est réduit. La fréquentation des restaurants est un loisir régulier, et la fréquentation des lieux culturels (salles de concerts, musées, théâtres) est en hausse.

2.4 Les inégalités face au temps libre et aux loisirs

Les inégalités de revenus expliquent les inégalités de loisirs :

- Les catégories sociales défavorisées investissent les loisirs culturels moins onéreux : télévision, cinéma… Leur accès aux théâtres, concerts, musées, est plus limité.
- Les pratiques sportives des enfants sont liées à leur milieu socioculturel : plus les parents sont diplômés, plus la pratique sportive des enfants est courante. Les sports pratiqués sont aussi différents à cause de la barrière financière : équitation, tennis, voile…
- L'accès aux vacances est très inégal : 95 % des enfants de cadres supérieurs partent en vacances, contre 50 % des enfants des familles les plus modestes. Les sports d'hiver, particulièrement onéreux, sont plus accessibles aux cadres qu'aux ouvriers : 40 % des cadres y partent au moins une fois tous les deux ans, contre 9 % des ouvriers.
- Les personnes au chômage sont contraintes à un temps libre forcé, sans disposer de ressources matérielles mais aussi psychologiques pour l'occuper.

Pour aller plus loin…

BEIGBEDER F., ***99 francs***, Paris, Gallimard, 2000.
HEILBRUNN B., ***La Consommation et ses sociologies***, Paris, Armand Colin, 2010.
RABHI P., ***Vers la sobriété heureuse***, Arles, Actes Sud, 2010.
COULANGEON P., ***Sociologie des pratiques culturelles***, Paris, La Découverte, coll. « Repères », n° 418, 2010.

Les nouvelles technologies

36

1 La télévision

- En 2010, en France métropolitaine, on passe en moyenne, chaque jour, trois heures devant la télévision et trois quarts d'heure devant l'ordinateur, hors motifs professionnels (INSEE).
- Entre 1986 et 2010, le temps passé devant la télévision a augmenté de 23 % (INSEE).

Longtemps, la télévision était publique. Avec les privatisations des chaînes de télévision, leur offre s'est diversifiée et massifiée (passage à la TNT).

1.1 Les dangers de la télévision

En 2020, en France métropolitaine, on passe en moyenne 3 h 25 devant un écran chaque jour.

- Les limites de la censure sont de plus en plus repoussées : le **divertissement télévisuel** utilise le sexe, la cruauté, la violence et l'humiliation. La télévision transgresse un ensemble de **tabous sociaux et les rend visibles à tous**. Le voyeurisme se développe et représente un nouveau marché pour les chaînes de télévision. Les individus s'habituent aux images, et perdent progressivement leur capacité à prendre de la distance.

  - « Fear Factor » joue avec la mort et sa symbolique : les actions se déroulent dans un funérarium. L'action, la peur, le risque et la répugnance deviennent attrayants.
  - L'émission « Secret Story » avait été accusée de priver de liberté les « habitants de la maison » : « la Voix » leur confiait des missions à l'éthique douteuse qui **attisait la violence entre les participants**.

- Même les personnes qui regardent peu la télévision baignent dans son environnement : rubriques télé dans les médias, discussions sur des émissions…
- L'usage des émotions par la télévision est massif. Même les informations privilégient l'émotionnel au rationnel, ce qui empêche de relativiser les événements.
- Les médias sélectionnent les informations qui sont transmises au grand public : certaines informations sont totalement occultées.

1.2 Télévision et société de consommation

- Le phénomène de la télévision soulève un paradoxe majeur : chacun est seul devant son écran, mais a conscience que des millions de personnes le sont aussi. Elle a **modifié les liens sociaux**, notamment dans les familles : le repas traditionnel se déroulait en famille. Aujourd'hui, il n'est pas rare que les membres d'une même famille prennent leur repas devant la télévision, ce qui empêche les conversations.

- La télévision comporte de très nombreux **messages publicitaires** : le profit est central, et le téléspectateur devient une **cible marketing**. Même les chaînes pour enfants sont envahies par le marketing.
- Dans la téléréalité, tout tourne autour de la consommation : les participants sont filmés en train de manger, se baigner, se faire coiffer, maquiller, habiller, etc. Ainsi, la télévision vise à fidéliser à un ensemble **de modèles comportementaux**.
- Les adolescents ont tendance à s'identifier aux héros de la télévision.

2 Le téléphone portable

2.1 Le développement du téléphone portable

- Le premier téléphone portable mesurait 25 cm de hauteur et disposait d'une autonomie de 60 minutes !
- En 2007, l'iPhone est le premier téléphone permettant le stockage de fichiers et la navigation sur Internet.
- En 2008, 2 billions de SMS ont été envoyés dans le monde.

Depuis 1990, le téléphone portable a suscité l'engouement du grand public : petit et pratique, il améliore le quotidien (facilité de contacts, photographies, stockage de données, accès Internet…). Il est le moyen de communication le plus utilisé dans le monde ! En 2012, 75 % de la population mondiale possède un téléphone. En 2015, le nombre d'abonnements téléphoniques dépasse le nombre d'habitants de la planète.

2.2 Risques et limites du téléphone portable

a. *Des risques de dépendance numérique*

Le téléphone portable s'est imposé comme un objet indispensable. Le marketing le rend attractif. L'importance des fonctions permises par les téléphones portables en fait une sorte de « journal intime » pour les utilisateurs : dossiers personnels, répertoires de contacts, albums photos… Tout est pensé pour que les téléphones soient « personnalisables » : choix des fonds d'écran, sonneries… L'accès aux réseaux sociaux sur les téléphones constitue cependant un risque : les utilisateurs sont en permanence soumis à des messages et se sentent en quelque sorte obligés d'y répondre dans l'immédiat.

b. *Des risques pour la santé publique ?*

Les études sur l'impact des ondes sur notre santé se développent. En effet, il semblerait que nous soyons exposés à des taux importants d'ondes (micro-ondes, antennes relais, wi-fi, téléphones portables…) qui seraient néfastes pour la santé. Certains utilisateurs sont atteints d'électrosensibilité : ils ressentent des maux de tête, des bourdonnements dans les oreilles, des vertiges. La Suède a déjà reconnu officiellement cette pathologie. Certaines études observent une hausse des cas de cancer chez les enfants étant régulièrement exposés à des quantités d'ondes électromagnétiques importantes.

3 Le développement d'Internet

Les avancées technologiques ont permis l'accès pour de nombreux foyers à un équipement informatique ainsi qu'à une connexion Internet. Nous utilisons massivement Internet : recherche d'informations, partages de données, téléchargements, travail, etc.
Cependant, des critiques virulentes émergent concernant cette technologie :

- les **réseaux sociaux donnent lieu à de nombreuses dérives** :
  - licenciement de salariés après une surveillance des réseaux sociaux par leur employeur, discrimination à l'embauche… S'agit-il d'une intrusion acceptable ou intolérable dans la vie privée ?
  - les phénomènes de harcèlement via Facebook, Twitter, Instagram, etc. augmentent et ont conduit certaines personnes au suicide ;
  - certains utilisateurs maîtrisent mal les paramètres de confidentialité et ils ne limitent pas l'accès à leurs informations personnelles.

Les informations postées sur Facebook sont visibles de nombreuses années : des posts compromettants sont problématiques en cas de recherche d'emploi.

- les **téléchargements illégaux** : la facilité d'accès aux données culturelles (musiques, livres, films, etc.) a engendré une baisse des ventes pour les distributeurs.

Pour aller plus loin…

NAYEBI J.-C., ***La Cyberdépendance en 60 questions***, Paris, Retz, 2007.
Films : ***BIG DATA. Les Nouveaux Devins***, Canal+ : Spécial Investigation, présenté par Stéphane Haumant, 2013.
NICK C. et VIALLET J.-R., ***Le Temps de cerveau disponible***, 2010.

Réviser

1. En quelle année a été créée la Radiodiffusion-télévision française (RTF) ?
❑ 1942 ❑ 1949 ❑ 1951

2. ONU signifie :
❑ Organisation d'une Nouvelle Union
❑ Organisation des Nations unies
❑ Organisme des Nations universelles

3. Le rôle du Fonds monétaire international est :
❑ de promouvoir la coopération monétaire internationale
❑ de surveiller les politiques monétaires des États
❑ de garantir la stabilité financière
❑ de faciliter les échanges internationaux
❑ d'imposer des décisions relatives au commerce international
❑ de contribuer à un niveau élevé d'emploi et à la stabilité économique, et de faire reculer la pauvreté.

4. Les investissements directs à l'étranger représentent :
❑ 15 % du produit intérieur brut mondial
❑ 25 % du produit intérieur brut mondial
❑ 35 % du produit intérieur brut mondial

5. Quels pays ont connu un essor économique qui modifie en profondeur les échanges mondiaux ?
❑ le Brésil et le Mexique
❑ la Chine et l'Inde
❑ l'Arabie Saoudite et le Koweit

6. La chaîne CNN est accessible à :
❑ 1 milliard de personnes dans le monde
❑ 1,5 milliard de personnes dans le monde
❑ 2 milliards de personnes dans le monde

7. Une diaspora est la dispersion d'une communauté ethnique ou d'un peuple à travers le monde.
❑ vrai ❑ faux

8. Quel mouvement dénonce la responsabilité des États dans les dérives de la finance et dans la crise financière ?
❑ Nuit debout ❑ L'Alliance RMF ❑ Les Indignés

9. L'Asie regroupe 58 % de la population mondiale
❑ vrai ❑ faux

10. Les pays ayant l'indice de développement humain le plus élevé sont :
❑ Danemark, Pays-Bas, Allemagne
❑ Royaume-Uni, Islande, Luxembourg
❑ Norvège, Australie, Suisse
❑ États-Unis, Canada, Nouvelle-Zélande

11. Cochez dans la liste les énergies fossiles.
❑ charbon ❑ gaz naturel ❑ oxygène
❑ pétrole ❑ électricité ❑ uranium
❑ éolienne

12. La Gironde est le département le plus écologique de France.
❑ vrai ❑ faux

13. Les subprimes sont :
❑ des transactions internationales entre les grandes places boursières
❑ des crédits à risque, car ils n'offrent pas de garanties suffisantes
❑ la suppression des taxations financières lors des échanges commerciaux

14. Les AMAP sont des associations pour l'agriculture partagée.
❑ vrai ❑ faux

15. Le parc d'attractions français connaissant la plus importante fréquentation est :
❑ le Parc Astérix ❑ Disneyland Paris
❑ le Puy du Fou ❑ le Futuroscope

16. L'Organisation du traité de l'Atlantique Nord (OTAN) a été créée en :
❑ 1945 ❑ 1948 ❑ 1949

17. Le Prix Nobel de la paix 2014 a été décerné à Malala Yousafzai et Kailash Satyarthi.
❑ vrai ❑ faux

18. L'iPhone a été créé à l'initiative de :
❑ Steve Jobs ❑ Garett Ross ❑ Marc Steam

19. En 2013, 1 personne sur 5 dans le monde utilise un réseau social.
❑ vrai ❑ faux

20. En France, les personnes ayant un salaire peu élevé reçoivent moins d'aides pour partir en vacances.
❑ vrai ❑ faux

21. La part du budget consacré aux dépenses énergétiques pour les familles modestes est de :
❑ 8 % ❑ 15 % ❑ 19 %

22. Le pays ayant le taux de mortalité avant 5 ans le plus faible est :
❑ le Canada ❑ la Suède
❑ le Luxembourg ❑ l'Islande

23. Le pays ayant le taux de mortalité avant 5 ans le plus élevé est :
❑ L'Afghanistan ❑ L'Angola
❑ La Somalie ❑ Le Tchad

24. Quel virus a récemment causé de nombreux décès en Afrique ?
❑ Ebola ❑ Zika ❑ Paludisme

25. Le tourisme responsable est :
❑ l'ensemble des activités touristiques visant à restaurer les écosystèmes
❑ l'ensemble des activités touristiques pratiquées en milieu naturel dans le respect de l'environnement, et le développement de l'économie locale
❑ l'ensemble des activités touristiques utilisant les innovations de l'écologie

26. Quel pays n'est pas membre de l'Union européenne ?
❑ Croatie ❑ Macédoine
❑ Lituanie ❑ Bulgarie

27. Barack Obama a été élu Président des États-Unis d'Amérique en :
❑ 2006 ❑ 2009 ❑ 2012

28. L'ANIA est :
❑ l'Association Nationale des Industries Alimentaires
❑ l'Association Nationale des Initiatives Altermondialistes
❑ l'Association Nationale des Interventions pour l'Accroissement

29. Qui est le P.-D.G. de Youtube ?
❑ Flann Schanagen ❑ Stewart Cold ❑ Susan Wojcicki

30. Facebook a été créé :
❑ en 2004 à Cambridge ❑ en 2002 à New York ❑ en 2003 à Washington

Corrigés

1. 1949.
2. Organisation des Nations unies.
3. de promouvoir la coopération monétaire internationale ; de garantir la stabilité financière ; de faciliter les échanges internationaux ; de contribuer à un niveau élevé d'emploi et à la stabilité économique et de faire reculer la pauvreté.
4. 25 % du produit intérieur brut mondial.
5. La Chine et l'Inde.
6. 1,5 milliard de personnes dans le monde.
7. Vrai.
8. Les Indignés.
9. Faux. Elle regroupe 62 % de la population mondiale.
10. Norvège, Australie, Suisse.
11. Charbon ; Gaz naturel ; Pétrole.
12. Vrai.
13. Des crédits à risque, car ils n'offrent pas de garanties suffisantes.
14. Faux. Association pour le maintien d'une agriculture paysanne.
15. Disneyland Paris.
16. 1949.
17. Vrai, pour leur combat contre l'oppression des enfants et des jeunes, et pour le droit de tous les enfants à l'éducation.
18. Steve Jobs.
19. Vrai.
20. Vrai. 25 % des plus aisés (3 000 euros mensuel et plus) ont reçu une aide pour leurs vacances, contre 22 % des bas revenus (inférieurs à 1 200 euros mensuel).
21. 15 %.
22. Luxembourg.
23. L'Angola.
24. Ebola.
25. L'ensemble des activités touristiques pratiquées en milieu naturel dans le respect de l'environnement, et le développement de l'économie locale.
26. Macédoine.
27. 2009 (et jusqu'en 2017).
28. L'Association Nationale des Industries Alimentaires.
29. Susan Wojcicki.
30. En 2004 à Cambridge.

5 L'exclusion sociale

7,8 %

10,1 %

2007
le chômage représente
7,8 %
de la populaton française

2014
le chômage représente
10,1 %
de la populaton française

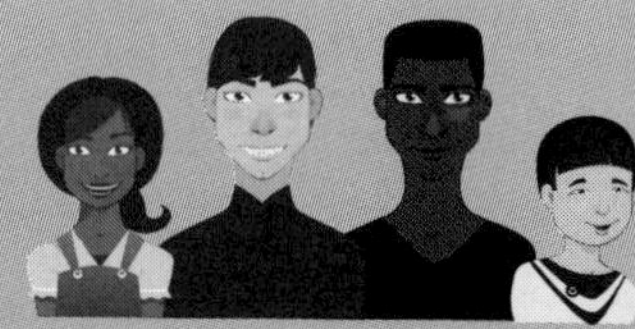

2004

5,4 millions d'immigrés en France soit **8,4 %** de la population

Entre 2012 et 2013

- Immigration étudiante + 7 %
- + 8,4% Immigration familiale
- 11,2 % Immigration professionnelle

600 000 enfants sont en situation de mal-logement

685 000 personnes n'ont pas de logement personnel

85 000 personnes vivent à l'année dans un mobile-home ou un camping

Seuil de pauvreté

50 % ou 60 % du revenu médian soit 814 € ou 977 €

Les Troubles Musculo-Squelettiques au travail

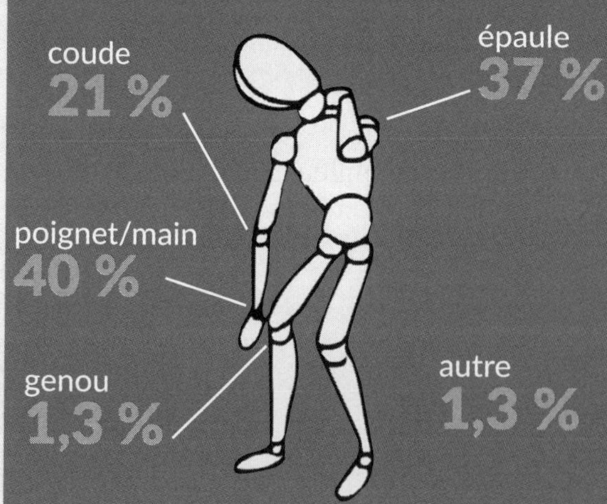

Les 4 types de handicap

- cognitifs
- mentaux
- moteurs
- sensoriels

Le logement

37

La problématique actuelle du logement en France est l'une des **préoccupations suscitant le plus de frustration, d'incompréhension et de conflits**.

1 Problématiques actuelles liées au logement

1.1 Une aggravation fulgurante du mal-logement

DÉFINITION

Insalubrité : logement qui présente un danger pour ses occupants. L'humidité favorise les allergies et l'asthme, la présence de plomb entraîne le saturnisme, les installations électriques défectueuses peuvent provoquer des incendies. Les fissures, la dangerosité des accès, l'absence de système d'assainissement participent aussi à l'insalubrité.

Chiffres clés

- Les prix des logements ont crû de 154 % depuis 20 ans.
- 4,1 millions de personnes sont mal-logées en France en 2021.
- 1 068 000 personnes sont privées de logement personnel en 2020.
- 21 000 ménages vivent à l'hôtel.
- 643 000 personnes sont contraintes de loger chez un tiers.
- 218 000 ménages subissent un surpeuplement accentué.
- 1 443 000 ménages ont eu froid pour des raisons liées à la précarité énergétique.
- 2 819 000 personnes vivent dans des conditions de logement très difficiles (privation de confort et/ou surpeuplement accentué).

Plusieurs évolutions sociales ont contribué à une aggravation de la situation :

- la **précarisation** de la population, notamment la hausse du nombre de « travailleurs pauvres » ;
- la **dislocation des liens familiaux** a généré une hausse du nombre de familles monoparentales, disposant de revenus plus limités ;
- une **hausse fulgurante des prix de l'immobilier** après la crise économique de 2009.

Le « **mal-logement** » se banalise : logements insalubres, de taille inadaptée… Le nombre insuffisant de logements sociaux est une cause aggravante du phénomène : incapacité à répondre aux situations d'urgence, listes d'attente interminables…

Certaines populations sont davantage concernées :

- les **jeunes** : l'allongement de la durée des études et leur insertion plus difficile sur le marché du travail repoussent l'âge de départ du domicile parental ;

- les **personnes âgées** : les retraités non-propriétaires voient leurs revenus diminuer. Leurs besoins particuliers en cas de perte d'autonomie engendrent des coûts ;
- les **familles monoparentales**.

1.2 L'augmentation inquiétante du nombre de SDF

- 3 Français sur 4 estiment qu'il est difficile de se loger, 9 sur 10 en région parisienne.
- 600 000 enfants sont en situation de mal-logement. 685 000 personnes n'ont pas de logement personnel. 85 000 personnes vivent à l'année dans un mobile-home ou un camping.

Les personnes sans domicile fixe présentent des situations diverses : personnes ne disposant pas d'un abri pour la nuit, hébergées dans un centre d'hébergement, se déclarant dans la rue ou dans des espaces publics, ou encore ne disposant pas d'un logement stable. Par définition, un **SDF** n'a pas de logement stable, lui appartenant. La rupture des liens familiaux est l'une des causes principales du phénomène.
Une enquête INSEE nous indique que les **SDF** sont essentiellement des hommes âgés de 19 à 29 ans. Cependant, un rajeunissement et une féminisation sont constatés. Cette hétérogénéité des profils des individus contribue à générer un fort climat d'angoisse.

1.3 Un problème de santé publique

Le mal-logement a des conséquences directes sur l'état de santé de la population :

- le **saturnisme** est lié à une **intoxication au plomb**, pouvant engendrer des troubles irréversibles du système nerveux : retard de croissance, troubles du langage, retard psychomoteur, etc.
- l'**humidité** entraîne des infections respiratoires, des crises d'asthme, etc.
- le **bruit** impacte la santé mentale des individus (stress). Il génère des problèmes auditifs, des troubles du sommeil, des troubles endocriniens, une baisse des défenses immunitaires, de l'hypertension, voire des risques d'infarctus. 40 % des Français se déclarent gênés par des nuisances sonores dans leur logement.
- L'état de santé des individus se dégrade proportionnellement à la durée passée dans la rue.

2 Des solutions difficiles à mettre en œuvre

Le logement, tout comme l'emploi, est en effet un droit dont dispose chaque individu. La société met en œuvre un ensemble de dispositions permettant aux plus démunis d'accéder au logement :

- les habitats à loyers modérés (HLM) permettent notamment de proposer des logements dont la taille est cohérente avec le nombre d'habitants ;
- la loi SRU (Solidarité et Renouvellement Urbain), votée en 2000, instaure l'obligation pour les communes d'au moins 3 500 habitants de disposer de 20 % de logements sociaux (HLM). En cas de non-respect, elles sont sanctionnées par une amende ;

- **le droit au logement opposable, adopté avec la loi DALO en 2007** affirme que l'autorité publique est soumise à une obligation de résultat, et que toute personne privée de logement a la possibilité de l'attaquer en justice de sorte à obtenir réparation. Une fois que l'autorité est informée de la nécessité de loger les individus nécessiteux, elle doit être en mesure de proposer une solution. Si ce n'est pas le cas, les demandeurs peuvent saisir le tribunal administratif ;
- les allocations logements distribuées par la caisse d'allocations familiales :
  - l'aide personnalisée au logement, destinée à toute personne locataire ou propriétaire, dont les revenus sont relativement faibles ;
  - l'Allocation de logement familiale est destinée aux personnes ne pouvant bénéficier de l'APL, mais ayant des enfants nés ou à naître, ou une personne à charge.

Cependant, ces solutions restent difficiles à mettre en œuvre :

- certaines communes préfèrent payer une forte amende plutôt que de réaliser des constructions de HLM ;
- concernant la loi DALO, les dossiers déposés sont très nombreux, ce qui oblige à prioriser les cas les plus urgents. Pour certains, la réponse apportée est peu satisfaisante. De plus, les démarches à entreprendre sont longues et complexes, ce qui décourage de nombreuses personnes ;
- les associations et dispositifs d'urgence tentent de compenser le manque de logements sociaux : les CHRS (Centres d'hébergement et de réinsertion sociale) proposent un hébergement et une aide à la réinsertion ; le Samu social apporte un confort complémentaire aux SDF (couvertures de survie, vêtements, distribution alimentaire, etc.).

Pour aller plus loin...

AUGÉ M., ***Journal d'un SDF* : *ethnofiction***, Paris, Seuil, 2011.
DEMAZIÈRE, D., ***Sociologie des chômeurs***, Paris, La Découverte, 2006.
FRESNEL H. et VASSEUR V., À la rue. ***Quand travailler ne suffit plus...***, Paris, J'ai lu, 2011.

Culture générale, sanitaire et sociale

38 L'immigration, le racisme, la discrimination

1 Définitions et chiffres

DÉFINITIONS

Racisme : idéologie postulant une hiérarchie des races. Toute hostilité systématique envers un groupe social constitue une forme de racisme (homophobie par exemple).

Discrimination : « Fait de distinguer et de traiter différemment (le plus souvent plus mal) quelqu'un ou un groupe par rapport au reste de la collectivité. » (Larousse.)

Ethnocentrisme : **c'est** considérer le groupe social et la culture auxquels on appartient comme un modèle de référence. Il s'agit d'une sorte de mépris des normes, codes et valeurs de l'autre, qui entraîne des préjugés sur la culture de l'autre.

Relativisme culturel : mode de pensée qui considère **que** chaque culture est un ensemble cohérent de croyances, de coutumes, de manières d'être… et qu'aucune culture ne peut être comprise à partir des éclairages d'une autre culture.

Le **racisme** et les **discriminations** proviendraient d'une incompréhension de la culture de l'autre, liée à l'émergence de préjugés et de jugements.

Chiffres clés

- En 2014, 11,6 % de la population française est née à l'étranger.
- 94 092 personnes ont obtenu la nationalité française en 2021.
- L'immigration étudiante a augmenté de 7 % en 2013 par rapport à 2012.
- L'immigration professionnelle a augmenté de 11,2 % en 2013 par rapport à 2012. 35 % des nouveaux arrivants ont une formation de niveau supérieur.
- L'immigration familiale est en hausse de 8,4 % en 2013. Elle représente toujours la plus forte part des demandes d'entrée et de maintien sur le territoire.
- En 2021, 103 011 demandes d'asiles ont été enregistrées à l'OFPRA, et 54 094 ont été acceptées.

2 Une diversité des causes de l'immigration

- **L'immigration professionnelle** est le fait de quitter son pays d'origine pour rechercher une meilleure réussite professionnelle.
- **L'immigration familiale** est la reconstitution de la cellule familiale sur le territoire national.

- **L'immigration pour l'accès aux soins :** les étrangers malades et résidants en France disposent d'un droit de séjour pour eux et leurs accompagnants. Le visa pour soins permet de résider sur le territoire pendant la durée des soins.
- **La protection des individus :** l'État accorde une protection aux étrangers risquant d'être persécutés dans leur pays, par les autorités de ce pays ou par des agents non-étatiques : c'est le **droit d'asile**.

Le nombre de **demandeurs d'asile** a augmenté de 7,2 % entre 2012 et 2013. L'Allemagne est le premier pays européen d'accueil des demandeurs d'asile.

3 Problématiques actuelles

3.1 Les préjugés et l'intolérance

La France a été un pays d'immigration massive entre 1950 et 1974 mais ne l'est plus aujourd'hui : l'Allemagne, l'Italie et l'Espagne accueillent de nombreux Africains et Sud-Américains. Le **sentiment d'immigration massive** s'explique par :

- une concentration particulièrement importante de personnes immigrées en Île-de-France, Rhône-Alpes et PACA ;
- la provenance des populations, majoritairement l'Asie et l'Afrique subsaharienne ;
- la généralisation des discours et comportements pseudo-discriminatoires, voire racistes, notamment dans les médias.

3.2 Une progression régulière du nombre d'immigrés

- 17 % des immigrés sont au chômage contre 9 % pour l'ensemble de la population.
- Le **taux de pauvreté** des ménages immigrés est de 28,5 %.
- Les **revenus** des ménages immigrés sont inférieurs de 28 % en moyenne.
- Seulement 27 % d'enfants d'immigrés préparent un baccalauréat général.

L'immigration légale continue de progresser, mais elle est moins importante qu'il y a quelques années :

- le motif de **rapprochement familial** reste le plus important (75 % des immigrations légales) ;
- l'immigration professionnelle ne représente quant à elle que 5 % ;
- l'immigration clandestine est importante et soulève de nombreux problèmes :
  - les conditions de passage sur notre territoire donnent régulièrement lieu à de véritables drames humains (Lampedusa) ;
  - l'illusion de trouver un avenir meilleur en France est forte mais les immigrés se heurtent à des difficultés d'intégration importantes.

3.3 Difficultés d'intégration et atteintes aux droits de l'homme

- Les **discriminations** sont une réalité : à l'embauche, pour le logement, pour les loisirs, etc.
- Les **zones d'attente et les centres de rétention pour immigrés** sont surpeuplés, les individus y sont contraints à l'inactivité, ne bénéficient d'aucune assistance sociale ou juridique pour procéder à leurs demandes administratives…
- La « **chasse au faciès** » (contrôles récurrents, comportements insultants…)

4 Contexte législatif et solutions actuelles

La loi du 24 juillet 2006 s'organise autour de quatre grands principes :

- **l'immigration choisie :** l'objectif est de favoriser l'entrée et le maintien sur le territoire des immigrés qualifiés dans des secteurs qui recrutent beaucoup ;
- **le contrôle des flux migratoires :** lutte contre l'immigration clandestine, durcissement du regroupement familial, suppression de la régularisation systématique ;
- **l'aide à l'intégration :** l'accueil des primo-arrivants est amélioré grâce à la création de l'Office français de l'immigration et de l'intégration (OFII) en 2009 ;
- **la lutte contre les discriminations**, notamment en milieu professionnel. La pratique du testing est légalisée pour dénoncer certaines pratiques.

D'autres lois constituent un dispositif de lutte contre les discriminations :

- la loi du **29 juillet 1981** sanctionne les propos publics discriminatoires ;
- la loi du **3 juillet 2003** aggrave les peines pour infractions à caractère raciste, antisémite ou xénophobe ;
- la loi du **9 février 2004** fait de tout acte raciste ou antisémite, précédant une infraction, un facteur aggravant.

Associations et organisations non-gouvernementales participent à cette lutte :

- le **CILRA** (Comité de lutte contre le racisme et l'antisémitisme), créé en 2003 ;
- le **Défenseur des Droits** a été créé en 2011 pour aider toutes les personnes victimes de discrimination ;
- la **LICRA** (Ligue internationale contre le racisme et l'antisémitisme) ;
- **Amnesty International**.

Pour aller plus loin…

DIALLO R. et SASSOON V., ***Moi Raciste ? Jamais ! Scènes de racisme ordinaire***, Paris, Flammarion, 2015.
LEMOIGNE G. et LEBON A., ***L'immigration en France***, Paris, PUF, coll. « Que sais-je ? », 2002.
www.immigration.interieur.gouv.fr/

Le handicap

39

1 Une reconnaissance progressive de la personne handicapée

Le terme de « handicap » est récent : les personnes handicapées étaient qualifiées d'« attardés », d'« inadaptés », d'« infirmes », de « monstruosités ». Aujourd'hui, chacun prend conscience qu'il peut être touché par le handicap. Peu à peu, un véritable statut social va donc être donné à la personne en situation de handicap.

1.1 Définition actuelle du handicap

DÉFINITION

La définition actuelle du **handicap** est celle de la loi de 2005 : « Constitue un handicap [...] toute limitation d'activité ou restriction de participation à la vie en société subie dans son environnement par une personne en raison d'une altération substantielle, durable ou définitive d'une ou plusieurs fonctions physiques, sensorielles, mentales, cognitives ou psychiques, d'un polyhandicap ou d'un trouble de santé invalidant » (Art. L. 114 du Code de l'action sociale et des familles).

Cette définition instaure une **reconnaissance** des facteurs d'inégalité. Le refus de la ségrégation des personnes handicapées passe par leur inclusion dans les différents champs de la société que sont l'école, le travail, les loisirs et l'accès à la citoyenneté.

1.2 Les types de handicap

Plusieurs **types de handicaps** sont reconnus :

- les handicaps **physiques** : amputations, déficience motrice, tétraplégie, etc.
- les handicaps **mentaux** : déficience mentale légère, moyenne ou profonde ;
- les handicaps **sensoriels** : surdité, cécité, déficience visuelle ou auditive ;
- les handicaps **cognitifs** : il s'agit essentiellement des troubles de l'apprentissage et de la communication (dyslexie, dysphasie, dyspraxie, dyscalculie...) ;
- le **polyhandicap** : il s'agit de la combinaison de plusieurs handicaps.

DÉFINITIONS

Les **handicaps « acquis »** sont liés à des facteurs extrêmement variés (toxicomanie, accidents de la route, du travail, maladies cardio-vasculaires, paraplégie, etc.).

Les **handicaps dits « innés »** sont liés à des facteurs génétiques (trisomie 21, etc.), à la transmission de maladies infectieuses à l'enfant pendant la grossesse (rubéole), à l'accouchement (prématurité).

L'intensité du handicap est évaluée grâce à :

- l'évaluation de la **déficience** : identification de la ou des fonctions anatomiques, physiologiques, mentales ou sensorielles atteintes ;
- l'évaluation de l'**incapacité** : identification des inaptitudes à réaliser un certain nombre d'activités (parler, marcher, apprendre, etc.) ;
- l'évaluation du **désavantage** : identification des difficultés de l'individu en comparaison des personnes de même sexe, âge, profession, etc.

2 La loi du 11 février 2005 pour l'égalité des chances

Cette loi s'inscrit dans la **continuité des lois précédentes** et garantit aux personnes en situation de handicap une égalité des droits et des chances dans la société. Les personnes en situation de handicap sont reconnues comme de véritables **citoyens**. Le **principe de non-discrimination** oblige la collectivité à garantir des conditions d'accès aux droits.

▶ **Les principes de la loi et les actions mises en œuvre**

Principes de la loi	Actions développées
La compensation du handicap : l'environnement s'adapte à la personne pour faciliter son quotidien	• La prestation de compensation du handicap (aide financière) • L'aménagement de l'environnement et l'équipement de la personne : ordinateur pour communiquer, aménagement du logement… • Aides humaines pour les déplacements, le ménage, l'hygiène et les soins quotidiens…
Le principe d'accessibilité généralisée	• Accès aux transports en commun, aux bâtiments… • Accès aux loisirs : associations de loisirs adaptés, aménagement des accès (salles de concert, cinémas…) • Accès à l'enseignement : pédagogie adaptée, établissements spécialisés • Accès à l'emploi : obligation pour les entreprises de recruter un taux de travailleurs handicapés, compensation financière pour les personnes…
La participation à la vie sociale	• Le maintien en milieu ordinaire est priorisé pour la scolarité et l'emploi. Les droits fondamentaux doivent être garantis : accès au vote, à l'apprentissage, à l'indépendance et à l'autonomie.

2.1 La scolarité et l'accès à l'apprentissage

Dès que le handicap le permet, l'enfant est scolarisé en milieu ordinaire. Des équipes de suivi assurent la mise en place de la scolarité et proposent des adaptations pédagogiques et de l'emploi du temps par exemple. **L'accès aux apprentissages est une priorité** : ils garantissent l'accès à la citoyenneté, et au monde professionnel quand le handicap de la personne le permet.

▶ **L'accès à l'école et à l'apprentissage est une priorité**

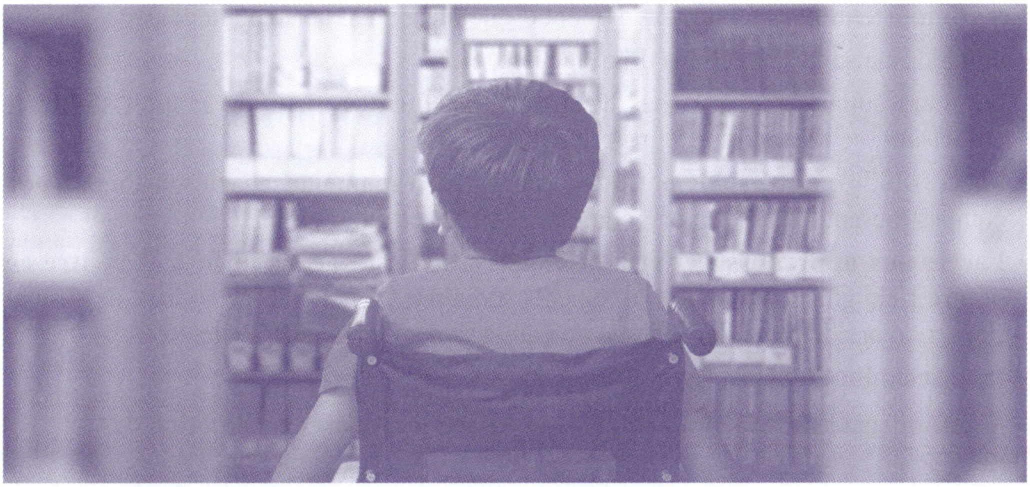

2.2 Le travail

L'objectif actuel est d'inciter les entreprises à recruter des travailleurs en situation de handicap pour respecter le principe de non-discrimination. La loi de 2005 réaffirme l'obligation d'embauche d'au moins 6 % de travailleurs handicapés dans les entreprises de plus de 20 salariés, sous peine de sanctions financières.

3 Problématiques actuelles

3.1 Une hausse préoccupante des handicaps lourds

Les évolutions de notre société favorisent une **hausse progressive et régulière des handicaps lourds** :

- les grossesses tardives augmentent : elles favorisent la survenue de handicaps mentaux lourds et de déformations physiques ;
- les comportements à risque des femmes au cours des grossesses (alcoolisme, tabagisme) sont également des facteurs de risques lourds ;
- les accidents de la route peuvent avoir pour conséquences des handicaps physiques ainsi que la perte des capacités intellectuelles liée aux chocs ;
- l'augmentation de l'espérance de vie fait progresser le nombre de personnes âgées dépendantes.

3.2 Handicap et exclusion sociale

Les **comportements sociaux** témoignent d'une méconnaissance du handicap :

- attitudes malsaines, réactions d'intolérance, etc.
- un grand nombre de personnes handicapées **peinent à avoir un emploi stable et valorisant**, ce qui entraîne leur **précarité** ;
- **l'accessibilité reste problématique :** transports en commun inadaptés, bâtiments non équipés (absence d'ascenseurs, couloirs et portes étroites, etc.) ;
- **l'accès aux apprentissages et à la scolarisation est parfois difficile à mettre en œuvre :** éloignement des établissements scolaires, manque de personnel, de formations, nombre de places insuffisant en établissements spécialisés, etc.
- les **discriminations** favorisent l'exclusion sociale.

▶ **Conséquences des discriminations chez les jeunes repérés en situation de handicap**

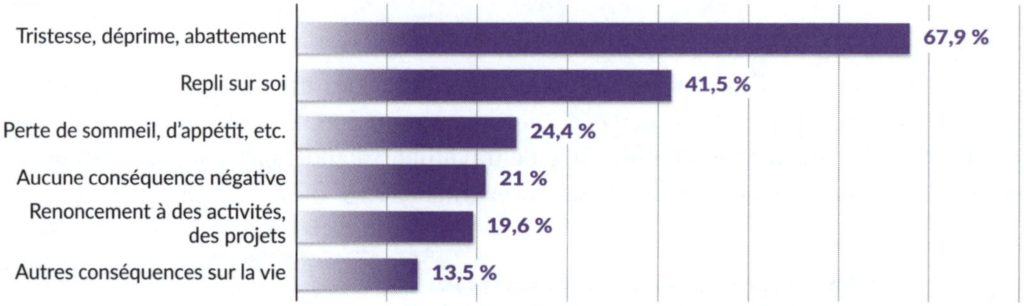

4 Dispositifs de prise en charge et solutions

4.1 La prévention

- Le **dispositif de prévention des handicaps congénitaux** permet :
  - de renforcer la surveillance des grossesses ;
  - d'inciter les femmes à réaliser l'ensemble des rendez-vous gynécologiques ;
  - de proposer le diagnostic prénatal aux futurs parents présentant des risques de transmissions génétiques de certaines pathologies.
- La **lutte contre la prématurité** est favorisée par :
  - le respect des congés maternité ;
  - la mise en place d'accouchements sécurisés.
- La **prise en charge précoce des handicaps**, grâce au développement d'établissements spécialisés pour les enfants en situation de handicap.

4.2 Les associations

- Les **établissements spécialisés** : les associations détiennent la majorité des établissements d'accueil spécialisés pour les personnes en situation de handicap.

▶ Exemples d'établissements spécialisés pour personnes en situation de handicap

IME (Institut médico-éducatif)	Pour enfants de 6 à 21 ans présentant un handicap mental moyen ou lourd. Ils proposent des soins et une scolarisation adaptée.
CAMSP (Centre d'action médico-sociale précoce)	Pour les enfants de la naissance à 6 ans. Ils proposent un dépistage et une rééducation médicale.
ESAT (Établissement et service d'aide par le travail)	Pour les adultes en situation de handicap mental. Ce sont des entreprises qui permettent aux personnes de travailler dans des conditions adaptées à leur situation et de bénéficier d'un accompagnement social et médical.
Les Maisons d'accueil spécialisées	Pour adultes lourdement handicapés, en difficultés pour assumer les actes de la vie courante et ayant besoin d'un accompagnement médical.

- Le développement d'associations de loisirs adaptés témoigne d'une prise de conscience de la dimension identitaire des personnes handicapées et de la nécessité de considérer leur bien-être.

4.3 Les aides pécuniaires

Des aides financières peuvent être attribuées en fonction de chaque situation. Parmi les principales, nous pouvons citer l'allocation adulte handicapé (AAH), l'allocation personnalisée d'autonomie (APA), ainsi que l'allocation d'éducation de l'enfant handicapé (AEEH).

Pour aller plus loin...

CATTAN O., ***D'un monde à l'autre*** : ***l'autisme, le combat d'une mère***, Paris, Max Milo, 2014.

GOFFMAN E., ***Stigmate. Les Usages sociaux des handicaps***, Paris Minuit, coll. « Le sens commun », 1975.

www.mdphenligne.cnsa.fr

Culture générale, sanitaire et sociale

40 La ville, la « banlieue » et la violence

La **ville** est un espace regroupant d'importantes problématiques sociales.

Depuis 2008, **la moitié de la population mondiale vit en ville**. En France, 75 % de la population vit en ville ou en périphérie d'un centre urbain.

1 L'organisation de l'espace urbain

L'espace urbain s'organise toujours en fonction de son centre-ville. Plusieurs règles se retrouvent dans toutes les villes :

- la **répartition des populations dans la ville se fait en fonction des ressources du foyer** : les espaces les plus équipés (transports, commerces) sont onéreux.
- les **extensions des banlieues** se structurent autour des axes routiers pour que les centres-villes restent accessibles aux individus.
- le **centre-ville** regroupe **les activités économiques majeures** : commerces, industrie, culture (théâtre, cinéma, bibliothèque, etc.).
- les **zones résidentielles** disposent de commerces de proximité et de commodités (écoles, transports, supermarchés, etc.).
- les **banlieues**, situées à la périphérie, dépendent de la ville pour les transports, les commerces et les emplois.

Longtemps, les centres-villes étaient occupés par les ouvriers, car situés à proximité des usines. Puis, les populations plus aisées ont investi le centre, doté des commerces, de la culture et des loisirs.

DÉFINITIONS

On parle d'**espace suburbain** pour désigner la périphérie immédiate de la ville et d'**espace périurbain** pour désigner les banlieues plus lointaines.

2 La ville : lieu de mixité et de ségrégation

2.1 La mixité sociale et culturelle

DÉFINITIONS

La **mixité sociale** est la **cohabitation de groupes sociaux** divers sur un même territoire. Les termes de « diversité » et de « brassage » témoignent que ce mélange est à l'origine de nombreuses innovations et créations.

La **cohésion sociale** est le fait que les personnes entretiennent des relations sociales régulières et deviennent solidaires entre elles.

La mixité favorise la **cohésion sociale**, car les différents groupes sociaux se fréquentent et parviennent à se comprendre.

Les politiques du logement en faveur de la mixité :

- une **politique de rénovation urbaine** des grands ensembles de 1960-1970 permet de reconstruire des immeubles plus petits, « à taille humaine », plus équipés en espaces verts et en commodités ;
- la **loi de solidarité et de renouvellement urbain (2000)** impose aux communes de 50 000 habitants et plus un **quota de 20 % de logements sociaux**.

Cette **recherche de mixité et de diversification de l'habitat** a pour but de limiter l'isolement et de dynamiser les espaces (commerces, culture, transport…).

2.2 Un espace ségrégatif

DÉFINITION

La **ségrégation** est le fait d'imposer « une distance sociale à un groupe du fait de sa race, de son sexe, de sa position sociale ou de sa religion, par rapport aux autres groupes d'une collectivité » (Larousse).

La ville est un **espace ségrégatif**, car :

- Les personnes disposant de revenus suffisants investissent des territoires confortables, dotés d'équipements récents, de transports et d'espaces verts idéals pour la vie de famille.
- Les personnes disposant de faibles ressources vivent majoritairement dans les espaces périurbains.
- Les familles connaissant une amélioration de leur situation sociale quittent souvent ces espaces, qui sont réinvestis par des populations défavorisées, **ce qui entretient les ségrégations spatiales**.

La France compte environ **700 ghettos urbains**.

Ces espaces périurbains sont touchés par de nombreuses problématiques :

- La précarité et le chômage.
- L'échec scolaire : les zones d'éducation prioritaires (ZEP) se voient allouer des moyens supplémentaires.
- La violence et le trafic (stupéfiants, matériel volé…).

Culture générale, sanitaire et sociale

3 La ville : lieu d'intériorisation de la violence ?

3.1 Violences urbaines et délinquance

DÉFINITION

Les **violences urbaines** sont des phénomènes de violences intenses, réalisées dans les espaces urbains « défavorisés ». Elles **s'orientent contre des biens ou des personnes, ainsi que vers les institutions** : transports en commun (tags, agressions des chauffeurs), école (rackets, insultes et menaces…), police et pompiers (outrages à agents, jets de pierres…).

a. *Les causes des violences urbaines*

Depuis les années 1980, la France est confrontée fréquemment à des vagues de violences régulières. La résurgence des violences s'explique par :

- les évolutions de notre société : la violence se banalise (télévision, Internet…) ;
- la pauvreté : certains individus s'orientent vers la délinquance ;
- la **monoparentalité** : elle favorise parfois un relâchement de l'autorité et du contrôle parental ;
- l'**échec scolaire**, qui conduit parents et enfants à rejeter l'institution ;
- les **difficultés d'intégration professionnelle** des jeunes issus de certains espaces : cela engendre une période d'« errance » entre la fin des études et les premiers emplois ;
- les stigmatisations et les discriminations ;
- le développement d'une économie parallèle, fondée sur **le trafic** ;
- la **petitesse des logements** : les individus s'approprient l'espace de la rue ;
- la **montée des communautarismes**, qui favorise conflits ethniques et religieux.

b. *La délinquance en France*

DÉFINITION

La **délinquance** correspond à l'ensemble des infractions constatées par les services de police et de gendarmerie.

Selon l'Observatoire national de la délinquance et des réponses pénales (ONDRP) :

- les **cambriolages**, vols et tentatives de vols dans les résidences sont en hausse ;
- les **vols de véhicules** et les actes de vandalisme sur les voitures sont en baisse ;
- les vols de voitures et deux-roues avec violence se banalisent (**car-jacking**) ;
- les **vols dans les commerces de proximité** augmentent (bureaux de tabac, pharmacies, car les médicaments sont revendus par des réseaux de trafiquants) ;
- la **cybercriminalité** est un phénomène récent, dont la progression se poursuit ;
- les **violences aux personnes** sont en stagnation ;

- les **vols sans violence** sont en hausse, essentiellement les vols « à la tire » ;
- le **sentiment d'insécurité** est quant à lui en forte hausse : près de 17 % de la population éprouve une insécurité dans son propre domicile.

c. *Le cas de la délinquance juvénile*

La délinquance des jeunes a toujours fait l'objet d'une **surmédiatisation**. Elle fait l'objet d'un **traitement judiciaire particulier**. Plusieurs facteurs orientent les jeunes vers la délinquance :

- l'**incapacité d'atteindre le modèle de réussite** imposé par la société, car elle favorise un sentiment d'échec et d'exclusion sociale ;
- la **stigmatisation** par la société, qui les place directement dans la catégorie de « délinquant », alors que leur réalité est bien plus complexe ;
- l'**influence du groupe de pairs**, très forte à l'adolescence.

3.2 La Politique de la ville

Pour revaloriser ces espaces en difficulté, les pouvoirs publics ont mis en œuvre la **Politique de la ville**. Début 2014, ce dispositif a été réformé pour le rendre plus efficace. L'objectif est de répondre aux difficultés de ces territoires en associant un ensemble de partenaires : rénovations urbaines, développement culturel, prévention santé, soutien scolaire, etc. Une grande diversité d'actions est proposée en fonction des besoins de chaque espace.

> Alors que dans les années 1970 seulement 148 quartiers bénéficiaient de dispositifs, on recense actuellement 2 492 quartiers bénéficiaires de la Politique de la ville, car considérés comme des **zones urbaines sensibles (ZUS)**.

Pour aller plus loin...

AVENEL C., ***Sociologie des quartiers sensibles***, Paris, Armand Colin, 2010.
COLLETTE C., ***La Violence***, Paris, 10/18, coll. « Le monde expliqué aux vieux », 2013.
www.laurent-mucchielli.org/2021/12/02/bonjour-tout-le-monde/
www.ihemi.fr

Culture générale, sanitaire et sociale

41 La maltraitance

L'État a mis en œuvre un ensemble de dispositions visant à prévenir les maltraitances dans les établissements d'éducation et de soins.

DÉFINITIONS

La **maltraitance** est extrêmement complexe et recouvre de nombreuses formes :

- la **maltraitance physique** (coups, brûlures, pincement…) ;
- la **maltraitance psychologique** (insultes, dévalorisation, dénigrement, refus de tendresse, ignorance de la personne, regards menaçants, chantages) ;
- la **maltraitance sexuelle** (viols, attouchements, atteintes sexuelles, obligations à certaines pratiques non désirées, inceste) ;
- les **situations de privation** (de nourriture, d'argent, de soins, d'affection).

1 Violence ou maltraitance ?

DÉFINITIONS

La **violence** signifie « la force exercée contre quelqu'un » : il s'agit de contraindre, d'obliger une personne à faire des choses qu'elle ne souhaite pas.

« **Traiter** » vient de *tractare*, qui signifie « mener difficilement », « toucher souvent ».

La maltraitance considère également les négligences, les ambiances, les absences d'actes, tout autant que les violences. L'aspect plus diffus de la maltraitance peut la rendre presque invisible.

2 La maltraitance faite aux enfants

40 000 à 50 000 mineurs seraient maltraités, et 700 à 800 décéderaient chaque année des suites de maltraitances.

DÉFINITION

Les **abus sexuels sur mineur** se définissent comme toute participation d'un enfant ou adolescent à des activités sexuelles (stimulations, visionnage d'images pornographiques, masturbations, viols…) qu'il ne peut pas comprendre, car non-adaptées à son développement physique et psychologique, et qu'il subit sous la contrainte ou la séduction.

- **Un enfant identifie mal ce qui est normal et ce qui ne l'est pas :** il peut s'écouler plusieurs années avant qu'un jeune ne dénonce les sévices subis. Donc, les adultes qui rencontrent souvent l'enfant doivent mener des observations et signaler les situations aux autorités compétentes.
- **Les parents maltraitants** ont souvent eu une histoire personnelle difficile. Ils éprouvent un sentiment d'insécurité, une dépréciation personnelle, des difficultés affectives, qui rendent difficile l'éducation de leur enfant. Les parents de tous milieux sociaux peuvent se révéler maltraitants.
- **Les enfants victimes de maltraitances psychologiques** présentent essentiellement des troubles du comportement. Ces conduites inadaptées peuvent mettre plusieurs années à apparaître, sans que l'entourage de l'enfant ne soupçonne de maltraitance.

Ces abus se produisent majoritairement dans un cadre très familier pour l'enfant. Les difficultés à identifier les maltraitances sont nombreuses :

- les agresseurs sont habitués à masquer les éventuels coups.
- l'identification des blessures provenant de violences est compliquée (la blessure peut s'apparenter à un accident par exemple), et les médecins ont besoin de formations spécifiques.

3 La maltraitance faite aux adultes vulnérables

- Les **personnes âgées, malades, handicapées** sont vulnérables et isolées. Les enfants ont davantage de difficultés qu'auparavant à soutenir leurs aînés : éloignement géographique, emplois à temps plein des femmes, etc.
- Les **adultes vulnérables** subissent davantage des **maltraitances psychologiques et financières** : menaces, privations, infantilisation, puis spoliation de biens, vie au crochet de la personne…
- Les **femmes âgées sont davantage victimes** (75 %), surtout les veuves.
- La **moyenne d'âge des victimes est de 79 ans**, âge qui s'accompagne d'une perte d'autonomie chez un grand nombre d'individus.
- **La famille et les établissements de soins sont les principaux maltraitants :** difficulté à prendre en charge une personne âgée dépendante, conflits familiaux, épuisement des proches. La gravité des maltraitances n'est pas pleinement perçue par les maltraitants eux-mêmes.

4 Les maltraitances institutionnelles

DÉFINITION

Les **maltraitances institutionnelles** sont **produites par les institutions elles-mêmes** et/ou **se déroulent dans l'institution**. Elles portent atteinte au bien-être de la personne et prennent des formes variées : **humiliation, dégradation, atteinte à la dignité humaine** (ramassage d'excréments, privations de repas, dévalorisation ou insultes en public, enfermement dans un placard, etc.). Les mauvais traitements peuvent s'exercer entre usagers ou patients d'un établissement, par des visiteurs…

Dans les établissements de soins, les maltraitances peuvent être :

- des limitations de mouvements : maintien forcé de l'individu dans un lit…
- une négligence de l'hygiène de la personne ;
- un langage inadapté (parler à un adulte comme à un enfant), etc.
- des violences physiques, verbales, sexuelles : coups, étranglements, insultes…

Les secteurs du social et de la santé présentent un risque particulier d'émergence de ces violences à cause :

- de la dépendance aux professionnels des personnes vulnérables ;
- des difficultés d'accompagnement, des émotions, de l'épuisement professionnel.

Pour aller plus loin…

AMYOT J.-J. *et al.*, ***Prévenir et lutter contre la maltraitance des personnes âgées***, Paris, Dunod, 2012.
ESCRIBANO J.-C., ***On achève bien nos vieux***, Paris, éd. de Noyelles, 2007.
https://oned.gouv.fr/
www.has-sante.fr

Réviser

1. La discrimination positive est :
- ❑ le fait de donner des avantages à une catégorie de population qui est habituellement lésée
- ❑ le fait d'attribuer des sanctions en cas de preuve de discriminations à l'encontre de populations habituellement lésées
- ❑ le fait de promouvoir l'égalité des droits et des chances entre les populations

2. 63 % des immigrés entrés en France en 2012 sont titulaires d'un diplôme au moins équivalent au baccalauréat.
- ❑ vrai
- ❑ faux

3. La France a enregistré 64 310 demandes d'asile en 2014, soit :
- ❑ 2,5 fois moins qu'en Allemagne
- ❑ 2,5 fois plus qu'en Allemagne
- ❑ autant qu'en Allemagne

4. Les immigrés entrés sur le territoire français proviennent majoritairement :
- ❑ du Portugal, d'Angleterre, d'Espagne, d'Italie ou d'Allemagne
- ❑ des pays du Maghreb
- ❑ de l'Europe de l'Est

5. En quelle année a été ratifiée la Convention internationale des droits de l'enfant ?
- ❑ en 1978
- ❑ en 1989
- ❑ en 1990
- ❑ en 1994

6. Les demandeurs d'asile ne peuvent pas bénéficier des prestations sociales.
- ❑ vrai
- ❑ faux

7. Quelle instance gère le dispositif national d'accueil des demandeurs d'asile ?
- ❑ l'OFPRA (Office français de protection des réfugiés et apatrides)
- ❑ l'OFII (Office français de l'immigration et de l'intégration)
- ❑ les préfectures

8. Cochez les synonymes de stéréotypes.
- ❑ cliché
- ❑ négatif
- ❑ préjugé
- ❑ banalité
- ❑ discriminant

9. Quelle loi légalise le « testing » dans le Code pénal pour lutter contre les discriminations ?

❑ la loi du 31 mars 2006 pour l'égalité des chances

❑ la loi du 16 juin 2011 relative à l'immigration, à l'intégration et à la nationalité

❑ la loi du 29 juillet 2015 relative à la réforme du droit d'asile

10. La religion musulmane concentre près de 45 % d'opinions négatives.

❑ vrai ❑ faux

11. La majorité des demandes de logement opposable sont réalisées par :

❑ des personnes seules ❑ des familles monoparentales

❑ des couples sans enfants ❑ des couples avec enfants

12. L'ONPES est :

❑ l'Observation Nationale de la Population en faveur de l'Éducation et du Social

❑ l'Observatoire National de la Pauvreté et de l'Exclusion Sociale

❑ l'Observation Nationale Pour l'Égalité et les Solidarités

13. Quel dispositif remplace depuis janvier 2016 le RSA Socle ?

❑ la couverture socle

❑ la prime pour l'emploi

❑ la prime d'activité

14. Les taux de chômeurs et de familles monoparentales vivant en dessous du seuil de pauvreté sont identiques.

❑ vrai ❑ faux

15. Quelle allocation est attribuée aux demandeurs d'emploi en fin de droits, ayant exercé une activité minimale d'au minimum 5 ans au cours des 10 dernières années ?

❑ l'allocation d'Aide à la Réinsertion

❑ l'allocation de Soutien Professionnel

❑ l'allocation Spécifique de Solidarité

16. Les Restos du Cœur ont été créés en :

❑ 1980 ❑ 1985 ❑ 1990

17. Le taux de chômage des 15-24 ans en France est de :

❑ 13 % ❑ 18,9 % ❑ 24 %

18. Le quart-monde désigne :
- ❑ la population défavorisée des pays riches
- ❑ la population défavorisée à l'échelle planétaire
- ❑ la population des pays pauvres

19. Le montant de l'Allocation d'Éducation d'un Enfant Handicapé varie selon la situation des familles.
- ❑ vrai ❑ faux

20. ITEP signifie
- ❑ Institut Thérapeutique Éducatif et Pédagogique
- ❑ Instance pour la Tolérance, l'Éducation et le Partage
- ❑ Information Télévisuelle sur l'Engagement Partagé

21. La loi pour l'accès au logement et un urbanisme rénové, dite loi « ALUR » date :
- ❑ du 24 mars 2013 ❑ du 24 mars 2014 ❑ du 24 mars 2015

22. 22 % des personnes éprouvent un sentiment d'insécurité dans leur quartier.
- ❑ vrai ❑ faux

23. La journée internationale du handicap, instaurée par l'ONU en 1992, a lieu :
- ❑ tous les 6 février
- ❑ tous les 16 novembre
- ❑ tous les 3 décembre

24. La journée du Refus de la Misère est née à l'initiative :
- ❑ de l'ONU
- ❑ du père Joseph Wresinski
- ❑ des ONG

25. Les avances LOCA-PASS sont distribuées par la CAF.
- ❑ vrai ❑ faux

26. Le travail intérimaire est essentiellement utilisé dans :
- ❑ l'industrie ❑ l'agriculture
- ❑ la construction ❑ le tertiaire

27. Un SDF vit en moyenne 20 ans de moins que la population générale.
- ❑ vrai ❑ faux

28. 14 % des personnes pauvres souffrent de caries.
- ❑ vrai ❑ faux

29. En 2019, les Restos du Cœur ont servi :
- ☐ 56,3 millions de repas
- ☐ 60,4 millions de repas
- ☐ 96,2 millions de repas
- ☐ 136,5 millions de repas

30. Le président de l'association Emmaüs est :
- ☐ Antoine Sueur
- ☐ Thierry Kuhn
- ☐ Gilles Ducassé

Corrigés

1. Le fait de donner des avantages à une catégorie de la population qui est habituellement lésée.
2. Vrai.
3. 2,5 fois moins qu'en Allemagne.
4. Du Portugal, d'Angleterre, d'Espagne, d'Italie ou d'Allemagne.
5. En 1990.
6. Faux.
7. L'OFII.
8. Cliché ; Préjugé ; Banalité.
9. La loi du 31 mars 2006 pour l'égalité des chances.
10. Vrai.
11. Des familles monoparentales.
12. L'Observatoire National de la Pauvreté et de l'Exclusion Sociale.
13. La prime d'activité.
14. Faux : 28 % des chômeurs sont pauvres, contre 36 % de familles monoparentales.
15. L'allocation Spécifique de Solidarité.
16. 1985.
17. 18,9 %.
18. La population défavorisée des pays riches.
19. Vrai.
20. Institut Thérapeutique Éducatif et Pédagogique.
21. 24 mars 2014.
22. Vrai.
23. Tous les 3 décembre.
24. Du père Joseph Wresinski.
25. Faux.
26. L'industrie.
27. Faux : 30 ans de moins.
28. Faux : 11 %.
29. 136,5 millions de repas.
30. Antoine Sueur.

6 La solidarité et l'intégration

Les femmes se marient à **29** ans (**23** ans en 1980) et sont âgées de **28** ans quand elles ont leur premier enfant (**24** en 1960)

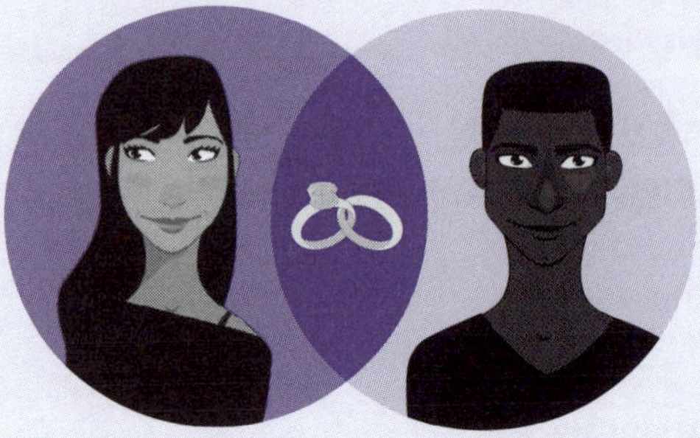

Les hommes se marient à **31** ans (**25** ans en 1980)

Les 3 crises de l'État-providence

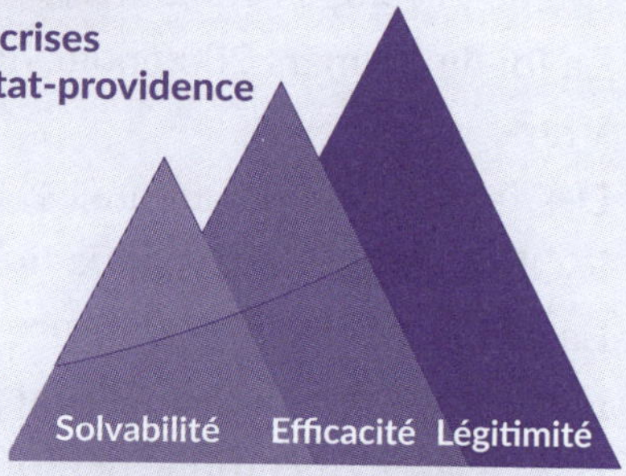

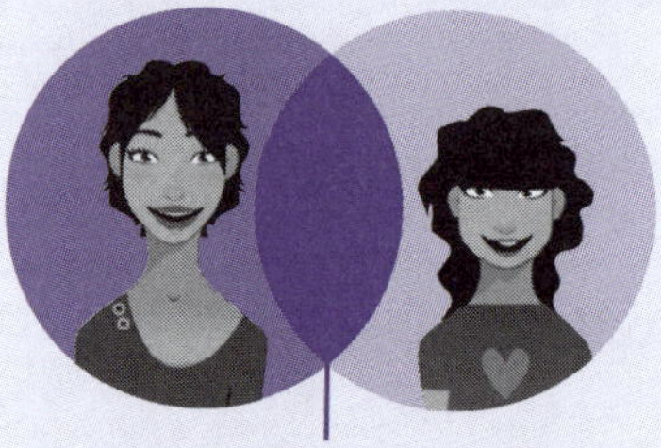

Il y a, aujourd'hui en France, **1,76** million de familles **monoparentales**

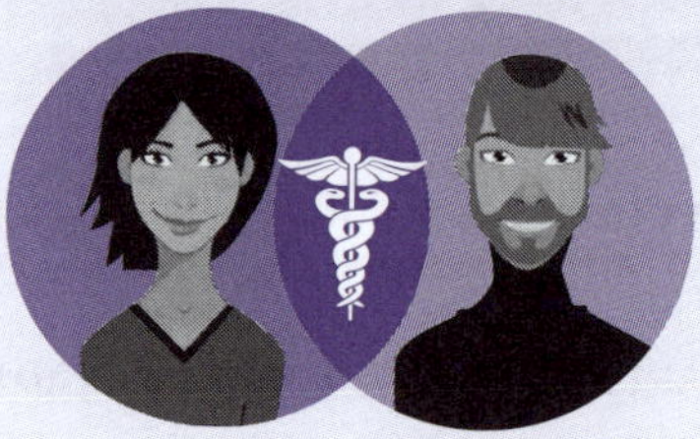

72 % des actifs sont couverts par le régime général des retraites

13 millions de retraités sont rattachés à ce régime

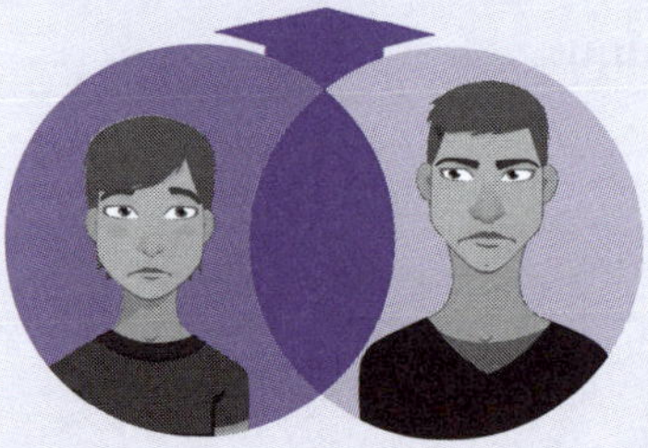

16 % des élèves arrêtent l'école après le **Brevet des collèges**. **47 %** d'entre eux se retrouvent au chômage

87 % des bacheliers s'engagent dans des études secondaires mais **1** sur **5** sortira sans diplôme supérieur

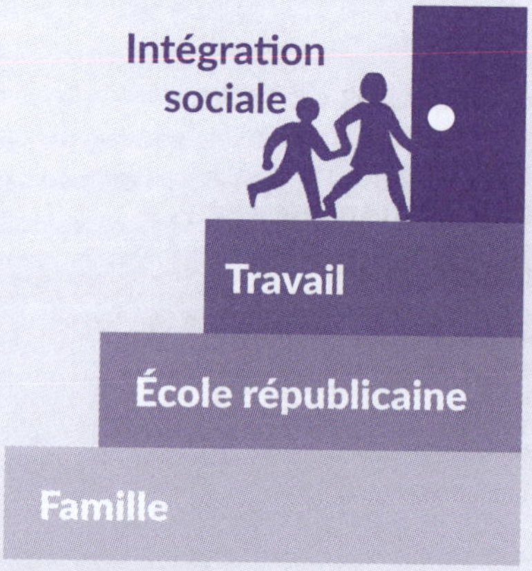

Les définitions

42

DÉFINITION

D'après Émile Durkheim, **l'intégration** est **l'ensemble des processus par lesquels l'individu participe à la vie sociale.** C'est donc le fait que les individus se reconnaissent comme appartenant à un même ensemble.

Pour se sentir intégré, un individu doit par conséquent être en lien, en relation avec les autres membres de la société. Il peut ainsi partager avec eux des valeurs, des pratiques sociales, des idées, mais aussi des droits et des devoirs.

DÉFINITIONS

Le **lien social** consiste à :

- partager une culture commune (croyance, sentiments, valeurs, etc.) ;
- partager des buts collectifs (rendre l'éducation universelle et accessible…) ;
- se sentir appartenir à un groupe, une société.

La **solidarité** est « le sentiment d'avoir un devoir moral envers les autres membres d'un groupe » (Larousse).

La **cohésion sociale** est la nature et l'intensité des relations qui existent entre les membres d'une société.

Le lien social et la solidarité reposent sur :

- **l'interdépendance des membres d'une société** : les actions des uns auront des répercussions sur les autres. Chacun définit ce qu'il peut et/ou doit faire (ou ne pas faire) en fonction des autres.
- **le rôle et la place des personnes dans la société**, rendue possible par des institutions sociales comme l'école, la famille, le travail…

Les instances majeures d'intégration sociale sont :

- le travail ;
- **la famille** ;
- **l'école** ;
- la pratique de la citoyenneté.

DÉFINITION

Par définition, la **citoyenneté est avant tout politique**. Un citoyen participe aux prises de décision d'une communauté. Il doit par conséquent avoir la capacité d'en être membre. La citoyenneté s'exerce à travers des **droits** (droits de grève, de manifester, de voter, etc.) et des **devoirs** (défendre le pays, participer à la solidarité collective, etc.).

Actuellement, on constate :

- un déclin de notre citoyenneté politique (taux d'abstention important aux élections) ;
- l'apparition de nouvelles formes de participation citoyenne : le militantisme et les associations, l'engagement bénévole.

La protection sociale en France

43

DÉFINITION

La **protection sociale** est l'ensemble des moyens qui permettent aux personnes de se protéger contre les risques sociaux : perte d'emploi, vieillesse, maladie…

Nous sommes dans **un État-providence** : la protection sociale est développée par l'État. Notre **système de Sécurité sociale** a été créé par Pierre Laroque en 1945.

1 Notre système de protection sociale

1.1 Les domaines de la protection sociale

- **Le risque vieillesse-survie** est la branche qui regroupe le plus de dépenses, car le vieillissement démographique a généré une forte augmentation des dépenses de retraites et de prise en charge des personnes âgées dépendantes.
- **Le risque santé** comprend la maladie, les accidents du travail, l'invalidité.
- **Le risque maternité-famille** inclut toutes les prestations « jeune enfant » et les allocations familiales.
- **Le risque emploi** comprend les indemnisations chômage et des aides à la réinsertion professionnelle.
- **Le risque exclusion sociale** regroupe les prestations de revenu minimum comme le revenu de solidarité active.

1.2 Les « logiques » de notre système de protection sociale

Plusieurs logiques se combinent dans notre système de protection sociale :

- La **logique d'assurance** couvre les individus en cas de perte de revenu (chômage, maladie, vieillesse et accident du travail).
- La **logique d'assistance** instaure une solidarité entre les individus pour lutter contre la pauvreté.
- La **logique de protection universelle** couvre certaines dépenses pour l'ensemble des individus (les prestations familiales par exemple).

1.3 Les différentes prestations sociales

a. *À destination des familles*

La protection des familles regroupe une vingtaine de prestations, afin de :

- **compenser les charges des familles** : allocations familiales, complément familial, allocation parentale d'éducation, etc. Ces prestations viennent soutenir les premières années de la vie parentale, notamment en compensant une interruption de l'activité professionnelle pour un des parents ;

- **aider les familles modestes** : des aides sont attribuées sous conditions de ressources pour le logement, les parents isolés, la prise en charge du handicap ;
- **prendre en compte les évolutions des familles** : des prestations récentes visent à permettre une meilleure conciliation entre vie familiale et professionnelle (les aides à la garde de l'enfant) et un partage des responsabilités parentales (congé paternité).

b. *L'assurance chômage*

Notre système d'assurance chômage est destiné aux salariés ayant suffisamment cotisé pour y prétendre. Il a été réformé en 2000, puis de nouveau en 2013 et 2014 : les demandeurs d'emploi trouvant un emploi ponctuel ont la possibilité de « recharger » leurs droits, car, avant, une partie des cotisations pouvait être perdue.

c. *Les retraites*

> En 2018, le **régime général des retraites** couvre 7 actifs sur 10.
> 14,3 millions de personnes sont retraitées du régime général en 2018. 1 Français sur 4 est retraité en 2016.

Notre système de retraite est fondé sur **la répartition** : les actifs financent les retraites des retraités actuels, et cotisent pour leurs futurs droits.
Mais, l'arrivée des enfants du baby-boom à la retraite fait que le nombre d'actifs par rapport au nombre de retraités met en danger notre système. Plusieurs réformes ont été engagées, comme le passage de l'âge légal de départ à la retraite à 65 ans.
Selon le métier exercé, les actifs cotisent dans des caisses différentes :

- le **régime général des retraites** correspond à la retraite de base des salariés des commerces, des services et de l'industrie. 90 % des Français y ont cotisé, y cotisent ou y cotiseront ;
- les **régimes complémentaires obligatoires** correspondent à des cotisations complémentaires pour les salariés du secteur privé ;
- les **régimes particuliers** sont destinés à certaines professions (fonctionnaires, agriculteurs, etc.).

2 Les problématiques actuelles

2.1 Un système « en crise »

Notre système de protection sociale fait débat, car :

- les **dépenses sont trop importantes** :
  - les nouvelles pauvretés entraînent une hausse des besoins sociaux ;
  - le nombre de retraités augmente.
- notre modèle serait inefficace, car les inégalités ne cessent d'augmenter ;
- les valeurs individualistes s'opposent à ce système de protection universel.

> En parallèle, on assiste à une **montée de la privatisation du risque via des assurances** vers lesquelles se tournent les plus favorisés.

2.2 Des réformes nécessaires

En 2004, **l'Assurance Maladie** a été réformée pour préserver les piliers fondamentaux de notre système :

- l'égalité d'accès aux soins ;
- la qualité des soins ;
- la solidarité (chacun contribue au système en fonction de ses moyens, et peut en bénéficier en fonction de ses besoins).

Plusieurs mesures ont été mises en œuvre :

- le choix du médecin traitant, permettant une coordination du parcours de soins ;
- le dossier médical personnel, contenant toutes les informations sur la santé ;
- la Carte vitale avec photographie, pour limiter par exemple les prêts de cartes à des personnes non assurées.

■ En 2021, le déficit de la Sécurité sociale est de 24,6 milliards d'euros.

Plusieurs causes sont à l'origine de ce déficit massif :

- le ralentissement de la croissance ;
- l'augmentation du nombre de bénéficiaires accélère ;
- l'allongement de l'espérance de vie ;
- les progrès scientifiques et médicaux entraînent des dépenses de santé plus importantes ;
- les générations en âge de travailler ne sont plus assez nombreuses pour financer le fonds de solidarité vieillesse.

2.3 Du RMI au RSA

Le Revenu minimum d'insertion est devenu le 1er juin 2009 le **Revenu de solidarité active**. Alors que le RMI constituait un assistanat pour les individus, le RSA a pour vocation de favoriser un **retour à l'emploi**, en incitant les personnes démunies à reprendre une activité, même partielle. Pour cela, les individus ont la possibilité de cumuler le RSA à des revenus d'activités à temps partiel. Le second objectif est de prendre en considération la diversité des situations, en créant plusieurs types de RSA : le RSA jeune, le RSA socle, le RSA activité et le RSA majoré.

2.4 La prime d'activité

Créée par la loi n° 2015-994 du 17 août 2015, elle remplace le RSA activité et la prime pour l'emploi. Elle permet aux personnes ayant une activité professionnelle faiblement rémunérée de bénéficier d'un complément de ressources versé par la CAF.

Pour aller plus loin...

FRAGONARD B., *Vive la protection sociale !*, Paris, Odile Jacob, 2012.
www.vie-publique.fr/

44 La famille

Notre modèle familial a fortement évolué au cours des dernières années. De nombreux questionnements se posent face à ces modifications des structures familiales, liées aux évolutions de notre société.

1 Définition et chiffres

DÉFINITIONS

Une **famille** est un ensemble de personne unies par des **liens de parenté** : mariage, concubinage, filiation, adoption. Elle se compose donc de plusieurs **générations**. Les personnes partagent de l'affection et un soutien mutuel.

La **filiation** est le lien de parenté unissant les enfants à leurs parents (maternelle, paternelle), mais aussi les liens unissant l'ensemble des générations d'une même famille (grands-parents, petits enfants, neveu, nièce, oncle, tante…).

La **famille élargie** se compose de personnes d'une même famille mais de degrés différents (oncles, grands-parents, enfants…) vivant dans le même foyer.

La **famille nucléaire** se fonde sur la notion de couple. Elle se réduit donc au couple, et à son ou ses enfants.

- 227 000 mariages en 2019, dont 6 000 célébrés entre des personnes de même sexe.
- 209 000 PACS en 2018, dont 8 600 entre des personnes de même sexe.
- 62 300 divorces ont été prononcés en 2018.
- Âge moyen du premier enfant chez les femmes : 29,4 ans (24 ans en 1960).
- Les femmes se marient en moyenne à 29 ans (23 ans en 1980) et les hommes à 31 ans (25 ans en 1980).
- En 2020, 8 millions de familles résident avec au moins 1 enfant mineur. 25 % d'entre elles sont monoparentales. 21 % sont des « familles nombreuses » (principalement les familles recomposées).
- 7 millions de personnes sont en union libre.

2 La famille traditionnelle

DÉFINITION

La **famille traditionnelle** se compose d'un couple et de ses enfants, vivant dans le même foyer.

La famille traditionnelle remplissait un ensemble de fonctions, qui perdurent aujourd'hui, malgré de nombreuses évolutions.

▶ Les fonctions de la famille traditionnelle

La procréation	• **La famille** est le lieu intime dans lequel les époux **donnent la vie.**
La socialisation	• **Les parents** apprennent à l'enfant un ensemble de **normes** et des **valeurs.**
La transmission	• Les **biens accumulés** sont transmis à la descendance via **l'héritage.**
La production	• **La possession** de terres ou de commerces constitue un **moyen de subsistance** : la famille peut aussi consommer sa propre production.
La consommation	• La famille est **consommatrice** de **biens** et de **services.**
L'affection et la protection	• La famille permet la **sécurité**, le **bien-être** et le **soutien** face aux aléas de la vie.

3 La famille contemporaine

3.1 L'affaiblissement de certaines fonctions

- **La transmission du patrimoine se fait plus tardivement**, car l'espérance de vie augmente : les enfants bénéficient moins des ressources parentales pour s'installer dans la vie. La transmission d'un patrimoine culturel (savoirs, valeurs, mode de vie…) devient plus importante que les transmissions matérielles.
- La **fonction de production a fortement baissé**, car le salariat s'est fortement développé. Les membres de la famille exercent des activités dans des lieux différents, pour des entreprises différentes, et non plus une activité familiale unique.
- La **fonction de procréation est moins importante** : les familles nombreuses (notamment 4 enfants ou plus) deviennent rares, et les divorces conduisent les individus à accorder moins d'importance à cette fonction.
- La **solidarité** et l'**affection deviennent de plus en plus importantes** : face à la réduction des aides sociales et à la crise de la protection sociale, les individus développent de nouvelles formes de solidarités familiales.

3.2 Les changements et leurs causes

- Le **nombre de mariages baisse** depuis les années 1960.
- Le **nombre de divorces augmente** (40 % des mariages).
- L'allongement de la durée des études repousse **l'âge de naissance du premier enfant** : les jeunes adultes restent plus longtemps chez leurs parents ou y reviennent suite à un échec professionnel ou amoureux.
- **L'entrée des femmes sur le marché du travail** favorise la participation des hommes aux tâches ménagères et à l'éducation.
- La famille traditionnelle élargie laisse place à des **familles nucléaires**. Ce phénomène est favorisé par l'éloignement géographique des enfants, notamment pour leur recherche d'emploi.

3.3 La diversité des modèles familiaux

On assiste à une diversification des structures familiales :

- **La famille nucléaire.**
- **La famille élargie.**
- **La famille recomposée** regroupe deux cellules familiales de précédentes unions. Elles peuvent prendre des formes très variées.
- **La famille monoparentale**, composée d'un des parents et de leur(s) enfant(s).
- **La famille sans enfant.**
- **La famille homoparentale** composée de deux conjoints du même sexe et parfois d'enfants issus d'une relation hétérosexuelle précédente d'un des partenaires par exemple.

4 Débats et problématiques actuelles

4.1 Les difficultés éducatives

- Certaines familles auraient tendance à déléguer la responsabilité éducative de leur enfant aux institutions comme la crèche et l'école.
- La hausse des divorces complique l'éducation des enfants : certaines femmes assument seule l'éducation. Le partage de l'éducation est délicat entre les parents qui ne vivent plus sous le même toit, et qui sont parfois en conflit.
- Les situations de précarité de certaines familles aggravent les difficultés éducatives.
- La conciliation entre vie professionnelle et vie parentale est difficile.

4.2 Le coût de l'éducation des enfants

L'éducation des enfants coûte cher :

- certaines familles **sont en difficulté pour assumer les frais de garde du jeune enfant**, et le manque de structures peut amener un parent à interrompre son activité professionnelle, ce qui provoque une baisse importante des revenus.
- la **durée des études s'allonge et engendre des frais importants pour les familles** : frais d'inscription, logement, transports, achats de matériel…

4.3 Le mariage homosexuel et l'homoparentalité

La **loi du 17 mai 2013** ouvre la possibilité de mariage à tous les couples, ce qui a provoqué des réactions d'adhésion mais aussi de virulentes oppositions. Les opposants avancent que :

- le mariage est fondé sur la procréation, et que deux personnes de même sexe ne peuvent pas procréer ;
- l'éducation d'un enfant par deux parents de même sexe pourrait perturber sa réflexion, son estime de lui ;
- l'enfant pourrait souffrir de discriminations, de moqueries à l'école ;
- le mariage homosexuel conduirait à l'autorisation de la gestation pour autrui en France et à la possibilité d'adoption par des couples homosexuels.

Les partisans mettent en avant :

- qu'aucune étude fondée n'a mis en lumière des différences entre les enfants élevés au sein de familles homoparentales et dans une famille standard ;
- que cette réforme permet l'égalité des droits entre les homosexuels et les hétérosexuels.

Pour aller plus loin…

FIZE M., ***La Famille***, Paris, Le Cavalier bleu, coll. « Idées reçues », 2005.
SEGALEN M., ***Sociologie de la famille***, Paris, Armand Colin, 1996.

Culture générale, sanitaire et sociale

45 L'école

Au cours des années 1960, le nombre d'élèves a augmenté (156 000 élèves en 6e en 1950, 870 000 en 1980), à cause du baby-boom et des **réformes successives** de l'école. Actuellement, près de 15 millions d'enfants et adolescents sont scolarisés.

1 Les inégalités à l'école

1.1 Les inégalités liées aux milieux sociaux

> - 56 % des étudiants en école d'ingénieurs sont des enfants de cadres et d'enseignants. Les enfants d'ouvriers ne représentent que 8 %.
> - Chaque année, 8 % d'une génération arrête sa scolarité sans diplôme ni qualification, mais ce phénomène ne concerne que 2 % des enfants d'enseignants ou de cadres, 16 % d'enfants d'ouvriers et 30 % d'enfants d'inactifs.

- Selon l'enquête PISA menée par l'OCDE, la France est l'un des pays où **le milieu social influe le plus sur la réussite scolaire** des élèves.
- Toutes les familles **ne disposent pas des mêmes ressources culturelles** pour accompagner la scolarité.
- Les **inégalités** s'accentuent au collège :
  - les parents peu diplômés éprouvent des difficultés pour aider leur enfant ;
  - les familles ayant des ressources financières suffisantes se tournent vers le soutien scolaire privé.
- **Le niveau de diplôme des parents a un impact très fort sur les choix d'orientation scolaire des enfants :**
  - les enfants d'ouvriers obtenant un baccalauréat privilégient les filières professionnelles (46 %) ;
  - les enfants de diplômés investissent les filières les plus prestigieuses.

1.2 Variables contextuelles et réussite scolaire

La réussite scolaire dépend aussi de :

- l'**établissement** : les performances entres les établissements sont très inégales. Certains bénéficient d'enseignants expérimentés, d'autres d'enseignants débutants ; le climat peut y être calme et paisible, ou violent et tendu…
- la **classe** : un faible effectif favorise la progression. Dans une classe hétérogène, un élève en difficulté progresse plus vite que dans une classe de faible niveau. La pédagogie de l'enseignant a aussi des effets sur le niveau moyen des élèves.
- l'**enseignement** : la pédagogie de l'enseignant peut faciliter la réussite.

2 Problématiques actuelles et solutions

2.1 Un système scolaire en perte d'efficacité ?

Longtemps, notre système scolaire a été réputé comme l'un des meilleurs du monde. Mais depuis plusieurs années :

- le **niveau scolaire des élèves baisse**, notamment dans l'acquisition des compétences fondamentales (lecture et mathématiques) ;
- les **inégalités** se creusent entre les catégories sociales ;
- **l'école joue moins son rôle intégrateur qu'auparavant** :
  - le décrochage scolaire est en hausse : 16 % d'élèves interrompent chaque année leur scolarité sans avoir obtenu de diplôme. 47 % d'entre eux se retrouvent au chômage ;
  - le diplôme couvre moins les jeunes contre les risques de chômage ;
  - les conflits et l'incompréhension entre familles et institution scolaire se banalisent.
- **Certains établissements cumulent des problématiques lourdes** : forte précarité sociale des élèves et des parents, racisme, revendications ethniques ou religieuses, échec scolaire et décrochage, violences, etc.

2.2 Une montée des violences en milieu scolaire

DÉFINITION

Le **school bullying** est une succession de microviolences quotidiennes, comme des insultes, des moqueries, des brutalités, qui constituent une forme de harcèlement et dont certains élèves sont victimes de la part de leurs camarades.

Depuis une vingtaine d'années, la **violence** dans les établissements scolaires est devenue un phénomène de société :

- les violences sont principalement des atteintes aux biens et à la sécurité des personnes : vols, dommages aux locaux ou au matériel, consommation ou trafic de stupéfiants, port d'armes, intrusion d'individus, tentatives de suicides, etc. ;
- **les collèges et les lycées professionnels** sont davantage concernés ;
- les actes graves restent rares (viols, vols, rackets, agressions armées), mais la **violence diffuse augmente, notamment envers les enseignants** : insultes, menaces, insolences… ;
- **les violences commises sont plus graves** : les rackets sont plus violents et s'organisent souvent en bandes, les violences psychologiques (harcèlement) sont parfois tellement graves que certains jeunes se suicident… ;
- les pouvoirs publics ont déployé des plans antiviolence ainsi qu'un observatoire des violences scolaires, chargé de les étudier.

Pour aller plus loin...

DUBET F. et DURU-BELLAT M., ***L'Hypocrisie scolaire*. *Pour un collège enfin démocratique***, Paris, Seuil, 2000.

DURU-BELLAT M. et VAN ZANTEN A., ***Sociologie de l'école***, Paris, Armand Colin, coll. « U », 2006.

TROGER V., ***L'École***, Paris, Le Cavalier bleu, coll. « Idées reçues », 2001.

www.eduscol.education.fr

www.education.gouv.fr

Le travail, le chômage et la pauvreté

46

DÉFINITION

Le terme **travail** vient du latin *tripalium* qui signifie engin de torture.

Le travail est une **contrainte** pour l'individu, mais il lui permet **d'assurer sa subsistance**. Il favorise aussi **l'épanouissement** et **l'intégration**. La perte d'un emploi entraîne un **sentiment d'inutilité** et favorise l'exclusion.

1 Le travail, vecteur d'intégration

1.1 Diversité des formes de travail

- Le **CDI** assure la sécurité et la réalisation des projets personnels (achat immobilier, construction de sa propre cellule familiale, etc.).
- Les **CDD** sont conclus à durée limitée (activités temporaires, remplacement…).
- **L'intérim** désigne des missions de travail confiées par des agences spécialisées.
- Les contrats aidés, créés récemment, permettent aux entreprises de recruter plus facilement en bénéficiant d'un allégement des charges grâce à des aides de l'État.
- Les contrats d'apprentissage et de **professionnalisation** sont destinés aux personnes suivant une formation. Leur rémunération varie (25 à 75 % du SMIC). L'employeur assure la formation pratique de la personne.

1.2 Le travail : une instance de socialisation

Le travail est un **facteur d'émancipation** : il fournit un revenu et une protection sociale favorisant l'indépendance. Les revenus donnent **accès à la consommation et** à la vie sociale (loisirs, culture…). Le travail procure une **identité sociale**, car, empreints de stéréotypes, les emplois occupés véhiculent une image connotée de la personne. Il est aussi une **instance de socialisation** : l'individu apprend les normes et valeurs de son groupe professionnel et éprouve un sentiment d'appartenance.

2 Travail et exclusion : une préoccupation majeure ?

Les liens sociaux s'élaborent dans les instances de socialisation (famille, école, travail). Les transformations du travail bousculent les mécanismes d'intégration.

2.1 Des évolutions récentes aux conséquences préoccupantes

a. *Une hausse de la précarité des travailleurs*

DÉFINITION

La **précarité** de l'emploi est le fait de ne disposer d'un emploi que pour une courte durée, et de se trouver dans l'incertitude face à son avenir professionnel. Actuellement, de nombreux individus connaissent des **périodes de chômage régulières** entre leurs contrats.

La stabilité sur le marché du travail est difficile :

- les employeurs demandent des qualifications de plus en plus importantes, des expériences diversifiées, et de la mobilité ;
- les seniors ont des difficultés à réintégrer le monde du travail après une perte d'emploi : jugés trop « vieux », ils demandent souvent une rémunération élevée ;
- la **flexibilité des emplois** engendre des périodes de travail courtes : les recrutements en CDD représentent 84,2 % des embauches.

b. *Le phénomène des « travailleurs pauvres »*

Depuis une vingtaine d'années, le phénomène des travailleurs pauvres a pris de l'ampleur. Le pouvoir d'achat est en baisse. Les **emplois faiblement rémunérés** sont nombreux, souvent à **temps partiel**, et essentiellement exercés par les femmes.
Ce phénomène s'explique par la crise économique, qui a entraîné une **hausse fulgurante des prix des loyers et des matières premières**.

c. *Une véritable segmentation des travailleurs*

On assiste à un véritable phénomène d'« **emplois à deux vitesses** » :

- des travailleurs disposent d'une véritable sécurité (fonctionnaires, CDI…), d'un niveau de revenu cohérent, et d'une protection sociale offerte par l'entreprise (mutuelles d'entreprises, comité d'entreprise…) ;
- des travailleurs éprouvent des difficultés à stabiliser leur situation et s'enfoncent dans **l'exclusion**.

d. *L'augmentation des maladies professionnelles*

DÉFINITION

Les **maladies professionnelles** sont des maladies ou des troubles liés à l'exposition d'un travailleur à un risque dans son contexte professionnel.

Les maladies professionnelles sont en hausse :

- Les **troubles psychologiques** et la **souffrance au travail** se banalisent. Le burn-out en est l'illustration principale : il s'agit d'un épuisement professionnel lié à la masse de travail et à la sur-implication du travailleur.
- Les **troubles musculo-squelettiques (TMS)** sont liés à l'intensification des rythmes professionnels. Ils touchent de nombreuses professions (caissiers, ouvriers, etc.).
- **L'exposition à certaines substances cancérigènes** (amiante), au bruit, à des produits toxiques… concerne massivement le secteur du bâtiment.

2.2 Les conséquences sur les processus d'exclusion sociale

Aujourd'hui, le travail joue moins son rôle intégrateur :

- Les **liens sociaux** entre les personnes sont moins forts, car l'intensification des rythmes de travail et la **mise en concurrence des individus** favorisent l'éloignement des individus.
- Les personnes en contrats atypiques (CDD, intérim), connaissant des périodes relativement courtes dans l'entreprise et ne peuvent prendre part à la vie de l'entreprise, comme les activités syndicales, sources d'échanges et d'entraide.
- La difficulté à se maintenir durablement dans un emploi conduit à éprouver une **dévalorisation forte** (sentiment de ne pas contribuer à la vie sociale). Le travail permet de trouver une place dans la société. Cette **non-reconnaissance par la société** constitue **la perte de l'identité sociale**.

3 Le chômage et la pauvreté

DÉFINITIONS

La catégorie des **chômeurs** est officialisée dès le recensement de 1896. **Le Bureau international du travail** définit comme chômeur toute personne :

- sans emploi ;
- en âge de travailler ;
- disponible pour travailler ;
- recherchant activement un emploi.

Ainsi, n'est pas considéré comme demandeur d'emploi un individu qui se priverait volontairement d'emploi.

La **pauvreté** se définit à partir du seuil de pauvreté, qui équivaut à 50 ou 60 % du revenu médian de la population, soit en 2021, un seuil de pauvreté correspondant à des revenus mensuels inférieurs à 1 063 euros (seuil à 60 %). 14,6 millions de personnes en France vivent sous le seuil de pauvreté.

En 2015, le taux de chômage est de 10,5 % en France, contre 7,9 % en 2007.

Dans la société actuelle, chômage et pauvreté des individus sont souvent liés. Mais, il est possible d'avoir un emploi et de disposer de revenus inférieurs au seuil de pauvreté. De plus, la société a fortement évolué : les prix des logements ont très fortement augmenté et les besoins des individus ne sont plus les mêmes.

▶ **Les causes du chômage**

La crise économique	L'activité économique ralentit, à cause d'une baisse de la consommation et du pouvoir d'achat.
Les progrès techniques	L'homme est remplacé par les machines pour réaliser certaines tâches. C'est le chômage technologique.
La concurrence à l'échelle planétaire	Les actionnaires font pression pour augmenter la rentabilité, ce qui favorise les licenciements massifs dans les grandes entreprises. Les pays du Sud disposent d'une main-d'œuvre moins chère, ce qui entraîne des délocalisations.
L'arrivée des femmes sur le marché du travail depuis les années 1970	Le nombre de personnes cherchant à travailler a considérablement augmenté.
Le chômage d'incohérence	Certains secteurs d'activité peinent à trouver une main-d'œuvre qualifiée, d'autres sont submergés de candidatures.
La rigidité du marché du travail	Certaines entreprises hésitent à embaucher en CDI, car elles ont peu de visiblité sur l'avenir de leurs activités. Elles craignent également la lourdeur des démarches à entreprendre pour licencier.

4 La progression de la pauvreté

La **paupérisation** prend de l'ampleur : entre 2002 et 2007, le nombre de « pauvres » a augmenté de 16 %, soit **1,2 million de personnes** supplémentaires.

Aujourd'hui, il devient difficile de différencier le chômeur et le pauvre. **Ces deux catégories tendent à se confondre** : les individus les moins qualifiés sont surexposés à la précarité de l'emploi. Si l'on considère aujourd'hui le cas des temps partiels, certains travailleurs disposent de revenus inférieurs au seuil de pauvreté.

Pour aller plus loin...

AUGÉ M., ***Journal d'un SDF : ethnofiction***, Paris, Seuil, 2011.
CHABOTEAUX N. et PORTE C., ***Travailler à tout prix !***, Paris, Éditions du Moment, 2015.
DAMON J., ***L'Exclusion***, Paris, PUF, coll. « Que sais-je ? », 2011.
FOENKINOS D., ***La Tête de l'emploi***, Paris, J'ai lu, 2014.

La liberté de croyance et la laïcité

47

DÉFINITIONS

La **religion** est un ensemble de sentiments, de dogmes et de croyances, rattachant les hommes à une divinité.

Le **culte** est un ensemble de vénérations et d'hommages rendus par les croyants à leur divinité.

Actuellement, de nombreux débats concernent la liberté de croyance et la **laïcité**.

1 Religion, laïcité et liberté de croyance

1.1 Pourquoi la religion ?

DÉFINITION

La **croyance** est le fait de croire en l'existence de quelque chose, à la vérité d'une théorie, d'une philosophie, d'une thèse…

La croyance est **un besoin chez l'homme** :

- Elle permet de donner un **sens** à la vie, l'existence.
- Elle **structure les comportements humains** : respect de règles, de valeurs…
- Elle rattache les individus à une **identité culturelle**.
- Elle est un outil de socialisation fort, car elle fait l'objet d'une **transmission intergénérationnelle**.

1.2 La liberté de croyance et de culte

DÉFINITION

La **liberté de croyance** est le droit d'avoir une religion, une croyance, ou de n'en avoir aucune, d'adhérer à un système de valeurs et de se conformer aux coutumes et rites qui s'y associent.

1.3 La laïcité

DÉFINITION

La **laïcité** consiste en une séparation juridique de l'Église (et toute institution religieuse) et de l'État.

- Ce principe de laïcité s'est mis en place en France à partir de la Révolution en 1789 : la **Déclaration universelle des droits de l'Homme** précisait déjà que « nul ne doit être inquiété pour ses opinions, même religieuses ».

- Les lois Jules Ferry de 1881 et 1882 instituent l'école publique, gratuite, obligatoire et laïque.
- La loi de 1905 instaure la séparation des Églises et de l'État : « La République ne reconnaît, ne finance ni ne subventionne aucun culte. »
- Le principe de laïcité est réaffirmé dans la Constitution de 1946.

Cette séparation permet à l'État de garantir la liberté des individus. L'État reste neutre : il n'accorde à aucune religion de légitimité supérieure aux autres.

2 Problématiques et débats actuels

2.1 Liberté de croyance et liberté d'opinion

La croyance et l'opinion sont mal différenciées dans les discours médiatiques.

DÉFINITION

La **liberté d'opinion** est le droit pour toute personne de penser comme elle l'entend, d'affirmer ses opinions et de les exprimer. Ainsi, cette liberté d'opinion comprend nécessairement la **liberté religieuse**.

Liberté de croyance et d'opinion doivent toutes deux s'accompagner du respect :

- de la liberté d'expression (les propos discriminatoires sont punis pas la loi) ;
- de la liberté d'association (permise par la loi du 1er juillet 1901) ;
- des libertés de réunion et de manifestation.

2.2 École et laïcité

- L'école défend la laïcité, car elle forme les futurs citoyens et doit assurer l'unité de la nation.
- La loi Debré de 1959 crée les écoles privées sous contrat : des institutions religieuses comme l'Église peuvent disposer de leurs propres établissements scolaires. Mais, ces établissements sont encadrés par la loi et doivent :

– respecter la liberté de conscience des élèves et des familles ;
– enseigner les programmes scolaires nationaux ;
– répondre aux obligations d'un service public.

3 Laïcité et évolutions actuelles de la société

3.1 Signes religieux et liberté

- Certaines associations féministes défendent l'idée que le port du voile serait une atteinte à la liberté des femmes, et empêcherait l'égalité femmes/hommes.
- Des organisations musulmanes défendent leur droit de porter le voile. Son interdiction serait une atteinte à la liberté.

- Certains intellectuels s'érigent contre l'interdiction du voile, car :
– elle représente une atteinte à la liberté individuelle ;
– elle conduirait à interdire tout autre signe religieux dans l'espace public ;
– elle constitue une discrimination envers les musulmans et les stigmatise.

3.2 La montée des communautarismes

- Certains individus demandent à être **davantage reconnus dans leur identité religieuse**, et leurs revendications remettent en cause les fondements de la laïcité.
- **L'équilibre religieux a changé en France** : depuis 1950, l'islam est la 2e religion de France, et le taux de pratique des musulmans est très important.
- D'autres religions **demandent une meilleure reconnaissance de l'État**.
- Le communautarisme en France est **aggravé par le conflit israélo-palestinien**.
- Pour certains, il faut tenir compte des évolutions sociales et **accepter les communautarismes même religieux pour permettre un apaisement des tensions**.

Pour aller plus loin...

KAHN P., ***La Laïcité***, Paris, Le Cavalier bleu, coll. « Idées reçues », 2005.
SAVIDAN P., ***Le Multiculturalisme***, Paris, PUF, coll. « Que sais-je ? », 2011.
www.vie-publique.fr

Culture générale, sanitaire et sociale

Réviser

1. Le principe de devoir d'assistance par la société existe depuis :
❑ 1793 ❑ 1815 ❑ 1958

2. Le Pôle emploi :
❑ remplace l'Agence Nationale Pour l'Emploi
❑ est une Fusion entre l'ANPE et les Assedic
❑ a été créé en 2008

3. Quelle loi développe la notion « d'enfant en danger » ?
❑ la loi du 5 mars 2007
❑ la loi du 8 juin 2009
❑ la loi du 11 octobre 2014

4. Quel dispositif permet de s'absenter du travail pour aider un proche souffrant d'une pathologie ?
❑ l'aide aux aidants familiaux
❑ le congé de solidarité
❑ le congé soutien familial

5. Les aidants naturels peuvent bénéficier d'un dédommagement financier.
❑ vrai ❑ faux

6. En cas de décès d'un proche, le Code du travail accorde au salarié :
❑ un congé exceptionnel de 2 jours
❑ un congé exceptionnel de 3 jours
❑ un congé exceptionnel de 5 jours

7. La scolarisation avant 3 ans est possible en France
❑ vrai ❑ faux

8. Les sénateurs sont élus au suffrage universel indirect
❑ vrai ❑ faux

9. Le Président de l'Assemblée nationale est :
❑ le Premier ministre ❑ Yaël Braun-Pivet ❑ Richard Ferrand

10. Quel article inscrit dans la Constitution de 1958 est actuellement considéré comme antidémocratique ?
❑ le 19-3 ❑ le 39-3
❑ le 49-3 ❑ le 59-3

11. Une famille nombreuse se compose au minimum :
❑ de 3 enfants ❑ de 4 enfants ❑ de 5 enfants

12. Il n'est pas possible de demander un congé parental d'éducation dès le 1er enfant.
❑ vrai ❑ faux

13. La durée moyenne des mariages en 2011 était de :
❑ 8 ans ❑ 12 ans ❑ 15 ans

14. En 2013, le nombre de célibataires en France s'élève à :
❑ 11 millions ❑ 12 millions ❑ 13 millions

15. La loi du 4 juin 1970 substitue à la notion de puissance paternelle celle d'autorité parentale commune au père et à la mère.
❑ vrai ❑ faux

16. Combien coûte annuellement un lycéen à l'État ?
❑ 7 930 euros ❑ 10 240 euros ❑ 13 880 euros

17. Les ULIS accueillent :
❑ des élèves en échec scolaire
❑ des élèves en situation de handicap
❑ des élèves primo-arrivants

18. Est considéré comme « chômeur de longue durée » :
❑ une personne privée d'emploi depuis 1 an
❑ une personne privée d'emploi depuis 2 ans
❑ une personne ayant épuisé ses droits à l'allocation de retour à l'emploi

19. La reconnaissance du harcèlement moral a été introduite dans le Code du travail :
❑ en 2000 ❑ en 2002 ❑ en 2004

20. La dissimulation du visage dans l'espace public est interdite depuis :
❑ 2011 ❑ 2012 ❑ 2013

21. Le conseil de Prud'hommes a été créé par la loi du 18 mars 1806 sous Napoléon :
❑ vrai ❑ faux

22. Les RTT (récupération du temps de travail) n'existent que dans le secteur public.
❑ vrai ❑ faux

23. Le port du voile est autorisé à l'université.
❑ vrai ❑ faux

24. Le taux d'abstention aux élections régionales de 2015 était de :
❑ 39 % ❑ 50 % ❑ 56 %

25. Le droit français définit les sectes comme :
❑ un ensemble de personnes qui adhèrent à une même doctrine religieuse ou philosophique
❑ un groupe dans lequel on pratique une manipulation mentale qui entraîne endoctrinement et contrôle de la pensée
❑ il n'y a pas en droit français de définition juridique de la secte

26. Un contrat d'apprentissage peut être conclu pour un jeune âgé :
❑ de 14 à 24 ans ❑ de 15 à 25 ans ❑ de 16 à 26 ans

27. Certaines infractions pénales peuvent entraîner la perte de la citoyenneté.
❑ vrai ❑ faux

28. Depuis la création du service civique en 2010 :
❑ 80 000 jeunes se sont engagés
❑ 85 000 jeunes se sont engagés
❑ 90 000 jeunes se sont engagés

29. La loi de 1901 sur la possibilité d'association est toujours en vigueur.
❑ vrai ❑ faux

30. Le militantisme désigne :
❑ le fait de lutter pour une cause, une idéologie, un parti, etc.
❑ le fait de s'impliquer dans la vie associative
❑ le fait de plaider en faveur du respect des droits et de l'égalité

CORRIGÉS

1. 1793.
2. Est une Fusion entre l'ANPE et les Assedic ; A été créé en 2008.
3. La loi du 5 mars 2007.
4. Le congé de solidarité.
5. Vrai.
6. Un congé exceptionnel de 3 jours.
7. Vrai.
8. Vrai.
9. Yaël Braun-Pivet, première femme élue à ce poste.
10. Le 49-3.
11. 3 enfants.
12. Faux.
13. 12 ans.
14. 13 millions.
15. Vrai.
16. 7 930 euros.
17. Des élèves en situation de handicap.
18. Une personne privée d'emploi depuis 2 ans.
19. En 2002.
20. 2011.
21. Vrai.
22. Faux.
23. Vrai.
24. 50 %.
25. Il n'y a pas en droit français de définition juridique de la secte.
26. De 15 à 25 ans.
27. Vrai.
28. 85 000 jeunes se sont engagés.
29. Vrai.
30. Le fait de lutter pour une cause, une idéologie, un parti, etc.

7 Les rapports de sexe et de génération dans la société

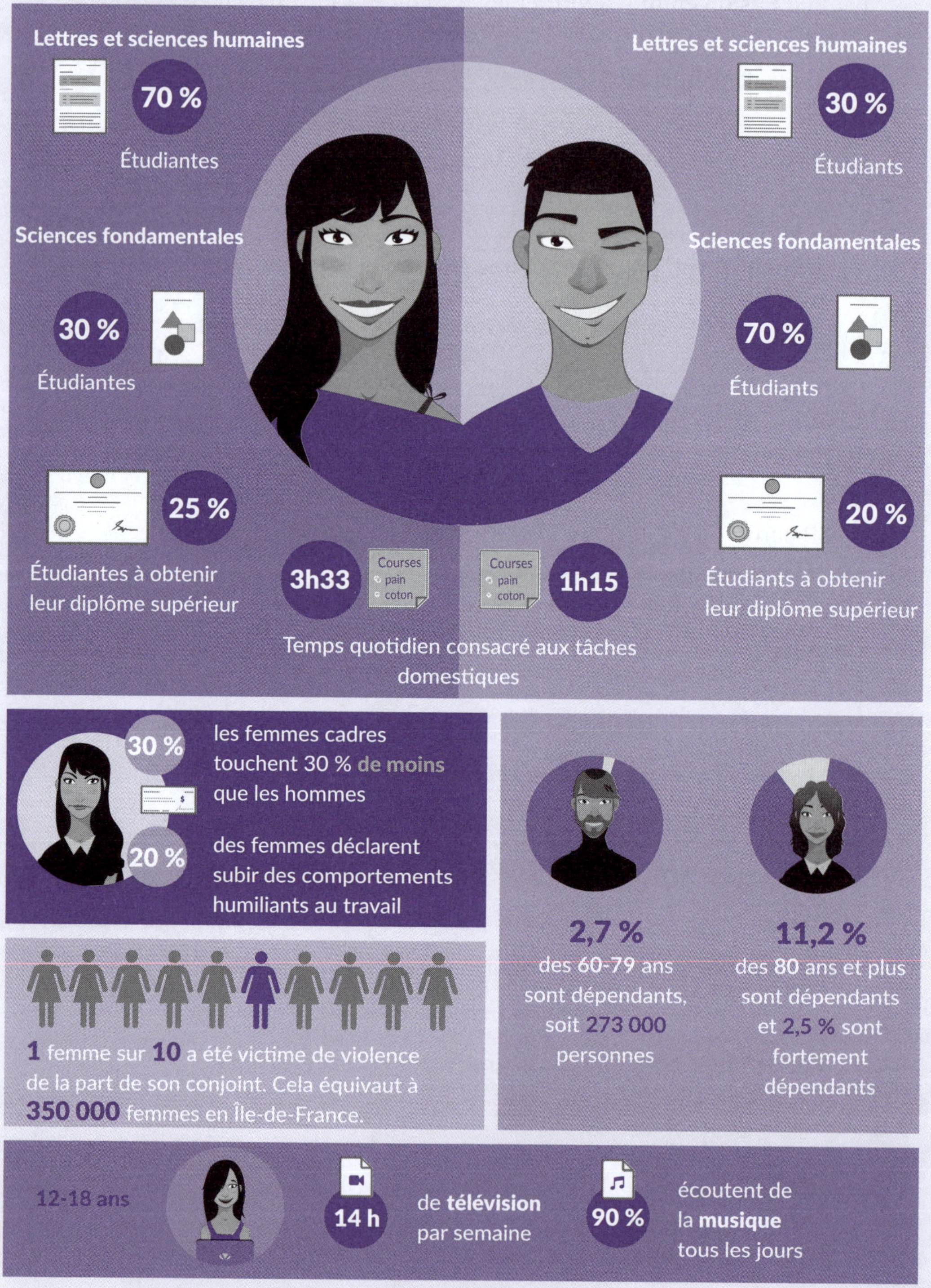

Les inégalités femmes/hommes

48

DÉFINITIONS

Le **sexe biologique** est à différencier du **sexe social ou genre**.

Le **genre est une construction sociale des différences** entre les filles et les garçons, au cours de l'éducation. Hommes et femmes pensent et agissent à partir de codes sociaux qui sont différents, et adoptent donc des comportements différents : c'est l'**identité sexuée**.

1 Les causes des inégalités femmes/hommes

1.1 Stéréotypes et préjugés

DÉFINITIONS

Les **stéréotypes** sont des opinions partagées par un groupe social. Ils sont un ensemble de jugements et d'idées reçues sur un groupe social.

Les **préjugés** sont des opinions qui ne se fondent sur aucune information concrète et vérifiable. Ce sont des généralisations hâtives.

- Les stéréotypes et préjugés sont tenaces : « les femmes sont plus douées pour le ménage » ; « c'est un métier d'homme »…
- La **répartition des rôles sociaux** est différente entre les hommes et les femmes :
  - les femmes sont dociles, patientes et minutieuses ;
  - les hommes sont forts et inventifs. Ils occupent les postes socialement prestigieux (instituteur, médecin, ingénieur, etc.) ou manuels.
- **L'image de la femme traditionnelle perdure** :
  - elle évolue dans la sphère domestique, et est attentive aux besoins de sa famille ;
  - son rôle est d'éduquer, de soigner, de gérer les tâches domestiques…

1.2 Socialisation et identité sexuée

DÉFINITION

Les **instances de socialisation** sont la famille, l'école, le travail, le groupe de pairs et les communications dans l'espace public (médias, Internet, publicité, musique, etc.). Elles contribuent à reproduire les inégalités femmes/hommes.

a. *L'éducation familiale*

La socialisation primaire reproduit les rôles sociaux : les filles intériorisent leur identité de femme, intègrent leurs futures contraintes pour trouver un équilibre entre vie familiale et professionnelle.

Dans la famille, il existe une différence entre l'éducation des filles et des garçons :

- **les filles sont moins valorisées que les garçons**, leurs capacités ont tendance à être sous-évaluées ;
- les parents insistent plus sur **la réussite professionnelle des garçons**, l'ambition, la compétition, l'affirmation de soi et la virilité, tandis que, **pour les filles, ils valorisent la réussite domestique**, le rôle de mère, l'attention à l'autre.

b. *L'institution scolaire*

Inconsciemment, les enseignants intériorisent les caractéristiques sociales attendues pour chacun des sexes :

- Ils sont plus critiques et plus exigeants envers les garçons et adoptent une attitude plus conciliante avec les filles.
- Ils attendent des garçons qu'ils soient logiques, sûrs d'eux, indépendants et dissipés ; et des filles qu'elles soient calmes, dociles, attentionnées et persévérantes.

Cela a des conséquences sur les choix d'orientation :

- les filles choisissent les filières les moins prestigieuses (tertiaire) ;
- les garçons investissent les grandes écoles et les voies scientifiques.

c. *Les médias*

Les publicités utilisent les stéréotypes et préjugés sur les filles et les garçons :

- Les publicités de produits et d'appareils ménagers s'adressent aux femmes.
- Les jouets proposés aux enfants s'appuient sur l'imitation des adultes :
  - les jouets pour filles : dînettes, poupées…
  - les jouets pour garçons : voitures, jeux de construction…
- La publicité surexploite la représentation du corps féminin au service du fantasme masculin de la **femme-objet**.

Les modèles développés par les médias incitent les jeunes filles à adhérer aux standards de la mode, à attirer l'attention des garçons, à veiller au succès de la relation amoureuse. Les **émissions de téléréalité véhiculent des stéréotypes de sexe très forts**, et les publicités destinées aux filles les confinent dans leur rôle de séduction.

2 Des inégalités généralisées ?

Bien que de nombreuses avancées aient été faites, les femmes restent aujourd'hui largement discriminées dans un monde où la domination masculine est la norme établie.

2.1 Dans le système scolaire

La situation des filles s'est nettement améliorée au cours des cinquante dernières années. Bien qu'elles soient plus nombreuses à obtenir un baccalauréat et à poursuivre des études supérieures, les choix de **filières** présentent encore des écarts importants :

- Les filles représentent 70 % des étudiants en lettres et sciences humaines.
- Elles représentent moins de 30 % des étudiants en sciences fondamentales.
- Elles sont 25 % à obtenir un diplôme supérieur contre 20 % pour les hommes.
- Elles représentent 75 % des élèves de classes préparatoires littéraires, contre 30 % pour les classes préparatoires scientifiques.

2.2 Dans le monde professionnel

a. *Les écarts salariaux*

Ils ont baissé depuis les années 1950, mais les inégalités restent préoccupantes :

- Tous temps de travail confondus, les femmes touchent 24,5 % de moins que les hommes ; et 14 % de moins si l'on considère uniquement les temps complets.
- À poste et expérience équivalente, les femmes touchent 9 % de moins.
- L'inégalité salariale est plus forte chez les cadres : les femmes cadres touchent en moyenne un salaire inférieur de 30 % à celui des hommes cadres.
- En 2011, 8 % des femmes sont en situation de temps partiel subi, contre 2,8 % des hommes.

b. *La ségrégation professionnelle*

Les femmes occupent des emplois dans les secteurs où les salaires sont bas (services, commerce, aide à la personne). Elles demeurent à l'écart des postes à responsabilité les mieux rémunérés. Certains secteurs restent très peu ouverts aux femmes : ingénieurs de l'industrie, architectes, cadres du BTP, cadres de la logistique.

c. *Les discriminations à l'embauche*

Pour certains employeurs, une femme constitue un risque, car elle est susceptible d'interrompre son activité en cas de grossesse et d'avoir à assumer sa double responsabilité de mère et de salariée.

2.3 Dans la vie domestique

> Les femmes consacrent 3 h 33 par jour aux **tâches domestiques et à l'éducation des enfants,** contre 1 h 15 pour les hommes.

En plus de leur journée de travail, les femmes gèrent l'essentiel de l'entretien de la maison et de l'éducation des enfants. Elles cumulent de nombreuses activités qui se superposent dans le temps (supervision des devoirs des enfants tout en cuisinant, faire les courses en allant chercher les enfants à l'école, etc.).

3 Problématiques actuelles

3.1 Les femmes plus touchées par la précarité et l'exclusion

- La majorité des emplois à temps partiel est occupée par des femmes.
- Elles investissent des champs professionnels peu valorisés tels que l'esthétique, les services à la personne, etc.
- Elles sont aujourd'hui à l'origine de la majorité des demandes de divorce, et ce sont elles qui obtiennent majoritairement la garde des enfants, entraînant des dépenses importantes, notamment pour le logement.
- Leur plus grande implication dans la vie de famille (congés parental, temps partiel, renoncement à des promotions) complique leur évolution professionnelle.

3.2 Le problème de la dépendance des femmes

Parmi les 3 millions de personnes âgées de plus de 80 ans, 70 % sont des femmes.

- Les femmes ont une espérance de vie plus longue, et se retrouvent souvent dépendantes lorsqu'elles atteignent un âge avancé.
- Les femmes, même jeunes, sont davantage dépendantes des aides sociales à cause de leurs difficiles conditions de travail :
  - près de 70 % des troubles musculo-squelettiques concernent des femmes ;
  - 1 femme sur 3 subit un stress intense au travail (contre 1 homme sur 5) ;
  - elles perçoivent des retraites plus faibles, etc.

3.3 Les femmes davantage victimes de violences

Chaque année, près de 20 % des femmes déclarent subir des comportements humiliants et rabaissants au travail, tels que l'attribution de tâches pénibles et dont personne ne veut, des critiques répétées et infondées ou encore des formes d'isolement diverses.

Les femmes sont souvent victimes de violences et d'agressions verbales, notamment dans leur contexte professionnel, les transports en commun…

Pour aller plus loin…

ALESSANDRIN A. (dir.), ***GENRE ! L'essentiel pour comprendre***, Paris, Des ailes sur un tracteur, 2014.

CLAIR I., ***Sociologie du genre***, Paris, Armand Colin, coll. « 128 », 2012.

MEDA D., ***Le Temps des femmes. Pour un nouveau partage des rôles***, Paris, Flammarion, 2008.

Film : KAÏM S., ***Sexisme en politique : un mal dominant***, 2015.

Les violences conjugales 49

La lutte contre les violences faites aux femmes a été **grande cause nationale en 2010**.

> En 2021, 113 femmes ont été tuées par leur compagnon ou ex-compagnon.
> 149 meurtres par conjoints ont été recensés en 2018 = 121 femmes et 28 hommes.
> 21 enfants ont été tués dans le cadre de ces violences au sein du couple.
> Les violences conjugales ont augmenté de 10 % lors du premier confinement en 2020.

1 Définir les violences conjugales

DÉFINITION

La **violence conjugale** est un processus de domination. L'agresseur utilise la force et la contrainte pour maintenir l'autre sous son emprise. Cette violence est parfois invisible.

▶ Diversité des violences conjugales

Psychologique et verbale	Économique et contrôle du temps	Physique	Sexuelle
• **La violence verbale** s'exerce à coup de dévalorisations réccurrentes, menaces, insultes, hurlements... portant atteinte à l'estime que la victime a d'elle-même et favorisant un climat quotidien de terreur. *« T'es bonne à rien » ; « si tu me quittes, tu te retrouveras seule » ...*	• **La violence économique** consiste à priver l'autre de ses ressources. • **Le contrôle du temps** consiste à l'empêcher d'organiser librement son emploi du temps. *Exiger un rendu de monnaie au centime près, confisquer ses moyens de paiement, exiger de la personne d'être systématiquement à la maison à 18h...*	• **La violence physique** porte atteinte à l'intégrité corporelle de la victime et cause des blessures ; elle peut être exercée en utilisant des objets. *Cracher, pousser, jeter des objets, frapper, tirer par les cheveux, traîner au sol...*	• **La violence sexuelle** prend des formes variées : viols ou sévices sexuels, coups sur les parties génitales, pornographie. *Imposer à la victime de poser pour des photos ou des vidéos à caractère pornographique, d'accepter des pratiques sexuelles dégradantes...*

Les violences conjugales **relèvent de sanctions pénales**, sont considérées comme des **violences volontaires** et sont des délits. Le fait qu'elles soient commises par un proche constitue une **circonstance aggravante**.

2 Ampleur du phénomène en France

En 2000, **l'enquête nationale de la violence envers les femmes en France** (ENVEFF) a permis d'avoir des indications plus précises sur ce phénomène. Cette enquête révèle

qu'au cours des 12 derniers mois : 1 femme sur 10 a été victime de violence de la part de son conjoint.

- Les **violences psychologiques sont les plus répandues** (37 % des violences), suivies des **violences verbales** (4,3 %), des **agressions physiques** (2,5 %) puis **sexuelles** (1 %).
- **Les jeunes de 20 à 24 ans sont les plus touchés.**
- Peu de victimes entreprennent des démarches :
  - 24 % des victimes se tournent vers leur médecin traitant ;
  - 13 % des victimes ont énoncé les faits à la police ou à la gendarmerie, dont seulement 8 % ont déposé une plainte.

3 Problématiques actuelles

3.1 La difficile dénonciation des violences psychologiques

- La violence psychologique est un harcèlement qui peut générer de **graves troubles sur la santé des victimes** : dépression, dévalorisation, consommation d'alcool, suicide. Les victimes sont trop affaiblies pour entreprendre des démarches.
- **L'aspect diffus de ces attaques rend difficile la dénonciation :** tout dépôt de plainte doit s'appuyer sur des scènes concrètes et des preuves.

3.2 Le viol entre conjoints

> Les viols conjugaux constituent 20 % de l'ensemble des viols (enfants et hommes compris), soit **40 000 chaque année**. Seulement 52 condamnations par an concernent des viols entre époux.

Les violences sexuelles au sein du couple se déroulent dans l'intimité. La **honte** éprouvée par les victimes est un frein à l'engagement de démarches pénales. Le « **devoir conjugal** », **en vigueur depuis 1810, n'a été remis en cause qu'en 1990** avec la pénalisation par le droit français du viol entre époux. La loi du 9 juillet 2010 supprime enfin la présomption de consentement des époux à l'acte sexuel.

3.3 Répercussions sur la santé des victimes et leur entourage

- Selon l'OMS, la prise en charge d'une femme victime de violence coûte **deux fois plus cher** que celle d'autres femmes. Une femme battue perd 1 à 4 années de vie en bonne santé.
- **Les enfants des mères violentées ont plus de chance dans leur vie future d'adolescent puis d'adulte d'être eux-mêmes violentés ou de reproduire ce schéma de violence sur leur conjoint.**
- Les violences conjugales coûtent chaque année **1 milliard d'euros** à l'État : les victimes consultent davantage leur médecin traitant, sont davantage hospitalisées et prennent plus de médicaments.

- Les **répercussions sur la santé physique et mentale sont nombreuses** : dépression, état de stress post-traumatique, abus de substances diverses…
- Les violences ont tendance à **débuter ou à redoubler pendant les périodes de grossesse**. Les risques pour la femme et l'enfant sont importants : hypertension artérielle, prématurité, saignements vaginaux…
- Les **enfants témoins des violences** voient leur santé se détériorer : troubles des conduites, état dépressif, angoisses…

3.4 Le manque de formation des professionnels

Les médecins généralistes sont peu informés de l'ampleur du phénomène. Les professionnels sont en détresse pour soutenir les patientes victimes : démunis, isolés, ils ont peur d'aggraver la situation et craignent des retombées judiciaires.

4 Les plans interministériels

L'État met en œuvre depuis 2005 des plans interministériels **de lutte contre les violences faites aux femmes. Le 5e plan (2017-2019) prévoit :**

- **Une amélioration des dispositifs de recueil de la parole des victimes grâce à la présence d'intervenants sociaux dans les commissariats et la formation des médecins, policiers, pompiers ;**
- Un renforcement de l'offre d'hébergement d'urgence pour les victimes ;
- Une offre de soins psycho-traumatiques et un accompagnement à l'insertion professionnelle ;
- Une meilleure prise en charge des enfants témoins/victimes ;
- Une mobilisation globale contre le sexisme (campagnes de lutte contre les stéréotypes).

Pour aller plus loin…

https://arretonslesviolences.gouv.fr/
https://www.vie-publique.fr/eclairage/19593-la-lutte-contre-les-violences-faites-aux-femmes-etat-des-lieux

50 La sexualité, la contraception et l'IVG

1 La sexualité

DÉFINITION

Selon l'OMS, « la **santé sexuelle** est un état de bien-être physique, émotionnel, mental et social associé à la sexualité. Elle ne consiste pas uniquement en l'absence de maladie, de dysfonction ou d'infirmité ».

L'âge du 1er rapport sexuel en France est en moyenne 17 ans.

1.1 La sexualité et les rapports de sexe

La **sexualité** ne se limite pas au fait d'avoir des rapports sexuels. Elle englobe :

- Le fait d'avoir des relations sexuelles en toute sécurité, sans contrainte, discriminations ou violence, et qui apportent du plaisir.
- Des aspects identitaires, car elle comprend le sexe biologique, l'intimité, la reproduction, l'orientation sexuelle, le genre…
- Les pensées, fantasmes, désirs, croyances, pratiques, et les relations.

Les hommes et les femmes n'ont ni la même vision ni les mêmes attentes de leur sexualité. **La sexualité des Français est liée à des stéréotypes de genre très forts** :

- Une partie des hommes considèrent qu'une fois le consentement de leur partenaire acquis, il n'a plus à être questionné.
- 73 % des femmes considèrent que les hommes auraient plus de besoins.
- Les hommes sont plus nombreux que les femmes à réaliser des actes sexuels « sans sentiment ».

2 La contraception

DÉFINITION

La **contraception** est l'ensemble des moyens utilisés pour provoquer une infécondité temporaire ou permanente.

2.1 Les méthodes contraceptives

DÉFINITIONS

Les **méthodes progestatives** contiennent une hormone, et les **méthodes œstro-progestatives** en contiennent deux. Certaines contraceptions sont sans hormones.

Les méthodes contraceptives sont très nombreuses :

- La **pilule contraceptive** :
  - prescrite par un médecin, elle est la méthode la plus connue par les femmes ;
  - il s'agit d'un comprimé à prendre quotidiennement, pendant 21 ou 28 jours selon les types de pilules.
- La **pilule du lendemain** est une contraception d'urgence, utilisée en cas d'oubli de pilule ou de rupture du préservatif.
- Le **dispositif intra-utérin (DIU), aussi appelé stérilet,** est placé directement dans l'utérus. Certains peuvent contenir des hormones. L'avantage de cette méthode est sa longue durée d'action (4 à 10 ans).
- Le **patch contraceptif** se colle directement sur la peau et se change chaque semaine, excepté la 4e, au cours de laquelle se déclenchent les règles.
- L'**implant contraceptif** est placé sous la peau et peut être laissé en place 3 ans.
- L'**anneau vaginal** :
  - il se place dans le vagin pour une durée de trois semaines ;
  - il s'agit d'une méthode œstroprogestative, prescrite par un médecin.
- Le **diaphragme** est une capsule en silicone qui se place à l'intérieur du vagin avant le rapport sexuel. Le dôme recouvre le col de l'utérus pour empêcher la fécondation. Il est indispensable de le garder 8 heures après le rapport. Cette méthode est non remboursée, ce qui la rend peu accessible, notamment aux jeunes.
- Le **préservatif féminin ou masculin**, en latex ou polyuréthane, est à la fois un moyen de contraception et la seule protection contre les IST et le VIH. Le préservatif masculin est beaucoup plus répandu.

2.2 Problématiques actuelles

- De nombreux modes de contraception restent méconnus d'un grand nombre de femmes, surtout des adolescentes, ce qui expose les femmes à des grossesses non désirées.

> Les grossesses d'adolescentes sont une réalité. On parle de grossesse adolescente entre 13 et 19 ans. Chaque année, 4 500 naissances d'enfants de mères mineures sont recensées. Trois adolescentes sur cinq avortent.

- De nombreuses femmes prennent la pilule contraceptive sans considérer les risques qu'elle peut entraîner : la pilule a fait débat suite à des accidents vasculaires cérébraux chez des adolescentes et jeunes femmes. Certains médecins sont également peu regardants : la pilule multiplie le risque d'AVC chez les fumeuses.
- Certains professionnels de santé dénoncent des prises régulières de la contraception d'urgence par des adolescentes.
- Les jeunes sont mal informés sur la contraception, et les garçons se sentent peu concernés par le sujet.

3 L'interruption volontaire de grossesse (IVG)

L'article L. 2212-1 du Code de la santé publique permet à toute femme enceinte qui ne veut pas poursuivre une grossesse de demander à un médecin l'interruption de celle-ci, qu'elle soit majeure ou mineure.

3.1 Les grandes dates de l'IVG en France

- 1975 : l'IVG est autorisée en France par la **loi Veil**.
- 1982 : la **loi Roudy** permet le remboursement de l'IVG par la Sécurité sociale.
- 1990 : l'IVG médicamenteuse est autorisée en milieu hospitalier.
- 1999 : la pilule du lendemain est en vente libre dans les pharmacies.
- 2001 : le délai légal pour avorter est allongé en 2001 de 10 à 12 semaines de grossesse. Les mineures ont le droit d'avorter sans autorisation parentale, mais doivent toutefois être accompagnées par un adulte référent, depuis 2001.
- 2002 : la pilule du lendemain est gratuite pour les mineures.
- 2004 : l'IVG médicamenteuse est autorisée en médecine de ville.
- Mars 2013 : l'IVG est remboursée à 100 % pour toutes les femmes.
- Janvier 2014 : la notion de « détresse » est supprimée.

Avant la loi du 4 août 2014, la femme devait estimer que son état la plaçait dans une « situation de détresse ». Mme Najat Vallaud-Belkacem, alors ministre des droits de la Femme, a supprimé cette notion de détresse : seule la femme peut apprécier subjectivement les motifs de sa demande.

3.2 État des lieux

- 220 000 IVG sont pratiquées chaque année, soit pour 1 grossesse sur 5.
- Le nombre d'IVG est en baisse depuis 10 ans, grâce à l'accès à la contraception.
- Les IVG chez les jeunes femmes ont augmenté.
- Les femmes avortent en moyenne à 27,5 ans : elles se sentent plus libres de décider de ne pas poursuivre une grossesse imprévue, car les mentalités évoluent.
- 33 % des femmes avortent au moins une fois dans leur vie.
- Le nombre de femmes ayant recours à l'IVG plusieurs fois dans leur vie augmente.

Pour aller plus loin...

https://questionsexualite.fr/choisir-sa-contraception
www.ivg.gouv.fr
CLERGET S., « ***Quel âge aurait-il aujourd'hui ?*** », Paris, Fayard, 2007.

L'enfance et l'adolescence

51

1 L'enfance

DÉFINITION

L'**enfant** est « celui qui ne parle pas » (*infans* en latin) : il n'est pas assez mature, expérimenté et développé pour être totalement autonome.

Les parents et les institutions éducatives jouent un rôle prépondérant dans l'éducation.

1.1 Le développement de l'enfant

Le **développement** de l'enfant associe :

- la **croissance physique** ;
- le **développement psychoaffectif** ;
- le **développement cognitif** (les capacités psychologiques et intellectuelles).

▶ **Les stades du développement de l'enfant selon Jean Piaget**

Le stade sensori-moteur : 0 à 2 ans

- L'enfant comprend le monde avec ses **5 sens**.
- Apparition de **conduites structurées**.
- L'enfant n'a pas l'accès au langage, et n'est pas capable de **structurer sa pensée**.

Le stade pré-opératoire : 2 à 7 ans

- L'enfant acquiert le **langage** : la capacité de **réflexion** apparaît.
- Les gestes sont plus **coordonnés**.
- L'enfant prend conscience des notions de **quantité**, d'**espace**, du **temps**...

Le stade des opérations concrètes : 7 à 12 ans

- L'enfant parvient à **classer** les objets.
- Il a acquis la connaissance des notions de l'**espace** et du **temps**.
- Il devient plus **autonome** dans son quotidien : hygiène, habillement, déplacements...

Le stade des opérations formelles : 11 à 15 ans

- La pensée se rapproche de celle de l'adulte.
- L'enfant développe sa pensée abstraite : capacité à réfléchir sur des réalités virtuelles et développer un raisonnement logique.

1.2 Les structures d'accueil du « petit enfant »

Actuellement, la massification du travail féminin nécessite l'ouverture de structures de garde des enfants. Les possibilités d'accueil de la petite enfance sont variées : crèches, micro-crèches, jardins d'enfants, halte-garderie, assistantes maternelles…

Les établissements peuvent relever du secteur public, associatif, mais aussi d'entreprises privées à but lucratif.

Le **coût élevé de la garde** est souvent problématique pour les jeunes parents. Les **assistantes maternelles** ne sont pas assez nombreuses pour couvrir les besoins actuels.

1.3 Éducation et sanction

DÉFINITIONS

La **sanction** correspond à une peine ou à une récompense (sanction positive) visant l'apprentissage des normes sociales et le respect des règles communes à tous. Elle est indispensable dans l'éducation.

La **socialisation** est l'apprentissage des codes sociaux. Cet apprentissage permet à l'enfant de se construire une identité et de pouvoir vivre avec les autres.

Pour être efficace, une sanction doit :

- se fonder sur le **droit** : la sanction est posée en cas de non-respect de la loi ;
- être proportionnelle à la **gravité de l'acte** (elle doit être cohérente) ;
- permettre la **compréhension** par l'enfant : sa vocation est de le **responsabiliser** ;
- instaurer une **privation** et générer de la **frustration** : l'enfant apprend qu'il ne peut pas tout obtenir.

1.4 L'enfant-roi ?

La place donnée à l'enfant dans notre société a changé :

- l'enfant est considéré comme une **personne dotée d'une personnalité**, d'une capacité d'exprimer ses goûts, ses choix…
- le développement de l'individualisme a favorisé l'**idée d'autonomie de l'enfant**.
- La conséquence de cette évolution est la **confusion des places de l'enfant et de l'adulte**.

Mais, si l'enfant a des droits, il ne doit pas être considéré et traité comme un adulte, car :

- s'il n'apprend pas à **gérer sa frustration**, il « pique des crises » régulièrement ;
- une fois adolescent, il **persiste dans son irresponsabilité** : refus d'aider aux tâches ménagères, difficulté à réaliser le coût du quotidien, manque d'autonomie…
- il **développe un égocentrisme** important, qui rend difficile ses relations aux autres.

2 L'adolescence

DÉFINITION

L'**adolescence** est la période intermédiaire entre l'enfance et l'âge adulte. Elle commence vers 11-13 ans chez les filles, et vers 12-14 ans chez les garçons. C'est une période de bouleversements profonds : transformation physique, psychologique et sociale. C'est une phase d'émancipation.

2.1 La puberté

DÉFINITION

La **puberté** désigne les transformations physiologiques qu'un individu connaît lors de sa croissance (maturation sexuelle).

Les adolescents connaissent des transformations physiques majeures :

- chez les filles : croissance hormonale, développement de la poitrine, de la pilosité, et survenue des premières règles ;
- chez les garçons : croissance soudaine, apparition d'une pilosité importante, mutation de la voie et survenue des premières éjaculations.

2.2 Les transformations psychologiques

- **La prise de conscience de sa personnalité et de son identité.** Les adolescents développent des codes qui montrent leur identité : tenue vestimentaire, orientation politique, musicale, affirmation de certains comportements…
- **Les difficultés d'estime de soi :** les adolescents sont souvent relativement « laids » : acné, cheveux gras… Ils ont souvent peur du regard des autres.
- **Le développement de la sexualité :** les adolescents sont remplis d'interrogations concernant ces nouvelles expériences.
- **La compréhension du monde et de ses réalités :** les adolescents découvrent le fonctionnement des rapports humains, des règles sociales et se heurtent à l'injustice, l'intolérance, etc.

2.3 Une période de conflit ?

Le conflit semble nécessaire à l'acquisition de l'autonomie, à la construction de l'identité et à l'adaptation sexuelle :

- l'adolescent a besoin de rechercher **en dehors du cercle familial des « modèles »** auxquels il pourra s'identifier, pour composer sa propre personnalité ;
- la **bande de copains** devient prépondérante : l'adolescent va s'identifier à un groupe partageant des goûts, une vision du monde…
- les **parents sont rejetés** : ils sont considérés comme incapables de comprendre leur ressenti, émotions et préoccupations. Ils sont ceux qui imposent des règles strictes et freinent la liberté à laquelle aspire l'adolescent ;
- les **modifications affective et émotionnelle** de l'adolescent font qu'il se sent **déstabilisé** : il rejette avec agressivité son milieu familial pour s'en détacher.

Pour aller plus loin…

ARÈNES J. et LARMOYER P., ***Devenir adulte : pour être (enfin !) libre***, Paris, Hachette Pratique, coll. « Les ateliers de psychologie », 2009.

COSLIN P. G., ***La Socialisation de l'adolescent***, Paris, Armand Colin, coll. « Cursus », 2007.

Culture générale, sanitaire et sociale

52 La vieillesse et le vieillissement

L'amélioration des conditions de vie et les progrès de la médecine ont favorisé l'émergence d'une nouvelle classe d'âge : les « retraités ». Dans les pays développés, le nombre de personnes âgées ne cesse d'augmenter : c'est **le vieillissement démographique.** La vieillesse entraîne une dégradation générale de l'état de santé.

1 Vieillesse et société

- Le nombre de personnes âgées de 65 ans et plus est en augmentation.
- L'allongement de l'espérance de vie est **dépeint comme un problème social** :
  - dans la société de consommation, les personnes âgées sont considérées comme ayant achevé leur rôle social principal : le travail ;
  - dans notre idéal de jeunesse, les « vieux » représentent le déclin des capacités physiques et intellectuelles ;
  - pour beaucoup, le départ en retraite est vécu comme une mort sociale, engendrant une exclusion de la vie économique, un sentiment d'inutilité et une perte progressive des liens sociaux.
- Le **« bon vieux » est représenté comme le retraité actif**, s'impliquant dans la vie sociale (bénévolat, poursuite d'emploi au-delà de l'âge de départ en retraite, etc.), participant à l'éducation des petits-enfants et ayant un ensemble de loisirs et d'occupations.
- **Les médias véhiculent un idéal de jeunesse et de beauté :** avec les biotechnologies, la science semble en capacité de ralentir le vieillissement physique (chirurgie esthétique, botox, crèmes, etc.). Mais cette illusion fait disparaître les questions spirituelles et existentielles.

2 Problématiques actuelles

2.1 La maladie

Avec l'âge, notre corps subit un ensemble d'évolutions :

- la taille diminue d'en moyenne 10 cm entre 20 ans et 80 ans ;
- la peau perd de son élasticité ;
- les fonctions cognitives s'altèrent ;
- l'énergie physique diminue.

Les personnes âgées connaissent des problèmes de santé réguliers et durables :

- l'**affaiblissement des défenses immunitaires** surexpose à des maladies graves : cancers, maladies cardiovasculaires, Alzheimer et Parkinson ;
- le **handicap** augmente : baisse de la vision, de l'audition et altération des fonctions motrices nécessitent des appareillages ou des interventions chirurgicales.

Les coûts de santé concernant les personnes âgées sont très importants.

2.2 La dépendance et l'isolement

Les incapacités entraînent la **dépendance et l'isolement** :

- difficultés à assumer les tâches ménagères et domestiques comme les repas, les courses, le traitement du courrier ;
- difficultés à assumer son hygiène et ses soins quotidiens ;
- la perte de leur rôle familial (notamment de grand-parent « actif » dans l'éducation des petits-enfants) peut les mener à la solitude ;
- leurs proches, exerçant une activité professionnelle ou habitant loin de leurs parents, ne peuvent assurer un accompagnement régulier ;
- les femmes âgées subissent davantage la solitude à cause du veuvage.

2.3 La précarité des plus âgés

- 1 185 000 personnes âgées de 60 ans et plus sont reconnues dépendantes et sont bénéficiaires de l'allocation personnalisée d'autonomie (APA).
- 2,7 % des 60-79 ans sont dépendants, soit 273 000 personnes.
- 11,2 % des 80 ans et plus sont dépendants (soit 277 000 individus) et 2,5 % sont fortement dépendants (62 000 individus).

Depuis les années 1960, les personnes vieillissantes sont exposées à la précarité :

- le taux d'emploi des seniors (55-65 ans) en France est l'un des plus faibles d'Europe (38 % environ), à cause des discriminations. Ce phénomène a des conséquences sur les revenus des personnes une fois retraitées.
- Les femmes âgées bénéficient parfois d'une pension de réversion, liée à l'activité professionnelle passée de leur mari décédé, mais cela ne couvre pas leurs besoins.
- Le coût des prises en charge en maison de retraite est élevé, ce qui en limite l'accessibilité pour les plus démunis.

2.4 Les retraites

Notre système de retraite a récemment été réformé : un **allongement de la durée de travail** est instauré afin de permettre le maintien de notre couverture retraite.
Les retraites d'aujourd'hui sont financées par les actifs d'aujourd'hui : le nombre de personnes âgées ne cessant d'augmenter, les actifs ne pourront plus supporter à eux seuls l'ensemble des besoins.

3 Solutions et dispositifs de prise en charge

Depuis 2001, l'APA est mise en place pour soutenir les personnes de 60 ans et plus en perte d'autonomie.

- Les **prises en charge à domicile**, grâce aux services de soins infirmiers à domicile (SSIAD) et aux hospitalisations à domicile (HAD), permettent le maintien de la personne dans son environnement, et un coût réduit pour la Sécurité sociale.
- Des **aides à domicile sont proposées** (portage de repas, aide ménagère, soins infirmiers, médicaux…). Un plan de développement des services à la personne a favorisé ces emplois : auxiliaire sociale, aides médico-psychologiques.
- Les **maisons de retraite** assurent hébergement, soutien social et médical.
- Les **résidences autonomie se développent** : elles proposent des appartements indépendants dans une structure adaptée et dotée en personnel soignant et éducatif.
- Les filières de **soins gériatriques** se multiplient.
- Le **dépistage précoce** est renforcé pour Alzheimer et Parkinson.
- Les services de **soins palliatifs** se sont répandus.
- Les **associations de 3e âge** proposent des activités culturelles et sportives.

Pour aller plus loin…

CARADEC V., ***Sociologie de la vieillesse et du vieillissement***, Paris, Armand Colin, 2012.

Réviser

1. La pilule du lendemain peut être distribuée par les infirmières scolaires.
❑ vrai ❑ faux

2. Quelle expression désigne le fait que les niveaux hiérarchiques supérieurs de la société sont inaccessibles à certaines catégories sociales ?
❑ la ségrégation invisible ❑ le plafond de verre ❑ l'inégalité positive

3. Quel dispositif introduit l'apprentissage de la théorie du genre dans les programmes scolaires ?
❑ l'ABCD de l'égalité
❑ l'ABCD des stéréotypes
❑ l'ABCD des rôles sociaux

4. L'âge légal du mariage pour les hommes et les femmes est :
❑ 15 ans ❑ 16 ans ❑ 18 ans

5. Les femmes pouvaient se marier à 15 ans jusqu'en :
❑ 2002 ❑ 2006 ❑ 2010

6. Les femmes ont obtenu le droit de vote :
❑ en 1939 ❑ en 1942
❑ en 1944 ❑ en 1945

7. L'Église condamne l'IVG, mais pas les méthodes contraceptives.
❑ vrai ❑ faux

8. Le terme « Digital Natives » désigne les personnes nées entre :
❑ 1975 et 1990 ❑ 1980 et 1995 ❑ 1990 et 2000

9. La grille AGGIR est :
❑ un outil permettant de mesurer le développement des jeunes enfants
❑ un outil permettant d'évaluer le degré d'autonomie ou de perte d'autonomie des personnes
❑ un outil de diagnostic de l'autisme
❑ souvent utilisée pour les personnes âgées

10. L'utilisation de l'implant contraceptif a augmenté de 20 % en 5 ans.
❑ vrai ❑ faux

11. Les femmes sont responsables de 75 % des cas d'accidents de la route.
❑ vrai ❑ faux

12. Les hommes :
- ❑ sont davantage concernés par les accidents du travail que les femmes
- ❑ autant concernés par les accidents du travail que les femmes
- ❑ moins concernés par les accidents du travail que les femmes

13. Le baccalauréat est le même pour les filles et les garçons depuis :
❑ 1909 ❑ 1913 ❑ 1924

14. Les femmes peuvent exercer une activité professionnelle sans l'autorisation de leur mari depuis 1965.
❑ vrai ❑ faux

15. La mixité scolaire est obligatoire depuis 1968.
❑ vrai ❑ faux

16. Le violeur est connu de la victime dans :
❑ 75 % des cas ❑ 80 % des cas ❑ 90 % des cas

17. Le marketing moderne utilise la sexualité dans :
❑ 10 % des publicités ❑ 20 % des publicités ❑ 30 % des publicités

18. 2,5 poupées Barbie sont vendues dans le monde chaque seconde.
❑ vrai ❑ faux

19. La violence psychologique envers les femmes est plus grave et plus importante que les violences physiques.
❑ vrai ❑ faux

20. Les femmes prennent l'intiative du divorce dans :
❑ 50 % des cas ❑ 65 % des cas
❑ 75 % des cas ❑ 85 % des cas

21. Quel est le pourcentage des femmes actives qui occupent un poste de dirigeant ?
❑ 12 % ❑ 17 % ❑ 23 %

22. Les baby-boomers sont nés :
❑ entre 1946 et 1958 ❑ entre 1946 et 1961 ❑ entre 1946 et 1964

23. Quel dispositif de la CAF est une aide financière pour la garde du jeune enfant ?
❑ la PAJE ❑ la PRE ❑ la PAJ

24. La moitié des femmes actives se concentrent sur 20 métiers.
❑ vrai ❑ faux

25. Sexisme et phallocentrisme sont des synonymes.
❑ vrai ❑ faux

26. En France, le nombre d'adolescentes menacées de mariage forcé s'élève à :
❑ 70 000 ❑ 90 000 ❑ 102 000

27. Les mutilations féminines sont punies par la loi de 20 ans d'emprisonnement et de 180 000 euros d'amende.
❑ vrai ❑ faux

28. Le numéro 39 77 est destiné :
❑ aux personnes vulnérables victimes de maltraitance
❑ aux personnes victimes de discriminations liées à leur sexe
❑ aux personnes victimes de discriminations liées à leur âge

29. Le harcèlement sexuel est un délit.
❑ vrai ❑ faux

30. Les CIDFF sont :
❑ les Centres d'Intégration et de Développement pour les Femmes et la Famille
❑ les Centres d'Information sur les Droits des Femmes et des Familles
❑ les Centre d'Initiative et de Démarche pour les Femmes et la Famille

Corrigés

1. Vrai.
2. Le plafond de verre.
3. L'ABCD de l'égalité.
4. 18 ans.
5. 2006.
6. En 1944.
7. Faux : l'Église condamne l'IVG et les méthodes contraceptives.
8. 1980 et 1995.
9. Un outil permettant d'évaluer le degré d'autonomie ou de perte d'autonomie des personnes ; Souvent utilisé pour les personnes âgées.
10. Faux.
11. Faux : les hommes sont responsables dans 75 % des cas.
12. Moins concernés par les accidents du travail que les femmes.
13. 1924.
14. Vrai.
15. Faux : la mixité scolaire est obligatoire depuis 1975.
16. 80 % des cas.
17. 20 % des publicités.
18. Vrai.
19. Vrai.
20. 75 % des cas.
21. 17 %.
22. Entre 1946 et 1964.
23. La PAJE (Prestation d'Accueil du Jeune Enfant).
24. Faux : elles se concentrent sur 10 métiers.
25. Vrai.
26. 70 000.
27. Faux : 10 ans d'emprisonnement et 150 000 euros d'amende.
28. Aux personnes vulnérables victimes de maltraitance.
29. Vrai.
30. Les Centres d'Information sur les Droits des Femmes et des Familles.

84112 - (I) - OSB 80° - SOF - PMS267 - CMU

DUPLIPRINT
733, rue Saint-Léonard, 53100 MAYENNE
N° 2975614D
Dépôt légal : août 2022

Imprimé en France